头颅创伤影像学诊断

Imaging of Traumatic Brain Injury

原　著　[美] Yoshimi Anzai

Kathleen R. Fink

主　审　贺世明（空军军医大学唐都医院神经外科）

田　磊（空军军医大学口腔医院颌面外科）

主　译　陆　丹（陕西省人民医院神经外科）

王　宝（空军军医大学唐都医院神经外科）

李玉骞（空军军医大学唐都医院神经外科）

译　者　陈　隆（空军军医大学唐都医院神经外科）

杨重飞（空军军医大学西京医院骨科）

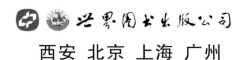

世界图书出版公司

西安　北京　上海　广州

图书在版编目（CIP）数据

头颅创伤影像学诊断 /（美）吉美·安西（Yoshimi Anzai），凯瑟琳·芬克（Kathleen R. Fink）著；陆丹，王宝，李玉骞主译 . —西安：世界图书出版西安有限公司，2017.11

书名原文：Imaging of Traumatic Brain Injury

ISBN 978-7-5192-3765-3

Ⅰ.①头… Ⅱ.①吉… ②凯… ③陆… ④王… ⑤李… Ⅲ.①头部—创伤—影像诊断 Ⅳ.① R651.04

中国版本图书馆 CIP 数据核字（2017）第 280624 号

书　　名	头颅创伤影像学诊断 Toulu Chuangshang Yingxiangxue Zhenduan
原　　著	[美] Yoshimi Anzai, Kathleen R. Fink
主　　译	陆　丹　王　宝　李玉骞
责任编辑	马元怡
装帧设计	新纪元文化传播
出版发行	世界图书出版西安有限公司
地　　址	西安市北大街 85 号
邮　　编	710003
电　　话	029-87214941　87233647（市场营销部） 029-87234767（总编室）
网　　址	http://www.wpcxa.com
邮　　箱	xast@wpcxa.com
经　　销	新华书店
印　　刷	西安华新彩印有限责任公司
开　　本	889mm×1194mm　1/16
印　　张	13
字　　数	160 千字
版　　次	2017 年 11 月第 1 版　2017 年 11 月第 1 次印刷
版权登记	25-2016-0112
国际书号	ISBN 978-7-5192-3765-3
定　　价	138.00 元

☆如有印装错误，请寄回本公司更换☆

谨以此书献给所有在西雅图华盛顿大学港景医疗中心从事外伤救治工作的医生和护士们。

谨以此书献给我的丈夫 Satoshi 和我的女儿 Erika，感谢他们的爱护和支持，同时也要献给我的母亲 Kotoko Anzai，感谢母亲对我的信任。

Yoshimi Anzai

谨以此书献给我的丈夫 James，感谢他坚定的爱护和支持，也要献给我两个可爱的女儿 Lucille 和 Michelle。

Kathleen R. Fink

致　谢
Acknowledgments

　　我们要感谢不断奉献和致力于救治头颅创伤患者的所有医生，正是他们的激情，不断提高港景医疗中心对创伤性脑损伤患者的诊断和治疗水平。我们还要感谢所有在港景医疗中心接受救治的患者。

F 前言
FOREWORD

在美国，颅脑创伤是致死和致残的主要原因。目前，与颅脑创伤相关的死亡率和发病率都有所下降。急诊诊断的进步使患者能得到有效的紧急处理，并显著改善患者预后。CT 通常是颅脑创伤患者的首选影像学检查。医疗影像不仅可以帮助医生诊断颅脑急性损伤，甚至还可以指导急诊手术治疗。同时，也有助于我们提升对脑损伤性质和病理生理学的理解。

从总体上看，自 1996 至 2007 年，急诊科对 CT 的使用量增加了 3 倍多；但是，当调整变量时（如颅脑创伤的严重程度），头颅 CT 的利用率几乎没有变化。CT 使用量的增加主要是由于越来越多的急诊能在 24 小时内对患者进行 CT 检查。随着急诊 CT 使用量的增加，医生会越来越重视准确且快速的影像学诊断。因此，放射科医生会越来越重要。即使对于那些未经过急诊影像或者神经影像专科训练的放射科医生来说，也要求他们能够提供高水平的影像学诊断。当前最需要的是为急诊患者提供准确的影像学评估，本书可在这一领域提供重要参考。

值得注意的是，本书作者 Anzai 博士和 Fink 博士汇编了许多颅脑创伤的最新文献。众所周知，这两位神经放射学专家在这本影像学著作中做出了重要贡献。另外，本书还有多位具有丰富颅脑创伤影像学经验的学者也对本书做出了许多贡献。

作者们并没有把自己局限在颅脑创伤的影像方面。他们还在单独的章节中讨论了颅脑创伤的流行病学和治疗策略。另外，作者还对小儿颅脑创伤的特殊注意事项进行了探讨。另外，本书还探讨了脑血管损伤、颅底损伤、颌面部损伤、眼眶损伤。虽然这不属于脑创伤，但对全面救治颅脑创伤患者是至关重要的。本书中有一个关于先进影像成像的章节，讨论了磁共振技术，包括扩散张量成像、光谱、磁敏成像和功能成像；此外，也有关于脑磁图和正电子发射断层扫描的简短讨论，这些先进技术都加深了我们对于颅脑创伤的认识，此章将介绍下一个应用到颅脑创伤救治的新成像技术。

本书为放射科医生提供了颅脑创伤患者的大脑、面部和颈部的影像学解读。对于颅脑创伤患者的临床救治，本书能够指导影像学检查的选择，并深入了解损伤的病理生理过程是如何被影像呈现的。通过本书，研究人员能够更好地理解影像如何指导治疗。对于所有的影像医生、临床医生和神经外伤的研究人员，希望这本书能够为您提供参考价值，使您从中获益。

美国亚利桑那大学教授

美国急诊放射学协会会长

Wayne S. Kubal, MD

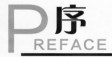
在美国，创伤性脑损伤（TBI）是青年人死亡的一个主要原因。TBI患者常需要多学科小组共同救治，包括急救医学、创伤外科、神经外科、神经内科和康复医学。TBI患者的管理在过去的几年中已经取得了显著进步。尽管TBI临床救治已显著改善，但许多患者仍有残疾和后遗症，这可能会显著影响他们的生活质量。

这本书几乎所有的材料都来自港景（Harborview）医疗中心，我们很荣幸成为此医疗中心的神经放射医生。港景医疗中心是UW医学的基本组成单位，也是华盛顿州唯一的Ⅰ级成人及儿童创伤中心。港景同时也是阿拉斯加、爱达荷州和蒙大拿州的创伤治疗中心。港景医疗中心是一家县级医院（位于国王县，华盛顿州），由华盛顿大学管辖。作为最负盛名的医疗机构，它每年在慈善捐助上花费2亿美元。这本书借鉴了我们在港景医疗中心Ⅰ级创伤中心的丰富经验。

这本书的读者，可包括放射科住院医师、研究员及临床神经放射学家。另外也包括急诊医学、神经外科和神经内科医生。这本书旨在提供一本"影像丰富的"教科书，与近年来强调基于案例的学习风格相一致。本书提供了大量的临床病例，除颅脑创伤外，还包括穿通伤、小儿TBI，以及颅外损伤如颌面损伤、眼眶损伤、颅底损伤。该书由相关领域的专家撰写，包含250多幅高品质的影像图片和无数的智慧结晶，在临床上易于快速参考。

毫无疑问，影像学对于TBI患者的救治起着显著作用。CT仍然是TBI患者急诊的主要影像检查，通过CT可以初步判断哪些患者需要急诊手术，哪些患者需要继续观察。脑磁共振成像（MRI）在TBI患者中的应用日益增多，并作为预测TBI患者预后的一个重要工具。但目前仍存在一些挑战，例如，有些轻度TBI患者，虽然CT或常规脑MRI显示无异常，但是他们要承受长时间的创伤后遗症的痛苦，对于这些病例如何通过影像学准确检测成为难点。先进的磁共振成像和生理学成像工具能够发挥更大的作用，预计在未来将解决这个问题。

最后，我们希望本书能够为急性创伤影像学提供宝贵的资源和有效的指导。

原著作者

Jalal B. Andre, MD
Director of Neurological MRI
Harborview Medical Center
Assistant Professor of Neuroradiology
Department of Radiology
University of Washington
Seattle, Washington

Yoshimi Anzai, MD, MPH
Professor of Radiology
Director of Neuroradiology
Director of Head and Neck Imaging
Co-Director of the Radiology Health Service Research
Section
Department of Radiology
University of Washington
Seattle, Washington

Jayson L. Benjert, DO
Assistant Professor of Neuroradiology
Department of Radiology
VA Puget Sound Health Care System
Seattle, Washington

Wendy A. Cohen, MD
Professor of Neuroradiology
Vice-Chair and Director, Radiology
Harborview Medical Center
Department of Radiology
Harborview Medical Center and University of Washington
Seattle, Washington

Roberta W. Dalley, MD
Associate Professor of Neuroradiology
Department of Radiology
University of Washington
Seattle, Washington

Kathleen R. Fink, MD
Assistant Professor of Neuroradiology
Department of Radiology
Harborview Medical Center and University of Washington
Seattle, Washington

Sarah J. Foster, MBBS
Department of Radiology
University of Washington
Seattle, Washington

Shivani Gupta, MD
Clinical Instructor
Faculty of Medicine
Department of Radiology
University of British Columbia
Vancouver, British Columbia

Nicholas D. Krause, MD
Partner Radiologist
Medical Imaging Northwest
Tacoma, Washington

Robert Linville, MD
Department of Radiology
University of Washington
Seattle, Washington

Carrie P. Marder, MD, PhD
Acting Instructor of Neuroradiology
Department of Radiology
University of Washington
Seattle, Washington

Mahmud Mossa-Basha, MD
Assistant Professor of Neuroradiology
Department of Radiology
University of Washington
Seattle, Washington

Jeffrey P. Otjen, MD
Assistant Professor of Pediatric Radiology
Department of Radiology
Seattle Children's Hospital and University of Washington
Seattle, Washington

Bahman S. Roudsari, MD, MPH, PhD
Department of Radiology
University of Washington
Seattle, Washington

Jonathan O. Swanson, MD
Assistant Professor of Pediatric Radiology
Department of Radiology
Seattle Children's Hospital and University of Washington
Seattle, Washington

郑重声明

由于医学是不断更新拓展的领域，因此相关实践操作、治疗方法及药物都有可能会改变，希望读者可审查书中提及的器械制造商所提供的信息资料及相关手术的适应证和禁忌证。作者、编辑、出版者或经销商不对书中的错误或疏漏以及应用其中信息产生的任何后果负责，关于出版物的内容不作任何明确或暗示的保证。作者、编辑、出版者和经销商不就由本出版物所造成的人身或财产损害承担任何责任。

C目 录
ONTENTS

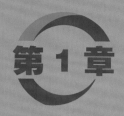

第1章

美国创伤性脑损伤的流行病学

Bahman S. Roudsari, Yoshimi Anzai

1.1 总体发病率

创伤性脑损伤（TBI）是全球损伤相关死亡率和致残率的主要原因之一[1-3]。在美国，每年TBI的人数超过170万人[2]。140万人通过急诊科（ED）处理，27万多人通过住院救治，53 000多人因此丧生[1-3]。在欧洲，每年TBI的发生率为235/100 000人[4]。世界卫生组织估计，到2020年，全球每年TBI人数超过1000万[5]。2002—2006年，每年报道有约10 000万急诊和3700万的住院病例，其中和TBI相关的病例分别占3%和5%。在同一时期，在美国，30%伤害有关死亡归因于TBI[5]。

虽然最近没有研究评估TBI的发生率，Faul和Langlois证实TBI有关的急诊就诊和住院率，在美国从2002—2006年呈现逐年上升的趋势[5-6]。TBI有关的ED就诊的发病率从401/100 0000高到468/100 000，住院率从86/100 000提高到94/100 000[5-6]。

1.1.1 儿 童

对儿科人群，因高发病率和高致残致死率，TBI是备受关注的[7]。在美国0~20岁的患者中，每年有超过60万急诊，60 000住院和6000死亡病例是由于TBI[5,8-9]。图1.1基于Faul及其同事们进行的研究，总结了2002—2006年TBI有关的ED就诊，住院和死亡不同年龄组的人数[5]。

1.1.2 老年人

最近的研究表明，由于损伤预防方案的实施，在儿童和年轻成人中，TBI的发病率降低，但是在老年人中却是升高的[10]。人口老龄化，越来越多的老年司机，多药使用以及药物相关的摔倒，这些危险因素导致TBI在老年人中的发病率越来越高[11-12]。与年轻患者相比，除了TBI的风险较高外，老年人的TBI预后更差，比如住院时间更长，重症监护病房住院率较高，死亡率高以及出院时功能状态较差[13-17]。

1.1.3 退伍军人

众所周知，军事人员很容易受到脑外伤。但自911事件之后，士兵TBI的种类发生了变化。大量在阿富汗和伊拉克战争的美军士兵已经接触到新一代的炸药[18]。因为人体保护技术的进步，从受伤现场更快撤离，并加强手术护理的改进，"在现场"病死率有所下降，然而，TBI后幸存但有显著残疾士兵的数量有所增加[18-21]。因为TBI在现代战争中频发，所以被认为是"现代军事行动的标志。"国防部门的退伍军人事务部已采取特殊的策略来筛选TBI，特别是对阿富汗和伊拉克战争退伍军人[18,22]。

1.2 风险因素

在美国成年人中，酒精是包括TBI在内的各种损伤的最重要的可变危险因素[23]。Roudsari等报道，1999—2006年与酒精相关的损伤或死亡人数保持相对不变[23]。

近年来，移动设备的使用已经成为导致道路交通事故相关TBI越来越重要的原因[24]。美国和欧洲进行了大量研究表明，18~64岁的司机，在过去的30d驾驶中至少一次利用手机通话，或使用移动设备收发短信和电子邮件的发生率在英国为21%，在美国为69%。

驾驶分心已成为TBI最显著的危险因素之一。同样，使用移动设备有助于增加行人受伤的发病率[25]。当行人用移动设备上网时，他们的行为有较高的风险。

在美国，TBI三大不可改变的危险因素是年龄、性别、种族或民族。总体而言，处于5岁以下的孩子TBI的风险最高，其次是青少年（即15~19岁）和成人75岁及以上[5]。老年人（无论男女）TBI相关死亡的风险都较高[5]。类似于其他类型的伤害，男人在TBI比女性有更大的风险，事实上，男性占所有TBI的约60%[5]。图1.2表明2002—2006年美国TBI有关的ED就诊（图1.2A）、住院（图1.2B）和死亡人数

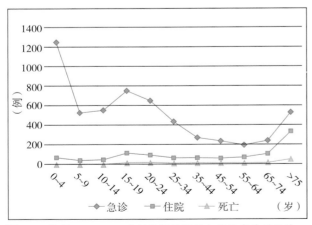

图1.1 美国2002—2006年创伤性脑损伤相关的急诊科救诊、住院和死亡不同年龄组的年发生率。本数据利用2000年美国人口为基线进行计算（引自 Faul MXL, Wald MM, Coronado VG. Traumatic Brain Injury in the United States, Emergency Department Visits, Hospitalizations and Deaths 2002—2006. Atlanta, GA: Centers for Disease Control and Prevention, National Center for Injury Prevention and Control, 2010）

在不同年龄组和性别的数据（图1.2C）[5]。

2002—2006年，与白人、美国印第安人、阿拉斯加原住民和亚裔美国人相比，非裔美国人具有最高的ED就诊和住院率（图1.3），但TBI相关的死亡率（16.7/100 000）略低于白人（18.2/100 000）。美国印第安人、阿拉斯加原住民和亚裔美国人TBI相关的死亡率最低（10.1/100 000）[5]。

1.3 创伤性脑损伤的原因

TBI的原因在很大程度上取决于所涉及的年龄组。对于儿童和老年人，跌倒是TBI最常见

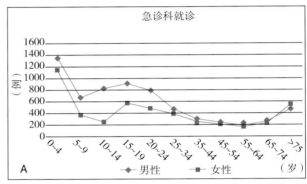

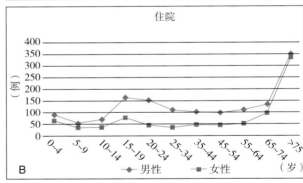

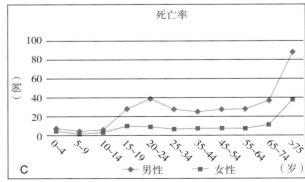

图1.2 2002—2006年美国创伤性脑损伤每10万人的急诊科（ED）就诊（A）、住院（B）和死亡率（C），此分类基于年龄组和性别，使用美国在2000年的人口基数进行计算

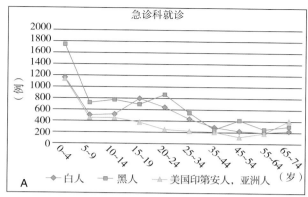

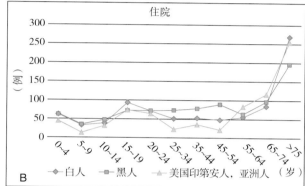

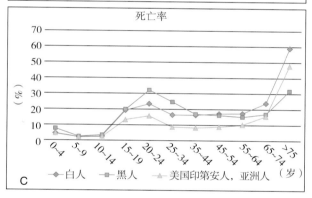

图 1.3　2002—2006 年美国创伤性脑损伤每 10 万人的急诊科（ED）就诊（A）、住院（B）和死亡率（C），此分类基于年龄组和种族，使用美国在 2000 年的人口基数进行计算

的原因。对于年轻人和中年人，机动车辆和摩托车碰撞、冲击较为常见[5]。脑震荡或所谓的轻度颅脑损伤（mTBI）是年轻运动员 TBI 常见的原因。现在证实脑震荡越来越复杂，可能并不是像它的名字那么简单[26]。这个话题将在第 12 章中进行详细讨论。

1.4 创伤性脑损伤的短期和长期影响

1.4.1 死亡率

　　对于大多数评估 TBI 预防策略有效性的研

究来说，死亡率是其感兴趣的主要结局[27]。死亡率容易测量并且误判的可能性极小；因此，多数预防方案最感兴趣的目标就是降低死亡率。由疾病控制和预防中心进行的研究表明，1989—2007 年，脑外伤有关的死亡率从 21.9/100 000 下降至 17.8/100 000[2,28]。然而，并不是所有年龄组的死亡率都呈下降趋势。科罗纳多及其同事发现，1997—2007 年，死亡率在 0~44 岁的 TBI 患者中显著下降，但 75 岁以上中显著上升[2]。最近的分析表明男性死于脑外伤有关的损伤的可能性（28.8/100 000）高于女性（9.1/100 000）的 3 倍[2]。

1.4.2 儿　童

　　多个研究讨论了 TBI 对儿童的神经心理影响[29-36]。以往的研究表明，由于儿童大脑仍处于发育时期，伤后大脑的重组可以最大限度地减少 TBI 对大脑的短期和长期影响。然而，新的研究结果显示，TBI 对儿童带来的伤害超出此前预期，这不仅会对脑组织本身造成损伤，而且会干扰孩子的后期发育，这可能会影响其学习新技能[27,29,37-39]。伤后小儿神经心理障碍可分为两大类：教育障碍，社会或行为障碍[35,40-41]。研究估计，因为社会和教育的障碍，多达 1/3 的儿童可能在他们的青春期和成年期需要帮助支持[29]。

　　许多研究已经证实，损伤的严重程度是预测未来功能障碍的最重要因素[31,37,42-43]。在轻度 TBI 患者中，功能障碍和损伤严重程度之间的关系仍值得商榷。虽然绝大多数患者能够从轻度 TBI 中恢复，但是 15%~20% 在伤后几年出现智力降低，注意力障碍，记忆障碍，语言问题和学业失败[30,36-37,42,44-45]。为数不多的几个关于 TBI 对儿童发展长期后果的纵向研究扩大了我们的知识。里瓦拉及其同事对 729 例中至重度 TBI 儿童患者随访了 2 年[27]。他们发现，"与基线相比，中度或重度 TBI 孩子的生活质量降低，但在伤后 2 年有所改善"[27]。

　　Anderson 及其同事也进行 TBI 患者长期随访研究[29]。他们随访 10 年的结果发现，损伤程度和认知功能障碍之间的关系在急性损伤后阶段最显著，但是在 10 年后二者的关系就没有那么明显了。在创伤低龄化与预后之间的关系，不同研究得出了矛盾的结论[29,43,46]。

1.4.3 老年人和跌倒

一些研究表明,和年轻 TBI 患者相比,老年患者死亡率较高,住院时间较长,而且功能恢复更差[14,47-50]。老年患者需要更多的康复治疗来恢复他们的功能状态,防止永久性残疾[50]。既往研究确定了 TBI 不良愈后的一些危险因素,包括年龄[14,47,50]、男性、种族[51]、损伤程度、并发症以及 TBI 时是否服用抗凝药物[49]。

1.4.4 其他长期影响

生活质量

虽然客观的因素,如住院时间或重症监护室时间以及住院费容易衡量,但是它们并没有反映 TBI 对患者及家属的实际负担。在研究中,常常被忽视的一个因素是伤后的生活质量[52-54]。Pagulayan 及其同事使用生活质量(QOL)问卷评估 TBI 患者在伤后 1 个月、3 年和 5 年的生活质量[54]。他们得出的结论是,对于 TBI 患者而言,虽然影响生活质量的物质条件随着时间的推移得到改善,但是他们的心理状态仍低于预期[54]。

在中国,胡等随访了 312 例中度至重度颅脑损伤患者,并用健康相关的生活质量问卷(HRQOL)来评估他们的生活质量,对照组为 381 例收入同一医疗机构的无脑外伤史的患者[55]。研究发现,尽管在受伤后的前 6 个月生活质量迅速改善,但是,和非 TBI 对照组相比,脑外伤患者的得分显著降低。TBI 的严重程度、女性,和年龄是生活质量差相关的主要因素[55]。

痴呆

尽管一些研究已经表明阿尔茨海默病和脑外伤之间的关联[56-57],但对此关联的机制还不是很清楚。在 TBI 有关的死亡病例中,30% 左右出现了 β 淀粉样蛋白斑块的阿尔茨海默病的病理特征[57]。TBI 是否会导致阿尔茨海默病仍存在争议。不是所有的老年痴呆症患者都有脑外伤史,但 TBI 幸存者后来不约而同地发展为痴呆。TBI 与老化有关的大脑的变化,这二者结合促进认知障碍的发展[58-59]。维持或提高认知储备可能有助于预防或延缓 TBI 患者中痴呆症

的临床表现。

抑郁症和其他精神疾病

许多研究报告 TBI 患者中抑郁症的发病率较高。抑郁症 1 年发病率为 12%~50 %[60-62]。Bombardier 及其同事报道表明,一级创伤中心住院的外伤患者中 53% 有严重抑郁症[60]。此外,TBI 可以直接和间接地通过抑郁导致自杀[63]。

经济负担

不幸的是,虽然 TBI 高致死致残率的重要性,很少有研究关注 TBI 对患者及其家庭甚至整个社会的经济负担[2,64-67]。死亡率和住院医疗费用很容易计算,但是间接费用,包括患者及其家属因为短期和长期残疾导致的生产力损失,是难以衡量的。据估计,在美国有三到五万人正经受 TBI 带来的长期恶果[68-70]。

到今天为止,由 Finkelstein 及其同事主导的研究是目前对 TBI 社会经济负担最全面的评价;该研究估计了 TBI 的年度费用,包括直接(医疗和康复)和间接(包括生产力损失)的成本,超过 600 亿美元(2000 年)[65]。然而,这些估计不包括越来越多的与伊拉克和阿富汗战争相关的 TBI。此外,他们的估计不包括没有就医的患者。Sosin 及其同事们估计,大约有 1/4 的 TBI 患者不就医,导致 TBI 的短期和长期后果不能很好地理解[71]。

1.5 在创伤性脑损伤中使用成像技术

计算机断层扫描(CT)常用于急性 TBI 的救治。Roudsari 等使用从美国一级创伤中心获得的数据,证明了在 1996—2006 年头部 CT 使用的小幅增长[72]。该研究组成员,使用美国西北部唯一的一级创伤中心的数据,调整混杂变量,如年龄、性别、损伤机制、伤害的严重程度,以及在医院重症监护室停留时间长短后,发现从 1996—2010 年头部 CT 的利用变化不大(图 1.4)[73]。然而,目前没有多中心临床研究来评估美国外伤患者成像使用的差异。

重复头部 CT 和 TBI 患者结果之间的关系一直是人们争论的焦点。Thorson 及其同事报道,轻度 TBI 后行重复头颅 CT 和首次头部 CT 阳性能够使 30% 的患者在出现神经症状恶化之前

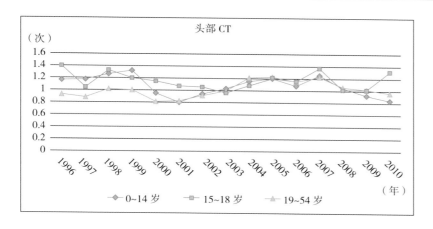

图 1.4　1996—2010 年美国华盛顿西雅图港景医疗中心不同年龄段中平均每例患者每次住院进行头部 CT 检查的数目

早期识别，及时行开颅手术[74]。另外一项包括 1019 例 TBI 患者的研究表明，在一级创伤中心，首次头颅 CT 异常后，日益恶化的重复头颅 CT 比第二次稳定的 CT 更可能导致神经外科干预[59]。

在另一方面，一些研究人员报告说，即使首次头部 CT 异常的轻度 TBI 患者，不需要常规的重复头颅 CT 检查。以下三个因素可独立预测更严重的重复头颅 CT 结果：年龄 65 岁以上，格拉斯哥昏迷量表评分 15 分以下，以及首次头颅 CT 呈多发性颅内伤[75]。

磁共振成像（MRI）在 TBI 的急性救治中不常用；然而，对于 CT 不能检查出的损伤，如弥漫性轴索损伤的诊断和治疗，MRI 具有非常重要的意义。但是，目前没有研究评估 MRI 在急性脑外伤中的作用。很多研究正在探索用来预测轻度 TBI 患者昏迷后仍存在症状的影像生物标志物。目前很多研究是基于扩散张量、核磁灌注和静息状态功能成像的组间对比，但是这些话题不在本章讨论范围之内，将在第 12 章详述。

参考文献

[1] Coronado VG, Thomas KE, Sattin RW, et al. The CDC traumatic brain injury surveillance system: characteristics of persons aged 65 years and older hospitalized with a TBI. J Head Trauma Rehabil, 2005, 20:215–228

[2] Coronado VG, Xu L, Basavaraju SV, et al. Centers for Disease Control and Prevention (CDC). Surveillance for traumatic brain injury-related deaths-United States, 1997-2007. MMWR Surveill Summ, 2011, 60:1–32

[3] Corrigan JD, Harrison-Felix C, Bogner J, et al. Systematic bias in traumatic brain injury outcome studies because of loss to follow-up. Arch Phys Med Rehabil, 2003, 84:153–160

[4] Tagliaferri F, Compagnone C, Korsic M, et al. A systematic review of brain injury epidemiology in Europe. Acta Neurochir(Wien) , 2006, 148:255–268

[5] Faul MXL, Wald MM, Coronado VG. Traumatic Brain Injury in the United States, Emergency Department Visits, Hospitalizations and Deaths 2002-2006. Atlanta, GA: Centers for Disease Control and Prevention, National Center for Injury Prevention and Control, 2010

[6] Langlois JA, Rutland-Brown W, Wald MM. The epidemiology and impact of traumatic brain injury: a brief overview. J Head Trauma Rehabil, 2006, 21: 375–378

[7] Stanley RM, Bonsu BK, Zhao W, et al. US estimates of hospitalized children with severe traumatic brain injury: implications for clinical trials. Pediatrics, 2012, 129: e24–e30

[8] Centers for Disease Control and Prevention (CDC). Traumatic Brain Injury in the United States: Assessing Outcomes in Children. Atlanta, GA: CDC, National Center for Injury Prevention and Control, 2006

[9] Schneider AJ, Shields BJ, Hostetler SG, et al. Incidence of pediatric traumatic brain injury and associated hospital resource utilization in the United States. Pediatrics, 2006, 118:483–492

[10] Ramanathan DM, Mcwilliams N, Schatz P, et al. Epidemiological shifts in elderly traumatic brain injury: 18-year trends in pennsylvania. J Neurotrauma, 2012, 29: 1371–1378

[11] Federal Highway Administration. Highway Statistics. Washington, DC: U.S. Department of Transportation, 1999

[12] Federal Highway Administration. Highway Statistics. Washington, DC: U.S. Department of Transportation, 2009

[13] Cagetti B, Cossu M, Pau A, et al. The outcome from acute subdural and epidural intracranial haematomas in very elderly patients. Br J Neurosurg, 1992, 6: 227–231

[14] Hukkelhoven CW, Steyerberg EW, Rampen AJ, et al. Patient age and outcome following severe traumatic brain injury: an analysis of 5600 patients. J Neurosurg, 2003, 99: 666–673

[15] Mosenthal AC, Lavery RF, Addis M, et al. Isolated traumatic brain injury: age is an independent predictor of mortality and early outcome. J Trauma, 2002, 52: 907–911

[16] Pennings JL, Bachulis BL, Simons CT, et al. Survival after severe brain injury in the aged. Arch Surg, 1993, 128: 787–793

[17] Susman M, DiRusso SM. Sullivan T, et al. Traumatic brain injury in the elderly: increased mortality and worse functional outcome

at discharge despite lower injury severity. J Trauma, 2002, 53: 219–224

[18] Sayer NA. Traumatic brain injury and its neuropsychiatric sequelae in war veterans. Annu Rev Med, 2012, 63: 405–419

[19] Sponheim SR, McGuire KA, Kang SS, et al. Evidence of disrupted functional connectivity in the brain after combat-related blast injury. Neuroimage, 2011, 54 (suppl 1): S21–S29

[20] Mac Donald CL, Johnson AM, Cooper D, et al. Detection of blast-related traumatic brain injury in U.S. military personnel. N Engl J Med, 2011, 364: 2091–2100

[21] Carlson KF, Kehle SM, Meis LA, et al. Prevalence, assessment, and treatment of mild traumatic brain injury and posttraumatic stress disorder: a systematic review of the evidence. J Head Trauma Rehabil, 2011, 26: 103–115

[22] DePalma RG, Burris DG, Champion HR, et al. Blast injuries. N Engl J Med, 2005, 352: 1335–1342

[23] Roudsari B, Ramisetty-Mikler S. Rodriguez LA. Ethnicity, age, and trends in alcohol-related driver fatalities in the United States. Traffic Inj Prev, 2009, 10: 410–414

[24] Centers for Disease Control and Prevention (CDC). Mobile device use while driving-United States and seven European countries, 2011, MMWR Morb Mortal Wkly Rep, 2013, 62: 177–182

[25] Byington KW, Schwebel DC. Effects of mobile Internet use on college student pedestrian injury risk. Accid Anal Prev, 2013, 51: 78–83

[26] Slobounov S, Gay M, Johnson B, et al. Concussion in athletics: ongoing clinical and brain imaging research controversies. Brain Imaging Behav, 2012, 6:224–243

[27] Rivera FP, Koepsell TD, Wang J, et al. Disability 3, 12, and 24 months after traumatic brain injury among children and adolescents. Pediatrics, 2011, 128: e1129–e1138

[28] Centers for Disease Control and Prevention (CDC). Surveillance for Traumatic Brain Injury Deaths-United States, 1989–1998. Atlanta, GA: CDC, 2002

[29] Anderson V, Catroppa C, Godfrey C, et al. Intellectual ability 10 years after traumatic brain injury in infancy and childhood: what predicts outcome? J Neurotrauma, 2012, 29: 143–153

[30] Babikian T, Asarnow R. Neurocognitive outcomes and recovery after pediatric TBI: meta-analytic review of the literature. Neuropsychology, 2009, 23: 283–296

[31] Ewing-Cobbs L, Barnes M, Fletcher JM, et al. Modeling of longitudinal academic achievement scores after pediatric traumatic brain injury. Dev Neuropsychol, 2004, 25:107–133

[32] Fay GC, Jaffe KM, Polissar NL, et al. Outcome of pediatric traumatic brain injury at three years: a cohort study. Arch Phys Med Rehabil, 1994, 75: 733–741

[33] Fay TB, Yeates KO, Wade SL, et al. Predicting longitudinal patterns of functional deficits in children with traumatic brain injury. Neuropsychology, 2009, 23: 271–282

[34] Kirkwood MW, Yeates KO. Neurobehavioral outcomes of pediatric mild traumatic brain injury//Anderson V, Yeates KO, eds. Pediatric Traumatic Brain Injury: New Frontiers in Clinical and Translational Research. Cambridge UP: Cambridge, UK, 2010: 94–117

[35] Muscara F, Catroppa C, Eren S, et al. The impact of injury severity on long-term social outcome following paediatric traumatic brain injury. Neuropsychol Rehabil, 2009, 19: 541–561

[36] Yeates KO, Swift E, Taylor HG, et al. Short-and long-term social outcomes following pediatric traumatic brain injury. J Int Neuropsychol Soc, 2004, 10: 412–426

[37] Anderson V, Catroppa C, Morse S, et al. Functional plasticity or vulnerability after early brain injury? Pediatrics, 2005, 116: 1374–1382

[38] Anderson V, Catroppa C, Morse S, et al. Intellectual outcome from preschool traumatic brain injury: a 5-year prospective. longitudinal study. Pediatrics, 2009, 124: e1064–e1071

[39] Giza CC, Prins ML. Is being plastic fantastic? Mechanisms of altered plasticity after developmental traumatic brain injury. Dev Neurosci, 2006, 28: 364–379

[40] Fletcher JM, Levin HS, Lachar D, et al. Behavioral outcomes after pediatric closed head injury: relationships with age, severity, and lesion size. J Child Neurol, 1996, 11: 283–290

[41] Mascara F, Catroppa C, Anderson V. The impact of injury severity on executive function 7-10 years following pediatric traumatic brain injury. Dev Neuropsychol, 2008, 33: 623–636

[42] Ewing-Cobbs L, Brookshire B, Scott MA, et al. Children's narratives following traumatic brain injury: linguistic structure, cohesion, and thematic recall. Brain Lang, 1998, 61:395–419

[43] Ewing-Cobbs L, Fletcher JM, Levin HS, et al. Longitudinal neuropsychological outcome in infants and preschoolers with traumatic brain injury. J Int Neuropsychol Soc, 1997, 3: 581–591

[44] Catroppa C, Anderson VA, Mascara F, et al. Educational skills: long-term outcome and predictors following pediatric traumatic brain injury. Neuropsychol Rehabil, 2009, 19: 716–732

[45] Yeates KO, Taylor HG, Rusin J, et al. Longitudinal trajectories of postconcussive symptoms in children with mild traumatic brain injuries and their relationship to acute clinical status. Pediatrics, 2009, 123: 735–743

[46] Anderson V, Moore C. Age at injury as a predictor of outcome following pediatric head injury: a longitudinal perspective. Child Neuropsychology, 1995, 1: 187–202

[47] Bouras T, Stranjalis G, Korfias S, et al. Head injury mortality in a geriatric population: differentiating an "edge" age group with better potential for benefit than older poor-prognosis patients. J Neurotrauma, 2007, 24: 1355–1361

[48] Fletcher AE, Khalid S, Mallonee S. The epidemiology of severe traumatic brain injury among persons 65 years of age and older in Oklahoma, 1992-2003.Brain Inj, 2007, 21:691–699

[49] Utomo WK, Gabbe BJ, Simpson PM, et al. Predictors of in-hospital mortality and 6-month functional outcomes in older adults after moderate to severe traumatic brain injury.Injury, 2009, 40:973–977

[50] LeBlanc J, de Guite E, Gosselin N, et al. Comparison of functional outcome following acute care in young. middle-aged and elderly patients with traumatic brain injury. Brain Inj, 2006, 20:701–708

[51] Arango-Lasprilla JC,Rosenthal M, Deluca J, et al. Traumatic brain injury and functional outcomes: does minority status matter? Brain Inj, 2007, 21:701–708

[52] Bullinger M, Azouvi P, Brooks N, et al. TBI Consensus Group. Quality of ife in patients with traumatic brain injury-basic issues, assessment and recommendations. Restor Neurol Neurosci, 2002, 20:111–124

[53] Dawson DR, Levine B, Schwartz M, et al. Quality of life following traumatic brain injury: a prospective study Brain Cogn, 2000, 44:35–39

[54] Pagulayan KF, Temkin NR, Machamer J, et al. A longitudinal study of health-related quality of life after traumatic brain injury. Arch Phys Med Rehabil, 2006, 87:611–618

[55] Hu XB, Fan YC, Xiong ZY, et al. Health-related quality-of-life after traumatic brain injury: a 2-year follow-up study in Wuhan, China. Brain Inj, 2012, 26:183–187

[56] Nemetz PN,Leibson C, Naesens JM, et al. Traumatic brain injury and time to onset of Alzheimer's disease: a population-based study. Am J Epidmiol, 1999, 149:32–40

[57] Sivanandam TM, Thakur MK. Traumatic brain injury: a risk factor for Alzheimer's disease. Neurosci Biobehav Rev, 2012, 36:1376–1381

[58] Moretti L, Cristofori I, Weaver SM, et al. Cognitive decline in older adults with a history of traumatic brain injury. Lancet Neurol, 2012, 11:1103–1112

[59] Moretti L, Cristofori I, Weaver SM, et al. Cognitive decline in older adults with a history of traumatic brain injury. Lancet Neurol, 2012, 11:1103–1112

[60] Bombardier CH, Rimmele CT, Zintel H. The magnitude and correlates of alcohol and drug use before traumatic brain injury. Ach Phys Med Rehabil, 2002, 83:1765–1773

[61] Fann JR, Katon WJ, Uomoto JM, et al. Psychiatric disorders and functional disability in outpatients with traumatic brain injuries. Am J Psychiatry, 1995, 152:1493–1499

[62] Jorge RE, Robinson RG, Arndt SV, et al. Depresion following traumatic brain injury: a 1 year longitudinal study. J Affect Disord, 1993, 27:233–243

[63] Teasdale TW, Engberg AW. Suicide after traumatic brain injury: a population study. J Neurol Neurosurg Psychiatry, 2001, 71:436–440

[64] Brewer-Smyth K, Burgess AW,Shults J. Physical and sexual abuse, salivary cortisol, and neurologic correlates of violent criminal behavior in female prison inmates. Biol Psychiatry, 2004, 55:21–31

[65] Finkelstein EA, Corso PS, Miller TR.The Incidence and Ecomomic Burden of Injuries in the United States. New York, NY: Oxford University Press, 2006

[66] Kushel MB, Hahn JA, Evans JL,et al.Revolving doors: imprisonment among the homeless and marginally housed population. Am J Public Health, 2005, 95:1747–1752

[67] Silver JM, Yudofsky SC, Anderson KE. Aggressive disorders // Silver JM, McAllister TW, Yudofsky SC. Texbook of Traumatic Brain Injury. Washington, DC: American Psychiatric Publishing, 2005, 259–277

[68] Centers for Disease Control and Prevention(CDC). Traumatic Brain Injury in the United States: A Report to Congress, Atlanta, GA:U.S. Department of Health and Human Services,CDC, 1999

[69] Selassie AW, Zaloshnja E, Langlois JA, et al.Incidence of long-term disability following traumatic brain injury hospitalization, United States,2003.J Head Trauma Rehabil, 2008, 23:123–131

[70] Zaloshnja E, Miller T, Langlois JA, et al, Prevalence of long-term disability from traumatic brain injury in the civilian population of the United States, 2005.J Head Trauma Rehabil, 2008, 23:394–400

[71] Sosin DM, Sniezek JE, Thurman DJ. Incidence of mild and moderate brain injury in the United States,1991.Brain Inj, 1996, 10:47–54

[72] Roudsari B, Moore DS,Jarvik JG. Trend in the utillzation of CT for adolescents admitted to an adult level I trauma center. J Am Coll Radiol, 2010, 7:796–801

[73] Roudsari BS, Psoter KJ, Vavilala MS, et al.CT use in hospitalized pediatric trauma patients:15-year trends in a level I pediatric and adult trauma center. Radiology, 2013, 267:479–486

[74] Thorson CM, Van Haren RM, Otero CA, et al. Repeat head computed tomography after minimal brain injury identifies the need for craniotomy in the absence of neurologic change.J Trauma Acute Care Surg, 2013, 74:967–975

[75] Thomas BW, Mejia VA, Maxwell RA, et al. Scheduled repeat CT scanning for traumatic brain injury temains important in assessing head injury progression, J AM Coll Surg,2010, 210:824–832

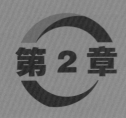

第2章

基于循证的成像和预测规则：轻度脑外伤是否行影像学检查？

Mahmud Mossa-Basha

2.1 概　述

据估计，美国急诊部门每年救治超过 130 万轻度颅脑损伤（mTBI）患者[1]。虽然多数 mTBI 患者经过短暂时期的观察后回家，一小部分显示神经功能恶化，并可能需要住院或很少的病例需要神经外科干预。有报道指出，格拉斯哥昏迷评分为 15 分的轻度 TBI 患者中有 10%~15% 在非增强头部 CT 出现急性异常，但只有 1% 需要神经外科干预[1-5]。5%~15% 的 mTBI 患者在伤后 1 年有持续的残疾，包括持续性头痛、认知障碍，以及执行复杂任务困难[6-7]。有些 mTBI 患者将无法恢复到日常活动[8]。对于临床上重要的脑损伤，CT 成像可以提供高效、准确的诊断工具，及时给予神经外科干预，可以防止颅内出血、脑疝、脑积水或其他不良结局。

在 mTBI 救治中，过度使用 CT 使患者和医疗系统承担不必要的成本，费用高达 7.5 亿美元[9]。在美国，超过 100 万头部 CT 是在 mTBI 中执行的，其大多数继发于跌倒或机动车事故，然而 90%~95% 的结果是阴性的[1,8-11]。近年来，mTBI 头颅 CT 的使用增加了 5 倍，但是并没有增加威胁生命状况的诊断率或住院率[12-13]。事实上，在 mTBI 中过度使用 CT 是医疗法律相关的问题。

除了医疗费用外，不必要的头部 CT 会导致一个严重的电离辐射问题，特别是对于儿科外伤患者。虽然大脑不是放射敏感器官且例行头部 CT 使用的辐射剂量较低，约 2mSv（类似于胸片），适度地使用 CT 仍然是明智的。电离辐射的癌症风险与年龄、性别相关，据估计，每 4360~14 680 例头部 CT 扫描的成人患者中有 1 例发生辐射相关的癌症，这取决于年龄和性别[14]。

mTBI 的命名，限定条件和分类并未统一。术语如次要 TBI、轻度 TBI、脑震荡和低风险 TBI 可以互换使用。大部分 mTBI 被归类为最小或轻微至轻度损伤；有的定义最小的伤害为没有意识损失（LOC）或创伤后失忆症（PTA），通常不需要住院。关于 mTBI 的定义很多，虽然相互之间有少许变化，但是大多数定义都包括创伤后失忆史、健忘、定向障碍、短暂性局灶神经症状、顿挫创伤、加速或减速伤相关的癫痫，另外 GCS 评分为 13~15[8,11,15-16]。一些学者主张将 GCS 评分为 13 的患者归类到"中度"脑创伤组，因为他们中很多人需要神经外科干预[17-19]；然而，在大多数分类方案，这些患者仍然归类在轻度 TBI 类别中。新奥尔良标准（NOC）将轻度 TBI 定义为，TBI 外伤后出现意识丧失，但是 GCS 评分为 15，神经学正常[2]。一些学者主张也将无 LOC 或 PTA 的患者纳入其中，因为即使没有 LOC 或 PTA，如果有其他危险因素存在的情况下，出现颅内异常的概率和意识丧失的患者相近[20]。

由 Teasdale 和 Jeannette 提出的 GCS 评分量表可以帮助相对缺乏经验的临床医生连续和可靠地评估昏迷患者[21-23]。虽然 GCS 在中度和重度脑外伤的评估和指导神经外科干预上发挥重要作用，但是它不能用来评估轻度 TBI。越来越多的研究发现基于 GCS 评分的 TBI 的分类是有限的。一项前瞻性研究发现，GCS 评分为 13~15 的颅内损伤患者，在神经心理测试中和中度 TBI 结果相似[19]。退伍军人事务部和国防部对轻度 TBI 的定义包括正常的颅内成像（即头部 CT），这种分类将影像学异常的 TBI 患者归类为中度。在轻度 TBI 中，单一时间点的 GCS 评分的临床价值是有限的，因为它们不能准确预示颅内损伤或预后。相反，系列的 GCS 评分能够提供更多的预后信息[6]。

2.2 哪些患者需要 CT 成像

医生目前面临的困难是，对于表面看起来很正常而且神经学正常的患者，如何判定其可能有潜在的颅内损伤并需要神经外科干预。更难以捉摸的是如何判定哪些患者会出现震荡后遗症。对于轻度 TBI 行头部 CT 检查，存在很多不同的意见。一些人倡导对所有 mTBI 患者都行头部 CT 检查，无论临床表现如何[16,24-25]，而其他人主张选择性使用 CT 检查[26-29]。是否行 CT 检查，在不同医院之间的做法差异很大，即使来自同一机构的临床医生意见也不同。对于急诊科医生来说，开发一种基于临床病史和物理检查的可判定没有颅内损伤的钝挫伤患者的临床决策工具，已经成为亟须解决的事情[6-7,30]。这样的工具能够显著降低医疗救治成本，同时也降低了患者的辐射暴露。重要的是，任何一组成像决策规则的敏感性都要足够高，具有高的阴性预测值，不会遗漏任何需要神经外科干预的颅内损伤。另外，任何关于 CT 检查的指南，要易于使用和容易记住。同样重要的是，要彻底和有效地对临床医生教育避免过度使用 CT 的好处，以及讲明所采用算法对于临床显著颅内损伤的可靠性和灵敏度。通常情况下，不太复杂的并纳入具体定义的指南很容易被遵循，并

且支持证据越强采用率较高。

对于轻度 TBI 是否行 CT 检查，已经提出了 4 项临床决策标准，旨在纳入临床颅内成像异常的所有病例，同时也减少不必要的 CT 成像，其中包括加拿大头部 CT 规则（CCHR），新奥尔良成像标准（NOC），美国国家急救 X 射线使用研究 Ⅱ（NEXUS Ⅱ）和美国急诊医师大学（ACEP）/ 疾控中心（CDC）的临床政策建议。

2.2.1 加拿大头部 CT 规则标准

加拿大头部 CT 规则是对加拿大 10 个主要医院急诊科收治的 3121 例成人 mTBI 患者初步评估后制定的[11]。入选标准是年龄大于 16 岁，头部外伤导致的意识丧失、健忘或定向障碍、急诊科初次 GCS 评分为 13 或以上，并在 24h 内送至急诊科。在所有的被评估患者中，8% 的人通过 CT 扫描确定有显著临床症状的颅内损伤（即需要住院治疗和后续神经系统的随访），1% 的患者需要神经外科干预。另外有 4% 的患者有临床症状不显著的颅内损伤，特别是局灶性蛛网膜下腔出血或小于 5mm 脑挫伤的神经学正常的患者。

在此评估的基础上开发了临床决策规则，其中包括需要神经外科干预的 5 个高风险因素。

- 损伤后 2h GCS 评分低于 15。
- 可疑开放性或凹陷性颅骨骨折。
- 颅底骨折的迹象
  "浣熊"眼睛。
  鼓室积血。
  脑脊液耳漏 / 鼻漏。
  巴特尔征（耳后瘀斑）。
- 至少两次呕吐。
- 年龄 65 岁以上。

如果存在其中任一因素，需要神经外科干预的可能性就很高。此外，人们发现了预示着临床上重要的颅内损伤，而不需要神经外科干预的两个中等风险因素，其中包括损伤机制（例如，被机动车撞击的行人，从超过 3 英尺（1 英尺 ≈ 30.48cm）或五层阶梯坠落，从汽车中甩出）及超过 30min 的损伤后失忆。高风险因素标准的灵敏度为 100%，确定了所有需要神经外科干

预的 44 例患者，其特异性为 68.7%。CT 造影率为 32%，当综合考虑高风险和中等风险时，其敏感性和特异性分别为 98.7% 和 49.6%，CT 使用率为 54%。对于具有高风险因素的病例，头颅 CT 检查是必需的。对于中等风险的病例，建议进行颅 CT 检查但不是必需的。该标准的一个重要特征是，他们认为有些颅内损伤在临床上并不重要，特别是，一个小于 5mm 的单一脑挫伤，小于 1mm 厚的局部蛛网膜下腔出血，小于 4mm 的硬膜下血肿，少量积气，不涉及内表面的凹陷性颅骨骨折。轻微颅脑损伤被定义为确定的意识丧失，明确的失忆或者定向力障碍以及 GCS 评分为 13~15。

Stiell 等在加拿大 12 个不同的学术和社区放射医疗机构前瞻性的应用 CCHR，并评估该规则对急诊 CT 使用率的改变。6 家机构被随机选为"干预"组，即使用 CCHR，而其他 6 家机构被随机选为对照组，不进行实施和宣讲 CCHR。研究结果表明，总共纳入 4531 例患者，这两组中，均没有出现临床显著的颅内损伤没有进行 CT 检查的病例，但是，在实施 CCHR 前后对比，两组的 CT 使用率均增加。在干预组，CT 的使用率从 62.8% 提高到 76.2%（差异为 13.3%，95% CI 为 9.7%~17%），而对照组，CT 的使用率从 67.5% 增加至 74.1%（差异为 6.7%，95% CI 为 2.6%~10.8%）[31]。这项研究再次证实，CCHR 具有很高的灵敏度，但和对照组以及基线相比，并没有减少，而是增加了，CT 检查的使用率。根据作者解释，这样的结果可能是由于规则实施前对医生的教育不足，医生不能很好地记住该规则，急诊医生在使用该规则时服从性不足[31]。另外，导致这种差异还可能是由于加拿大和美国 CT 机器的普及率不同[32]。根据其他研究，执行 CCHR 可以潜在性地使急诊 CT 使用率下降达 37%[5,33]。适当地执行这条规则可以使每年的医疗投入减少 120 万~400 万美元[33-34]。

2.2.2 新奥尔良成像标准

Haydel 等人提出了新奥尔良成像标准（NOC），并前瞻性地分析了 520 例 GCS 评分为 15 的轻度 TBI 急诊病例临床信息，验证该标准[2]。轻度 TBI 的定义是钝性头颅外伤产生的意识丧失，简单的神经系统检查正常，以及

GCS 评分为 15。纳入标准是年龄大于 3 岁，伤后 24h 以内送至急诊。该研究中，56 例患者有急性颅内损伤的 CT 表现，他们每个人有一个或多个以下临床特征。

- 头痛。
- 呕吐。
- 癫痫。
- 年龄超过 60 岁。
- 药物或酒精中毒。
- 短期记忆缺失。
- 锁骨以上的创伤证据。

以上这些临床参数代表着 NOC 标准，出现任何上述表现则预示着需要进行 CT 检查。在他们试验的第二阶段，使用这些准则前瞻性评估了 909 例患者。57 例颅内损伤被发现，为此，NOC 显示出 100% 的敏感性。这些标准为轻度 TBI 设定了 CT 检查的准则，但更重要的是，如果没有上述 7 项临床因素存在，他们认为患者不会有颅内损伤，并且可以安全地回家。

NOC 和 CCHR 分别表明年龄大于 60 和 65 岁以上，为颅内损伤的危险因素，但是有人对此提出争议。里卡尔迪等人回顾性分析老年轻度 TBI 患者（即 65 岁以上）临床显著颅内损伤的发生率，以及需要神经外科干预率[35]。共评估 2149 例患者，他们均由于轻度 TBI 接受 CT 检查，其中 2.18% 有急性颅内异常，而需要神经外科干预的只有 0.14%。65~79 岁的患者，CT 急性异常的发生率为 0.66%，而超过 80 岁以上呈现一个显著增加，CT 急性异常发生率为 3.33%。急性 CT 异常在使用抗凝治疗的患者中也有所增加，最显著的是那些使用双抗血小板药物治疗的患者。该研究组主张，对于低于 80 岁的轻度 TBI 患者，普遍进行 CT 检查是没有必要的，但对于接受抗凝治疗的患者要加以重视。

2.2.3 NEXUS Ⅱ 标准

为了制定 NEXUS Ⅱ 标准，前瞻性评估了 21 所医疗机构的 13 728 例急性闭合性颅脑损伤的 CT 成像结果[36]。这些患者中，有 917 例出现临床重要的颅内损伤。发现了与需要 CT 检查的颅内异常独立而且高度相关的 8 条危险因素。

- 显著颅骨骨折的迹象。
- 头皮血肿。
- 神经功能缺损。
- 警觉水平改变。
- 行为异常。
- 凝血异常。
- 持续呕吐。
- 年龄 65 岁以上。

任何上述危险因素的存在能够正确识别出颅内损伤的患者数为 901，敏感性为 98.3%。另外，这一标准系统还确定了 12.7% 的患者为非常低的风险，基于不存在任何上述列出的危险因素，特异性为 13.7%。轻微头部损伤患者中，330 例患者有颅内异常，利用该标准确定了其中的 314 例，灵敏度为 95.2%，阴性预测值为 99.1%，特异性为 17.3%。该标准没有确定出的 16 例患者中，其中一位需要神经外科干预，而且是颅内压监护。不像 CCHR 和 NOC，NEXUS Ⅱ 标准和 ACEP/ CDC 指南（讨论如下）为那些没有遭受 LOC 或创伤后失忆症的患者提供了评估工具。

2.2.4 ACEP/CDC 指南

2008 年 ACEP/ CDC 指南为轻度 TBI 成人患者 CT 检查提供了指导，这是对 2002 年版本的更新[6]。与 2002 年的指导方针的不同是，将那些没有意识丧失或创伤后失忆但有其他危险因素的患者纳入轻度 TBI 的定义。做出这一改变，是因为有研究表明意识丧失和创伤后失忆不足以确定所有患者的急性颅内损伤[3,20]。对于意识丧失和创伤后失忆的患者，如果合并以下一个或多个危险因素，普通 CT 检查的推荐等级为 A 级。

- 头痛。
- 呕吐。
- 年龄 60 岁以上。
- 药物或酒精中毒。
- 短期记忆障碍。
- 锁骨以上的创伤证据。
- 外伤后癫痫发作。
- GCS 评分低于 15。

- 局灶性神经功能缺损。
- 凝血障碍。

对于没有意识丧失和创伤后失忆的患者，如果合并以下一个或多个危险因素，普通 CT 检查的推荐等级为 B 级。

- 局灶性神经功能缺损。
- 呕吐。
- 剧烈头痛。
- 年龄 65 岁以上。
- 颅底骨折体征。
- GCS 评分低于 15。
- 凝血障碍。
- 受伤的危险机制[6]（例如，从机动车辆甩出，行人被机动车撞击，从超过 3 英尺或五层阶梯高处坠落）。

对于这一指南，纳入标准为：非头部穿通伤，24h 内送至急诊，急诊初步评估 GCS 评分为 14 或 15，且年龄 16 岁以上。

2.3 轻度 TBI CT 成像准则之间的比较

CCHR 和 NOC 已经被广泛验证[1,2,5,31,33,37–38]。Stiel 等人[1] 纳入了加拿大 9 所急救中心中 1822 例 GCS 评分为 15 的轻度 TBI 患者，前瞻性地与 NOC 进行了比较。在确定需要神经外科干预以及临床重要的颅内损伤患者方面，CCHR 和 NOC 的敏感性均为 100%；但是，和 NOC 对比，CCHR 的 CT 使用率更低（52.1% 对 88.0%）。在荷兰进行的一项 3181 例患者的前瞻性研究表明，在所有颅内损伤和临床重要的颅脑创伤上，NOC 比 CCHR 更为敏感（97.7% 和 99.4% *vs.* 83.4% 和 87.2%），但均能够检测出需要神经外科干预的所有病例[5]。CCHR 能够减低 37% 的 CT 检查，NOC 则降低 3% 左右。梅尼克[33] 等人发现，在轻度 TBI 上，CCHR 能够减低 35% 的 CT 检查，相比之下，NOC 只降低了 10%。但是，相对于 CCHR，急诊科医生对 NOC 的服从率更高（90.5% 对 64.75%）。美国的一项 431 例轻度 TBI 前瞻性观察队列研究，Papa[39] 等人发现，在任何颅内损伤，颅内显著损伤，需要神经外科干预的情况，两个准则（CCHR 和 NOC）具有相媲美的灵敏度，但他们发现，CCHR 相对于 NOC 特异性更高。突尼斯急诊在 2008—2011 年对这两个规则评估发现，在需要神经外科干预以及显著颅内伤害病例，与 NOC 相比，CCHR 会更敏感和特异[37]。

CCHR 的限制是，它相对烦琐复杂，不能被急诊医生简便使用。此外，它要求在急诊室监测患者 2h，使急诊工作更为繁忙。一些临床医生，包括一些曾验证 CCHR 机构的急诊医生，都反对 CCHR 中将某些颅内损伤分类为不显著和不在该标准考虑之内。但是，和其他规则相比，CCHRs 能够减少 CT 成像的使用而且特异性较高。NOC 要求需要 CT 检查的患者要有锁骨以上的损伤迹象，包括擦伤和割伤。虽然 NOC 提高了自身的灵敏度和阴性预测值，降低了指南的成像门槛，但是，这一要求降低了特异性和减少成像的能力。

NOC 和 CCHR 都必须在其纳入标准的范围内使用，具体而言，需要考虑的是，患者必须有意识丧失（LOC）或创伤后失忆（PTA），并且必须没有接受抗凝治疗。事实证明，外伤性颅内异常不一定合并有 LOC 和 PTA[3,34]。Smits 等人[34] 对比了 1708 例具有 LOC 和 PTA 和 754 例不具有 LOC 和 PTA 的轻度 TBI 患者，他们发现，CT 的异常比在这两组中相当，需要神经外科干预的比例在这两组中差不多。该研究组认为，对于轻度 TBI，LOC 和 PTA 应该被认为是颅内损伤的危险因素，但不是先决条件。NEXUS Ⅱ 为没有 LOC 和 PTA 的轻度 TBI 患者提供了评价标准。2008 年修订的 ACEP/ CDC 也纳入了没有 LOC 或 PTA 的轻度 TBI 患者。

这些关于轻度 TBI 中 CT 成像的准则都经过了广泛内部和外部的验证。每一套规则都有其优点和弱点，实施这些标准时必须加以考虑。根据这些规则，对于遭受急性闭合性颅脑外伤的成年患者，如果没有经历 LOC 或 PTA 以及没有颅内伤的危险因素，并不需要急诊 CT 成像。

2.4 谁需要磁共振成像

目前没有准则表示轻度 TBI 急诊患者需要进行磁共振成像（MRI）[40]。和 CT 相比，常规

MRI 对小的局部外伤性颅内病变，如脑挫裂伤，轴突剪切损伤，轴外血肿更为敏感。但是，这些小病变的临床意义和识别这些病变能否改善预后或减少长期的神经异常或震荡后症状仍未达成共识[41]。目前，有文献证实，MRI 中的局灶性病变和长期结果存在变量关系[41-46]。一项研究表明，对于轻度 TBI 患者，是否存在 MRI 脑部病变对 Rivermead 震荡后症状问卷和损伤后 6 个月返回工作的能力没有区别[42]。在两份研究报告中，Scheid 等人[43-44] 发现弥漫性轴索损伤出血和长期功能愈后或特定的或普通的认知缺陷没有相关性。在另一方面，同时使用 CT 和 MRI 评估 135 例轻度 TBI 成人患者时，Yuh 等人[46] 发现 98 例中的 27 例在 CT 上无急性异常，但是 MRI 显示急性颅内损伤，包括出血性轴索损伤，脑挫伤，和轴外血肿。如果 CT 表现为蛛网膜下腔出血合并四个或更多的出血性轴索损伤的 MRI 表现，则预示着伤后 3 个月的格拉斯哥结局评估量表结果较差[46]。扩散张量成像和功能磁共振成像技术也已在轻度 TBI 中进行探索，虽然这些是非常有前途的，但是目前它们的适用性仍没有统一的结论。

常规 MRI 通常选择在评估亚急性或慢性轻度 TBI 患者。MRI 比 CT 更有可能预示损伤后遗症，但是阴性的 MRI 并不排除未检测到异常的存在。

参考文献

[1] Stiell IG, Clement CM, Rowe BH, et al. Comparison of the Canadian CT Head Rule and the New Orleans Criteria in patients with minor head injury. JAMA, 2005, 294:1511–1518

[2] Haydel MJ, Preston CA, Mills TJ, et al. Indications for computed tomography in patients with minor head injury. N Engl J Med, 2000, 343:100–105

[3] Ibañez J, Arikan F, Pedraza S, et al. Reliability of clinical guidelines in the detection of patients at risk following mild head injury: results of a prospective study. J Neurosurg, 2004, 100:825–834

[4] Mack LR, Chan SB, Silva JC, et al. The use of head computed tomography in elderly patients sustaining minor head trauma. J Emerg Med, 2003, 24:157–162

[5] Smits M, Dippel DW, de Haan GG, et al. External validation of the Canadian CT Head Rule and the New Orleans Criteria for CT scanning in patients with minor head injury. JAMA, 2005, 294:1519–1525

[6] Jagoda AS, Bazarian JJ, Bruns JJ, et al. American College

of Emergency Physicians. Centers for Disease Control and Prevention. Clinical policy: neuroimaging and decisionmaking in adult mild traumatic brain injury in the acute setting . Ann Emerg Med, 2008, 52:714–748

[7] Rimel RW, Giordani B, Barth JT, et al. Disability caused by minor head injury. Neurosurgery, 1981, 9:221–228

[8] Gerberding JLBS, ed. Report to Congress on mild traumatic brain injury in the United States: steps to prevent a serious public health problem//Control NCfIPa. Atlanta, GA: Centers for Disease Control and Prevention, 2003

[9] Mower WR, Hoffman JR, Herbert M, et al. National Emergency X-Radiography Utilization Study. Developing a clinical decision instrument to rule out intracranial injuries in patients with minor head trauma: methodology of the NEXUS Ⅱ investigation. Ann Emerg Med, 2002, 40:505–514

[10] Rutland-Brown W, Langlois JA, Thomas KE, et al, Incidence of traumatic brain injury in the United States, 2003. J Head Trauma Rehabil, 2006, 21:544–548

[11] Stiell IG, Wells GA, Vandemheen K, et al. The Canadian CT Head Rule for patients with minor head injury. Lancet, 2001, 357:1391–1396

[12] McCaig LF. National Hospital Ambulatory Medical Care Survey: 1992 emergency department summary. Adv Data, 1994:1–12

[13] Pitts SR, Niska RW, Xu J, et al. National Hospital Ambulatory Medical Care Survey: 2006 emergency department summary. Netl Health Stat Report, 2008, 7:1–38

[14] Smith-Bindman R, Lipson J, Marcus R, et al. Radiation dose associated with common computed tomography examinations and the associated lifetime attributable risk of cancer. Arch Intern Med, 2009, 169:2078–2086

[15] Kay T, Adams R, Andersen T, et al. Definition of mild traumatic brain injury. J Head Trauma Rehabil, 1993, 8:86–87

[16] Shackford SR, Wald SL, Ross SE, et al. The clinical utility of computed tomographic scanning and neurologic examination in the management of patients with minor head injuries. J Trauma, 1992, 33:385–394

[17] Stein SC. Minor head injury: 13 is an unluky number. J Trauma 2001; 50:759–760

[18] Stein SC, Ross SE. The value of computed tomographic scans in patients with low-risk head injuries. Neurosurgery, 1990, 26: 638-640

[19] Williams DH, Levin HS, Eisenberg HM. Mild head injury classification. Neurosurgery, 1990, 27:422–428

[20] Smits M, Hunink MG, Nederkoorn PJ, et al. A history of loss of consciousness or post-traumatic amnesia in minor head injury:"condition sine qua non" or one of the risk factors? J Neurol Neurosurg Psychiatry, 2007, 78:1359–1364

[21] Jennett B, Teasdale G, Galbraith S, et al. Severe head injuries in three countries. J Neurol Neurosurg Psychiatry, 1977, 40:291–298

[22] Teasdale G, Jennett B. Assessment of coma and impaired consciousness: a practical scale. Lancer, 1974, 2:81–84

[23] Teasdale G, Jennett B. Assessment and prognosis of coma after head injury. Acta Neurochir(Wien) , 1976, 34:45–55

[24] Livingston DH, Loder PA, Koziol J, et al. The use of CT scanning to triage patients requiring admission following minimal head injury. J Trauma, 1991, 31:483–489

[25] Stein SC, Ross SE. Minor head injury: a proposed strategy for emergency management. Ann Emerg Med, 1993, 22:1193–1196

[26] Borczuk P. Predictors of intracranial injury in patients with mild head trauma. Ann Emerg Med, 1995, 25:731–736

[27] Gutman MB, Moulton RJ, Sullivan I, et al. Risk factors predicting operable intracranial hematoma in head injury. J Neurosurg, 1992, 77:9–14

[28] Madden C, Witzkc DB, Arthur, et al. High-yield selection criteria for cranial computed tomography after acute trauma. Acad Emerg Med, 1995, 2:248–253

[29] Taheri PA, Karamanoukian H, Gibbons K, et al. Can patients with minor head injuries be safely discharged home? Arch Surg, 1993, 128:289–292

[30] Fabbri A, Servadei F, Marchesini G, et al. Clinical performance of NICE recommendations versus NCWFNS proposal in patients with mild head injury. J Neurotrauma, 2005, 22:1419–1427

[31] Stiell IG, Clement CM, Grimshaw IM, et al. A prospective cluster-randomized trial to implement the Canadian CT Head Rule in emergency departments. CMAJ, 2010, 182:289–292

[32] Haydel MJ. The Canadian CT head rule. Lancet, 2001, 358:1013–1014

[33] Melnick ER, Szlezak CM, Bentley SK, et al. CT overuse for mild traumatic brain injury. Jt Comm J Qual Patient Saf, 2012, 38:483–489

[34] Smits M, Dippel DW, Nederkoorn PJ, et al. Minor head injury: CT-based strategies for management-a cost-effectiveness analysis. Radiology, 2010, 254:532–540

[35] Riccardi A, Frumento F, Guiddo G, et al. Minor head injury in the elderly at very low risk: a retrospective study of 6 years in an Emergency Department(ED). Am J Emerg Med, 2013, 31:37–41

[36] Mower WR, Hoffman JR, Herbert M, et al. Developing a decision instrument to guide computed tomographic imaging of blunt head injury patients. J Trauma, 2005, 59:954–959

[37] Bouida W, Marghli S, Souissi S, et al. Prediction value of the Canadian CT Head rule and the New Orleans Criteria for positive head CT scan and acute neurosurgical procedures in minor head trauma: a multicenter external validation study. Ann Emerg Med. 2013, 61: 521–527

[38] Rosengren D, Rothwell S, Brown AF, et al. The application of North American CT scan criteria to an Australian population with minor head injury. Emerg Med Australas, 2004, 16:195–200

[39] Papa L, Stiell IG, Clement CM, et al. Performance of the Canadian CT Head Rule and the New Orleans Criteria for predicting any traumatic intracranial injury on computed tomography in a Unied States Level I trauma center. Acad Emerg Med, 2012, 19:2–10

[40] Barbosa RR, Jawa R, Watters JM, et al. Eastern Association for the Surgery of Trauma. Evaluation and management of mild traumatic brain injury: an Eastern Association for the Surgery of Trauma practice management guideline. J Trauma Acute Care Surg, 2012, 73 （ Suppl 4 ）:S307–S314

[41] Lee H, Wintermark M, Gean AD, et al. Focal lesions in acute

mild traumatic brain injury and neurocognitive outcome: CT versus 3T MRI. J Neurotrauma, 2008, 25:1049–1056

[42] Hughes DG, Jackson A, Mason DL, et al. Abnormalities on magnetic resonance imaging seen acutely following mild traumatic brain injury: correlation with neuropsychological tests and delayed recovery. Neuroradiology, 2004, 46:550–558

[43] Scheid R, Preul C, Gruber O, et al. Diffuse axonal injury associated with chronic traumatic brain injury: evidence from T2-weighted gradient-echo imaging at 3T. AJNR Am J Neuroradiol, 2003, 24:1049–1056

[44] Scheid R, Walther K, Guthke T, et al. Cognitive sequelae of diffuse axonal injury. Arch Neural, 2006, 63: 418–424

[45] Wilson JT, Wiedmann KD, Hadley DM, et al. Early and late magnetic resonance imaging and neuropsychological outcome after head injury. J Neurol Neurosurg Psychiatry，1988，51:391–396

[46] Yuh EI, Mukherjee P, Lingsma HF，et al. TRACK-TBI Investigators. Magnetic resonance imaging improves 3-month outcome prediction in mild traumatic brain injury. Ann Neurol, 2013, 73:224–235

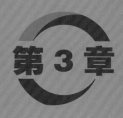

第3章

创伤性脑损伤的神经影像学

Yoshimi Anzai

3.1 概　述

创伤性脑损伤（TBI）在美国和世界各地都是一个重大的公共卫生和社会经济问题。美国疾病控制和预防中心估计，每年大约有 170 万美国人遭遇 TBI，导致 130 万人次急诊，住院 275 000 例，而且每年 TBI 相关的死亡人数超过 50 000 例[1]。显然，TBI 是美国年轻人死亡中的一个主要原因。这些数字低估了 TBI 的实际规模，因为统计数据未包括没有就医的患者。此外，TBI 导致的长期伤残日益成为一个公共健康问题。据估计，至少 530 万美国人（高达美国人口的 2%）由于 TBI 遭受长期或终身残疾[2]。

TBI 的常见原因是跌倒、机动车辆碰撞、电动自行车事故、运动伤害、殴打以及最近从伊拉克和阿富汗战争中返回的爆炸伤的士兵[3]。尽管在国王县和华盛顿州实施强制性使用自行车头盔的法律，但是在西雅图有非常多的摩托车和自行车爱好者，因此事故频发，偶尔有年轻人因此丧命[4]。

绝大多数体育相关的 TBI 是所谓的轻度颅脑损伤（mTBI）或脑震荡[5]。脑震荡呈现出 TBI 的独特特征，在一些受害者中持续有情绪和行为心理症状。常规影像通常不会表现出异常，但是先进的影像技术得出不同的结果，仍在测试中。这个话题在本书的第 11 章中进行了详细讨论。

传统上，人们利用格拉斯哥昏迷量表（GCS）将 TBI 分为轻度（GCS 13~15）、中度（GCS 9~12）或重度（GCS 8 或更低）。GCS 是格拉斯哥大学神经外科医生 Bryant Jennett 在 1974 年开发的[6]。该量表是一个简单的，可重复的临床评估患者意识状态的工具，并在过去 16 年中在急救、紧急医疗服务，以及重症监护室中广泛应用[7-8]。GCS 的 3 个得分组成部分包括眼反应（4分），口头答复（5分）和运动反应（6分）（表3.1）。GCS 评分用于估计 TBI 患者的预后，然而，其不提供有关 TBI 机械或病理生理学的信息。众所周知，GCS 评分相同的患者其临床症状和影像学检查结果之间并不相同，这些患者往往需要不同的临床救治方法[9]。此外，GCS 评分的精度通常会因早期的镇静和 TBI 患者的插管而降低[10]。

GCS 评分的主要缺点之一是 GCS 在轻度 TBI 中的实用性有限。GCS 的目的不是为了评估轻度 TBI 患者的受伤程度或意识水平。

另一方面，格拉斯哥结果量表（GOS）侧重于评估颅脑损伤对生活功能状态的影响。分为 5 种结果：死亡、植物人状态、严重残疾、中度残疾及恢复良好。扩展的 GOS 进一步将结果分为 8 个类别（表3.2）[11]。

表 3.1　格拉斯哥评分（E+M+V）=3~15

睁眼反应（E）

能自行睁眼	4
呼之能睁眼	3
刺痛睁眼	2
不能睁眼	1

运动反应（M）

能自行睁眼	4
刺痛时能定位	5
刺痛肢体正常回缩	4
刺痛肢体异常屈曲	3
刺痛肢体过度伸展	2
刺痛无反应	1

言语反应（V）

能定向	5
应答错误	4
言语错乱	3
言语难辨	2
不能发音	1

表 3.2　格拉斯哥预后评分（GOSE）

1	死亡	Death
2	植物生存	VS
3	重度残疾（－）	SD－
4	重度残疾（＋）	SD＋
5	轻度残疾（－）	MD－
6	轻度残疾（＋）	MD＋
7	恢复良好（－）	GR－
8	恢复良好（＋）	GR＋

推荐使用表格式评估以便达到分型的一致性

3.2 创伤性脑损伤的影像学检查

在急性创伤期，计算机断层扫描（CT）仍然是评估 TBI 严重程度和损伤程度的第一选择，这有助于归类分流谁需要安全的观察，谁需要临床手术干预[12]。昏迷的患者在送到急诊室需要立即行头颅 CT 评估是否存在颅内出血、脑水肿和脑疝。一个不断扩大的大血肿或血肿活跃外渗需要及时疏散，并控制出血。正常头颅 CT 常常可以使患者从急诊科出院，除非临床症状和体征提示严重的伤害。CT 扫描也是评估颅骨和颅底骨折的最佳成像方式。骨折的位置可能

损伤血管，如创伤性静脉血栓形成或闭塞，需要进一步的影像学检查。第 7 章，钝性脑血管损伤，涵盖了这种类型的伤；第 9 章，颅底创伤，涵盖了颅底骨折和其中的解剖结构；第 10 章，颌面部外伤；第 11 章，眼眶和眼外伤，详细讨论了这些类型的损伤。

对于中度和重度的脑外伤患者需要头颅 CT 检查无可厚非，但是，对于轻度 TBI 患者，哪些患者需要头部 CT 检查，哪些可以避免 CT 扫描？尽管脑不是放射特别敏感的器官，但是明智地使用头部 CT 是必不可少的，特别是在儿科患者群体中。此外，需要权衡轻微的头部外伤 CT 扫描的成本和益处。目前，已经制订和验证一些预测的规则和准则，以解决这个问题[13-15]。轻度 TBI 头颅 CT 的预测规则将在第 22 章详细讲述。据报道，在城市一级创伤中心，大约 10%~35% 的轻微头部外伤进行的 CT 扫描不符合轻度 TBI 的 CT 准则[16]。

另一种常见的临床问题是，在成本控制和合理使用 CT 辐射的时代，脑外伤患者是否重复头颅 CT 检查，对于此问题从文献中得到的证据是相互矛盾的。轻度 TBI 患者的 meta 分析表明，除非目前的临床状况恶化，常规的头颅 CT 随访不是必需的[17]。一项前瞻性研究表明，对于临床状况恶化的患者，重复头颅 CT 检查可以使约 20% 的患者改变其治疗方法，这些变化主要出现在更严重的年轻受伤患者中。这项研究不支持对于无临床恶化的患者常规重复使用头颅 CT[18]。但是，最近一项 360 例轻度 TBI 的研究报告指出，首次头颅 CT 异常的患者，即使临床症状和体征在前 8h 保持稳定，大约 30% 有损害的进展[19]。这些患者有较高的损伤程度评分、插管率和更高的死亡率。首次 CT 的占位效应与日益恶化的 CT 表现有关。

尽管 MRI 具有高灵敏度，但是在临床没有常规用于急性 TBI 的检查，而且目前也没有文献支持[20]，部分使用者是因为 MRI 相对 CT 预约不方便，而且对于重伤的患者进入扫描仪存在困难。一些研究报告表明，在患者到达急诊时，脑部 MRI 通常比 CT 表现出更多的脑外伤病变[21]，但是，MRI 通常对急性 TBI 患者的救治方式没有显著影响[22]。既往研究报道，约 30% 的 CT 呈阴性的患者，脑 MRI 可见 TBI 的证据。大多

数 CT 阴性而 MRI 阳性的脑损伤是轴索损伤［弥漫性轴索损伤（DAI）和创伤性轴索损伤（TAI）］。

美国神经系统疾病和中风国家研究所，美国脑创伤协会以及残疾与康复国家研究所组织了研讨会，指出当前基于 GCS 的 TBI 分级问题，并指出，更广泛地使用急性 MRI 为 TBI 精确病理解剖分类提供了必要的、额外的细节，特别是 TAI/ DAI。应努力识别和消除急性脑外伤临床试验中 MRI 应用的障碍，规范和验证 MRI 分级制度[9]。

各种磁共振（MR）序列已被研究，包括 T2 加权图像，液体衰减反转恢复（FLAIR），梯度回波（GRE）的图像，易感性加权成像（SWI），弥散加权成像（DWI），扩散张量图像（DTI）和磁共振波谱。一项 56 例轻度 TBI 患者的研究表明，SWI 显示的病灶数量最多，其次是 GRE 的图像，FLAIR 和 T2 加权图像[23]。另一项研究证实，与 CT 扫描相比，SWI 图像多显示 30% 以上的轻度 TBI 病变[24]。

TBI 患者可能会随着时间的推移出现微出血。一个比较 1.5T 和 3T GRE 图像的研究发现，3T 比 1.5T 多检查出 50% 以上的病变，在 1.5T GRE，病变的数目和伤后的时间间隔呈负相关，但在 3T GRE 中没有这种关系[25]。

3.3 临床结局预测

TBI 的程度可以基于 CT 扫描的形态学异常进行更好的分类。人们已经尝试利用 CT 来预测 TBI 患者的临床结果。Maas 等人基于多中心 2269 例中度至重度 TBI 患者的信息（即 Marshall CT 评分）开发了预测伤后 6 个月结果的预后模型。Marshall CT 评分包括占位（血肿）病变的存在，超过 5mm 的中线偏移，脑池受压。后来对该评分系统进行了修改，开发出了 Rotterdam CT 评分[26]，其中包括基底池受压，中线移位大于 5mm，外伤性蛛网膜下腔或脑室出血，以及不同类型的肿块（表 3.3）的存在。使用这个简单的基于 CT 的 Rotterdam 评分，比使用 Marshall 评分更准确地预测 6 个月的死亡率[26]。

一项小规模研究调查 CT、T2 加权像、FLAIR 和 SWI 的预测值显示，T2 加权像和 FLAIR 异常

表 3.3　鹿特丹头颅 CT 评分：基于 CT 影像学表现，预测颅脑创伤患者的死亡风险

预测因素	评分
基底池	
正常	0
受压	1
消失	2
中线移位	
≤ 5mm	0
>5mm	1
硬膜外血肿	
有	0
无	1
脑室或（创伤性）蛛网膜下腔出血	
无	0
有	1
总分调整	+1
不能发音	1

评分范围 1（轻度）~6（重度）。鹿特丹 CT 评分对应的患者死亡率：1 分为 0%；2 分为 6.8%；3 分为 16%；4 分为 26%；5 分为 53%；6 分为 61%。（引自 Maas AI, Hukkelhoven CW, Marshall LF, Steyerberg EW. Prediction of outcome in traumatic brain injury with computed tomographic characteristics: a comparison between the computed tomographic classification and combinations of computed tomographic predictors. Neurosurgery, 2005,57(6):1173–1182）

和预后的关系最密切，而 SWI 是显示脑实质出血最敏感的影像学方法，虽然它不能很好地预测预后[27]。最近，一个纳入 135 例轻度 TBI 患者的多中心研究证实，27% 的 CT 阴性的轻度 TBI 患者有异常的 MRI 检查。一项 TBI 研究表明，调整了人口统计学，临床表现和社会经济状况后，蛛网膜下腔出血（SAH）能够预测不良预后。MRI 多于 1 处挫伤病灶［比值比（OR）=4.5］和四个以上的出血性 TAI（OR =3.2）是预后不良的独立预测因素[28]。

人们一直在利用高级 MRI，以解决部分轻度 TBI 患者存在的神经心理缺陷，部分患者需要限制活动以避免二次碰撞伤害。轻度 TBI 成像研究的现状在第 12 章中进行了详细讨论。

3.4 原发性脑外伤病变的影像学表现

在本章中，TBI 的病理解剖描述是依照头部受伤报告和数据系统（HIRADS）。创建 HIRADS 是为了标准化术语，该术语用来描

述创伤性脑损伤的 CT 或 MR 发现，自然病史数据的收集，干预的有效性以及临床结果的预测。

在本章中所描述的 TBI 病理解剖学分类，如下所示。

- 颅骨骨折。
- 硬膜外血肿（EDH）。
- 硬膜下血肿（SDH）。
- 蛛网膜下腔出血（SAH）。
- 挫伤。
- 脑出血。
- 脑室内出血。
- 弥漫性轴索损伤（DAI）和创伤性轴索损伤（TAI）。
- 脑干损伤。
- 垂体 / 下丘脑损伤。
- 丘脑和深灰质损伤。

3.4.1 颅骨骨折

存在颅骨骨折迹象的患者，如头皮裂伤或血肿，是应用头颅 CT 的指征之一。不推荐使用颅骨 X 线成像，因为无法揭示任何潜在的脑损伤。有限的灵敏度可能会导致假阳性，有潜在的危险。无颅骨骨折的患者并不排除脑损伤。一项研究表明，有颅骨骨折的轻度 TBI 患者（GCS 14 或 15），比无颅骨骨折的患者需要神经外科干预的风险高五倍以上 [29]。

颅骨骨折分为开放性和封闭性。开放性骨折是指骨折伴有皮肤的缺损。以下是常见的该类型颅骨骨折（图 3.1）。

- 线性：从外到内直线性的断裂，没有骨的位移。线性骨折本身没有显著的临床后果，除非合并硬膜外血肿（常与脑膜中动脉损伤相关）、静脉窦损伤或血栓形成（通常横窦）。
- 凹陷性：通常是由于一个物体（如岩石、锤子、棒球棒）打击头部造成的。凹陷骨折往往伴随着严重的脑外伤和颅内压增高的风险。凹陷颅骨断裂颅内容物暴露于颅外空间，会导致感染和污染的风险增高。凹陷性颅骨骨折通常需要手术治疗，以消除零散的骨片对大脑的压力。

- 粉碎性：颅骨断裂成三个或更多个。粉碎性骨折往往与凹陷性骨折相关。
- 脱离性：涉及一个或多个骨缝合线，导致骨缝扩大，而不是骨头断裂。脱离性骨折常见于婴幼儿（即年龄小于 3 岁），因为骨缝尚未完全融合。对于成年人，脱离性骨折通常发生在人字缝。颅骨骨折的儿童常见的一个并发症是软脑膜囊肿，这是由硬脑膜撕裂导致脑脊液（CSF）聚集，从而导致骨缝分离并在骨缝之间形成囊肿。它被称为生长性颅骨骨折（图 3.1B）。
- 青枝骨折：即不全性骨折。断骨没有完全分开，而是弯曲或变形，就像弯曲的青树枝，也是多见于儿童。

脑外伤病变可分为原发性和继发性。原发病灶是指在受伤时产生的即刻性实质伤害。原发性损伤包括 EDH，SDH，SAH/ 脑室内出血（IVH），TAI/ DAI，挫伤和血肿。直接伤害到脑血管系统也是一种原发病灶。继发性病变是指发生在创伤后的损伤，是可以尽量避免的。继发性损伤包括，脑肿胀（水肿）、脑疝、脑积水、局部缺血、心肌梗死、脑脊液泄漏和脑软化。脑干损伤可以是原发性也可以是继发性损伤（稍后讨论）。

3.4.2 硬膜外血肿

硬膜外血肿（EDH）是指颅骨和硬脑膜之间血肿（图 3.2）。正常情况下，颅骨和硬脑膜外侧是紧密相连，没有空隙。EDH 通常与脑膜中动脉及其分支损伤有关，因此最常见于颞部（75%；图 3.3）。

血肿扩大可以使硬脑膜与头骨分离，但通常仅限于硬膜外腔，并且不跨越骨缝线（冠状或人字缝）。EDH 很常见，但不都是双凸形。另外，静脉性 EDH 是由于脑膜、障静脉或硬脑膜窦出血引起的。静脉性 EDH，尽管罕见，但在顶点，颅后窝或颅中窝的前侧是最常见的（由于蝶顶窦出血）。蝶顶窦的 EDH 通常有一个良性的自然史，很少需要手术干预 [30]。虽然 EDH 通常不跨越骨缝线，但是顶点静脉 EDH 是个例外，因为此处骨膜形成上矢状窦的外层，对矢状缝的附着不牢固，血肿经常越

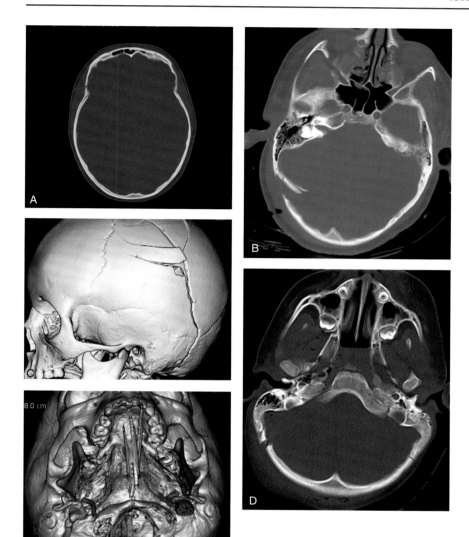

图3.1 各种颅骨骨折。A.线性骨折。B.凹陷性骨折。C.粉碎性骨折。D.脱离性骨折。E.脱离性骨折累及右侧人字缝。三维影像显示骨折总体形态，有助于制订手术计划

过中线[31]（图 3.3）。

急性 EDH 一般是高密度，也包含低密度区，低密度代表未凝结的血液，说明血肿中有活动性出血（漩涡征）。对急性创伤来说，这是一个不祥的征兆（图 3.4）[32]。

与 SDH 不同，EDH 的另一个特征是穿越小脑幕（图 3.5）。颅后窝静脉性 EDH 常见的并发症之一是静脉窦血栓或静脉窦伤害。CT 静脉造影能够快速确认这一临床情况（图 3.6）。

与硬膜下血肿或蛛网膜下腔出血相比，EDH 预后常常更好。在 Rotterdam 评分中（表 3.3）可见，EDH 存在可以降低 Rotterdam 得分。

3.4.3 硬膜下血肿

硬膜下血肿（SDH）是指血肿于硬脑膜内层和蛛网膜之间，是由于拉伸或撕裂穿越硬膜下腔的大脑皮层静脉的结果。SDH 常见于加速或减速的机动车事故或跌倒后。随着脑萎缩，硬膜下腔也随之增大，拉伸和撕裂皮质静脉的机会也增加。SDH 通常是月牙形并常穿过缝合线，它通常向比 EDH 大得多的空间延伸。SDH 常常沿小脑幕出现，并伴有硬膜反射。

类似于 EDH，急性 SDH 内存在低密度区域指示有活动性出血（漩涡征图 3.7）。一些 SDH 和脑实质等密度，这种所谓的等密度 SDH 见于

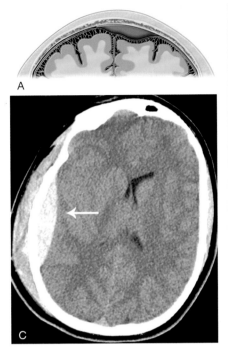

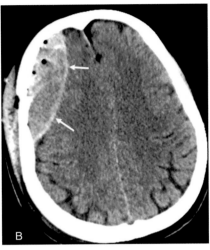

图 3.2 硬膜外血肿。A. 图示硬膜外间隙颅骨内表面和硬脑膜之间的硬膜外腔。B. 右侧颞顶骨骨折伴梭形硬膜外血肿。C. 右侧颞顶硬膜外血肿（箭头）

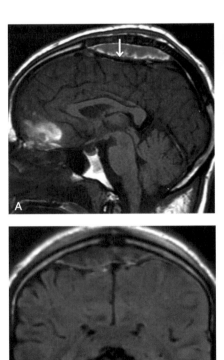

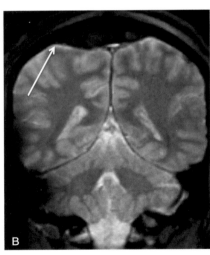

图 3.3 静脉硬膜外血肿。A.T1 加权像显示顶点静脉硬膜外血肿，使上矢状窦向下移位（短箭头）。B. 冠状梯度回波图像显示了矢状缝顶点静脉硬膜外血肿跨中线，但不越过冠状缝（长箭头）。C. 冠状 FLAIR 图像显示血肿下方无脑损伤

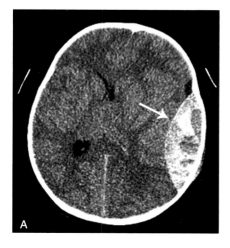
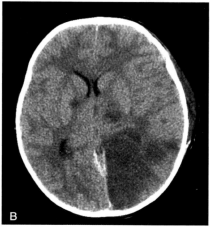

图 3.4 硬膜外出血（EDH）伴有活跃性外渗。A. 左颞 EDH 内低密度的区域表示有活跃性外渗（漩涡征）。B.血肿清除后，CT 显示由于左侧大脑后动脉受压，导致左枕叶和左侧丘脑梗死

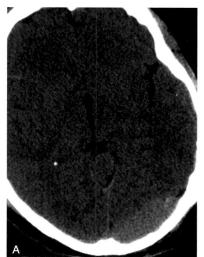
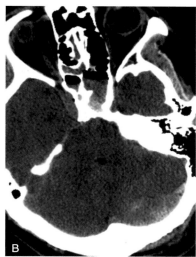
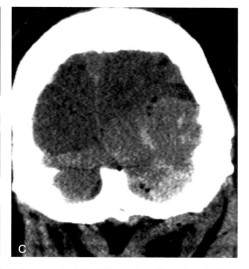

图 3.5 颅后窝静脉性硬膜外出血（EDH）。静脉性 EDH 从幕上（A）延伸至幕下（B）。在冠状图像（C）能够清楚地看到

弥散性血管内凝血，严重贫血，或外伤伴蛛网膜撕裂导致脑脊液漏入 SDH 的患者（图 3.8）。SDH 内血细胞比容水平的存在，能在再出血、凝血障碍或抗凝的患者中看到。SDH 偶尔是双边的。较小 SDH 在首次 CT 可能不容易看见。较大的血肿清除后，一个较小的对侧 SDH 会迅速显现（图 3.9）。血肿下方脑实质的弥漫性肿胀在 SDH 中并不少见，这种情况被称为复杂 SDH。因此，即使一个小的 SDH 可导致超过预期的占位效应或中线移位。与无脑损伤的 SDH（死亡率为 20%）患者进行比较，复杂 SDH 的患者死亡率为 89%。

3.4.4 蛛网膜下腔出血

蛛网膜下腔出血（SAH）是血聚集于蛛网膜和软脑膜之间（图 3.10）。蛛网膜下腔的积血可沿着皮质脑沟、脑基底池、侧裂裂隙与间池之间延伸。出血通常来源于通过蛛网膜下腔的皮质静脉。外伤性蛛网膜下腔出血（tSAH）经常出现在颅骨骨折、脑挫伤或与轴索损伤的患者中。

tSAH 常见于直接损伤处的附近或其对侧区域。脑凸面 tSAH 常见于车辆碰撞后的患者，往往伴发 TAI（IVH 往往由于累及胼胝体的剪切性损伤导致）。蛛网膜下腔出血的头部 CT 常常在间池可见积血。CT 和 MRI，特别是使用 FLAIR 或 SWI 图像，对检测 SAH 都很敏感[33]。

虽然过去的 tSAH 被认为是微不足道的，最近的研究，包括欧洲脑损伤协会，均表示 tSAH 的存在预示着 TBI 患者预后不良。41% 的无创伤性蛛网膜下腔出血的患者取得了良好的复苏水平，相比之下，只有 15% 的 tSAH 患者恢复

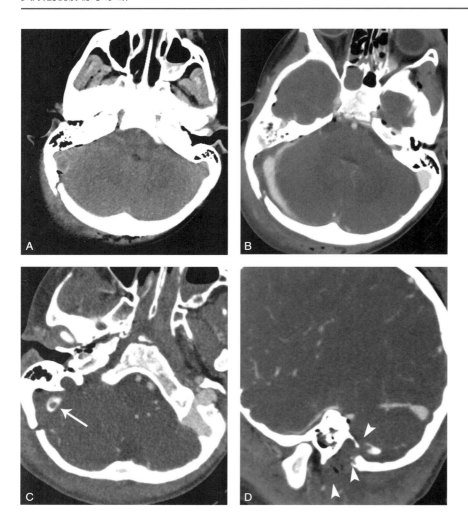

图 3.6 颅后窝硬膜外血肿（EDH）伴有静脉窦血栓形成。A. 右枕骨骨折导致颅后窝 EDH 伴有点状气颅。B.CT 静脉造影证实右侧横窦的移位。C. 横窦下方的静脉腔内有血栓存在（长箭头）。D. 矢状图像显示血栓延伸入颈静脉（短箭头）

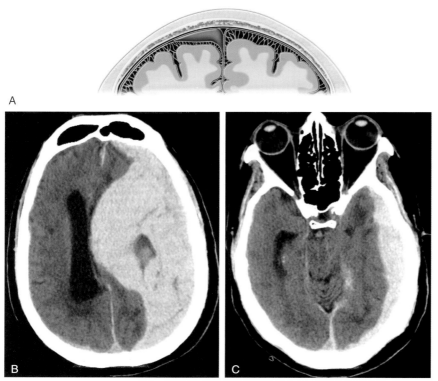

图 3.7 硬膜下出血（SDH）与漩涡征。A. 图示硬脑膜下 SDH 的存在，不越过中线。B. 左侧 SDH 沿着小脑幕扩大，伴有显著的中线移位和钩回疝。C. 大面积的涉及整个左侧半球的 SDH 含低密度区域，表明有活动性出血。左侧脑室受压和右侧脑室扩张，伴有脑积水

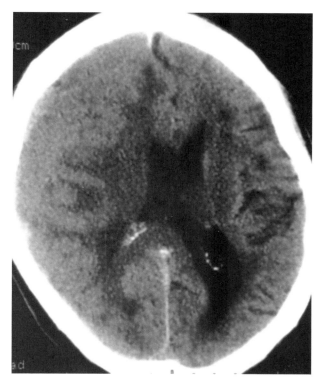

图 3.8　等密度硬膜下出血（SDH）。一些 SDH 诊断较困难，因为它的性质是等密度的。该患者由于存在严重贫血，导致了相对低密度的血肿

个月 GOS），纳入的患者包括中度至重度颅脑损伤[34]。这项研究显示，年龄、运动评分和瞳孔反应是显著的预测因子；加入 CT 发现的 tSAH，占位或颅内压增高可使预测准确性进一步提高。加入二次打击，如缺氧和低血压，也可以提高该模型预测的准确性。

脑积水是 SAH 的晚期并发症，见于 15%~20% 的 SAH 患者，据推测由于在急性期血液干扰了 CSF 循环或在慢性期脑脊液的吸收减少。IVH 的发生率也随之增加。侧脑室体的大小个体差异很大。侧脑室颞角和第三脑室的扩大强烈支持脑积水（图 3.11）。跨室管膜的 CSF 外渗，沿室管膜下的低密度边缘（或 T2 加权像呈高密度）表示急性脑积水。

SAH 另一个晚期并发症是脑铁质沉着，是含铁血黄素在软脑膜的沉积[35]。脑铁质沉着容易在 T2 加权图像诊断，黑暗的 T2 信号沿脑干、小脑或大脑半球或脊髓的表面延伸（图 3.12）。患者表现出各种脑神经症状，包括听力丧失、共济失调、嗅觉丧失和上位运动神经元的症状。低信号可以延伸涉及脑神经 I、II、VII 或上颈段脊髓。蚓部和小脑萎缩也并不少见。

3.4.5 脑挫伤

导致原发性脑实质损伤的力分为直接的冲击力和惯性力（加速，减速和旋转）。直接的冲击力导致脑挫裂伤、颅骨骨折及硬膜外血肿；惯性力导致 DAI（在下文进行讨论）和脑内血肿。挫伤主要涉及受力变形的大脑皮质，并且可以

良好。tSAH 患者入院时常表现出较低的 GCS 分数。tSAH 在中老年患者比年轻患者更常见。调整 GCS 评分和入院患者的年龄后，tSAH 的存在仍然是不利结果的显著预测因子（OR=2.49；95% CI 为 1.74~3.355; P <0.001）。

另一项大型研究，基于患者入院时临床和影像学资料的特点，努力开发一个预测模型（6

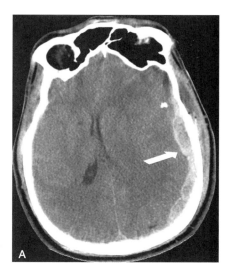
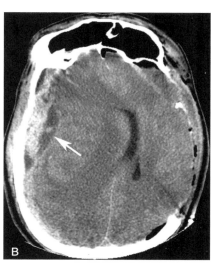

图 3.9　双侧硬膜下出血（SDH）。A. 首次 CT 显示左侧半球的 SDH（长箭头），轻度中线移位。患者接受左侧 SDH 的清除。B. 术后 CT 显示右侧出现 SDH 伴有漩涡征。右侧 SDH 在术前 CT 中并不明显。这导致显著的中线移位

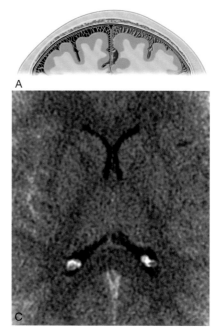

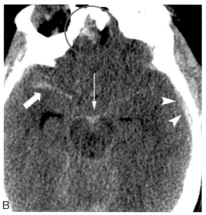

图 3.10　外伤性蛛网膜下腔出血（tSAH）。A. 插图展示蛛网膜和软脑膜之间蛛网膜下腔。B.tSAH 在右外侧裂（粗箭头）和间池（细箭头）。患者也有右额叶挫伤和左侧硬膜下血肿（短箭头）。C.tSAH 在右外侧裂

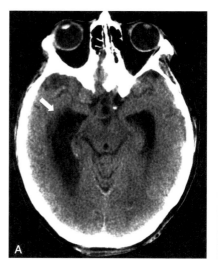

图 3.11　蛛网膜下腔出血（SAH）后的脑积水。A. 图 3.10 的患者在颅脑损伤后 2 个月出现剧烈的头痛和恶心。CT 扫描表明侧脑室颞角两侧明显扩张。B. 侧脑室体扩大，皮质沟轻度消失，以及轻度间质性水肿流动（箭头），表明急性脑积水

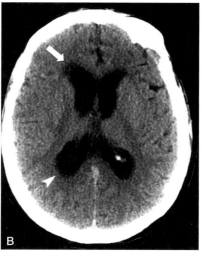

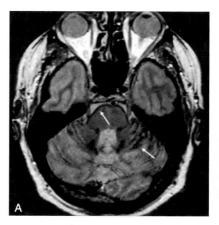

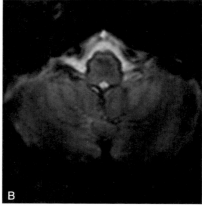

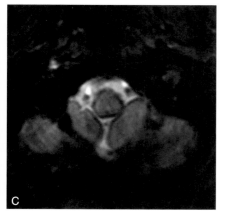

图 3.12　脑表面的铁质沉着。A. 重度颅脑损伤患者 2 年前出现双侧听力损失和共济失调。质子密度图像显示围绕蛛网膜的暗信号，与含铁血黄素的沉积相一致。B. 梯度回波图像在髓质的水平也显示出髓质和脑神经的表面含铁血黄素的沉积。C. 在上颈段脊髓水平也可见浅表铁质的沉积

延伸到皮质下区域。这些伤害最常分布在常见的解剖学位置（图3.13）。

　　大脑与颅骨和颅底粗糙表面的接触处是外伤性脑挫伤的常见位置，其中包括接触蝶骨大翼或前床突的前颞叶，接触筛板或蝶骨平台的前额叶基部，接触岩坎的下后部颞叶（图3.14）。虽然不常见，但值得一提的是中脑侧方，由于接触小脑幕常导致脑干挫伤（图3.15）。挫伤往往引起出血，并在CT上显示为高密度的斑片状区域；病灶的特点是血液和受伤脑组织的混合。非出血性挫伤可能在最初的头部CT不容易被发现，但随后几天内，周围水肿会显得较为突出（图3.16）。注意与TBI导致的脑内血肿相鉴别。脑内血肿是由于脑实质血管的破裂，常由旋转的力量导致，而不是直接的撞击造成的。

　　和DAI相比，脑挫伤患者很少失去意识。一旦挫伤和周围水肿导致显著占位效应并且邻近脑组织受压，常常需要手术清除。在慢性期的影像学随访中常可发现脑软化或相关区域的沃勒变性。

3.4.6 弥漫性（外伤性）轴索损伤

　　弥漫性（外伤性）轴索损伤（DAI/TAI）是指剪切损伤或微量出血。这些轴突损伤病灶小（小于5mm），散在于脑白质中，可以是出血性或非出血性的。一些人使用DAI来形容三个以上的轴索损伤病灶。轴索损伤往往是由于旋

转减速力导致的脑变形引起，并常见于不同密度组织之间，因此常见于皮层灰质和白质交界处。轴索损伤最常见于额叶皮层下白质、辐射冠、胼胝体、内囊和背侧脑干（图3.17）。长束纤维更容易产生轴索性损伤，如内侧纵束、内侧丘系、小脑上脚和皮质（锥体）束。高力减速和旋转力是主要的致伤因素，因此DAI/TAI最常见于高速机动车事故的患者。

　　虽然DAI一度被认为只在脑外伤死亡病例中发生，但实际上，DAI也可以出现在中度和轻度TBI患者中。有些人认为DAI用词不当，因为剪切伤不一定是弥漫性而是多灶性，因此，创伤性轴索损伤，或TAI这一术语更为合适。由于成像技术的进步，DAI或TAI诊断比过去更频繁[36]。磁共振成像，特别是GRE图像，诊断DAI或TAI病变远远优于CT（图3.18）。此外，据报道，SWI在检测剪切损伤相关的微出血的敏感性是GRE图像的6倍[37]。

　　在病理水平，快速加速和旋转变形力引起不同密度组织间的机械性损伤。最初损伤发生在郎飞结（图3.19）。这种类型损伤使神经元轴突膜缺损，导致轴突运输的损害。轴突的肿胀使转运蛋白堆积，从而导致钙和铁的进一步涌入，以及谷氨酸失调，从而启动细胞损伤的次级级联反应。当轴突继续肿胀，最终断开并向细胞体回缩。此时形成了一个所谓的回缩球，它是轴突损伤的病理标志。

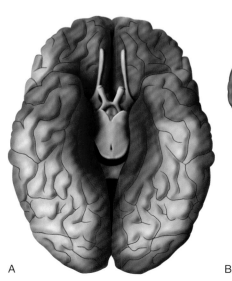
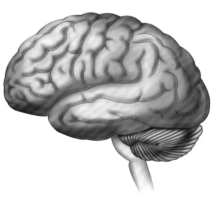

图3.13　脑挫伤最常见的位置。A.挫伤最常见于额叶基底部、前颞叶、下后部颞叶，在枕叶和后额顶凸较少见。B.前颞叶和下额叶（红色）是挫伤的最常见位置

A　　　　　　　　　　B

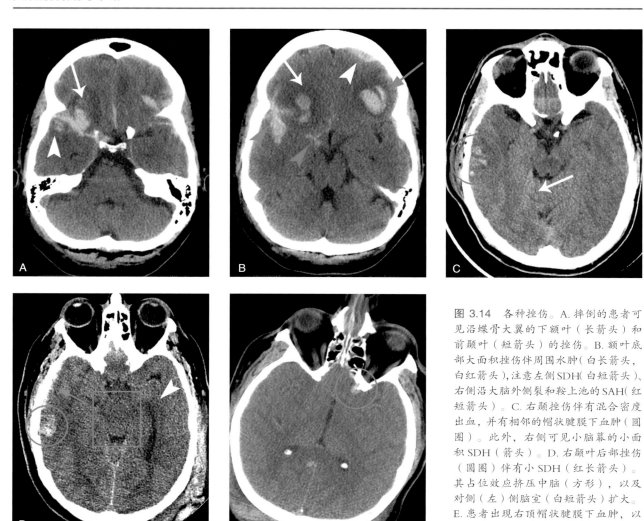

图 3.14 各种挫伤。A. 摔倒的患者可见沿蝶骨大翼的下额叶（长箭头）和前颞叶（短箭头）的挫伤。B. 额叶底部大面积挫伤伴周围水肿（白长箭头，白红箭头），注意左侧SDH（白短箭头）、右侧沿大脑外侧裂和鞍上池的SAH（红短箭头）。C. 右颞挫伤伴有混合密度出血，并有相邻的帽状腱膜下血肿（圆圈）。此外，右侧可见小脑幕的小面积SDH（箭头）。D. 右颞叶后部挫伤（圆圈）伴有小SDH（红长箭头）。其占位效应挤压中脑（方形），以及对侧（左）侧脑室（白短箭头）扩大。E. 患者出现右顶帽状腱膜下血肿，以及沿左蝶骨翼（圆圈）的小挫伤

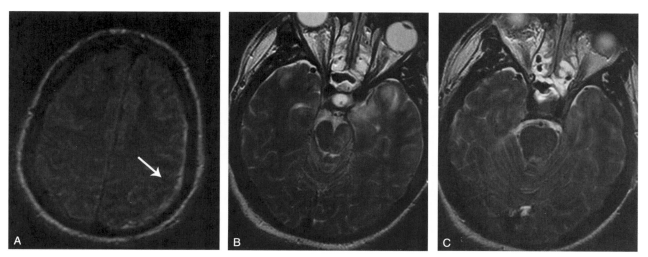

图 3.15 脑干挫伤。跌倒后，患者接受脑部磁共振成像。液体衰减反转恢复（FLAIR）显示双侧额顶凸性外伤性蛛网膜下腔出血（SHA）的存在，左侧比右侧更大，伴有左侧小的硬膜下出血（A）。T2加权图像显示左内侧颞叶、左外侧中脑（B）和左外侧脑桥（C）的局灶性挫伤。这是脑干与小脑幕接触导致挫伤的最常见位置

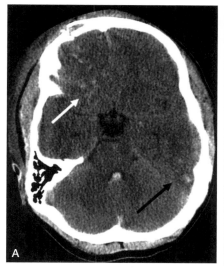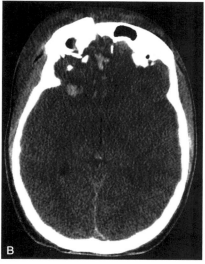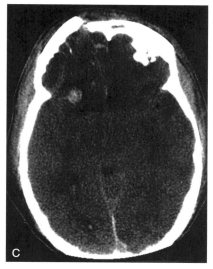

图 3.16　挫伤伴有延迟性水肿。A. 摩托车碰撞后患者出现右额部粉碎性骨折，有大面积右额叶挫裂伤（白色箭头），左后颞叶挫伤（黑色箭头），伴有第四脑室脑室内出血。B. 首次 CT 后 12h 再行 CT 扫描显示，右侧额叶挫伤周围水肿增加，以及皮质沟消失和小的左侧硬膜下出血。C. 首次 CT 后 24h 再行 CT 扫描显示，左额叶及左后颞叶挫伤周围的水肿不断发展

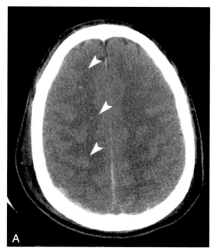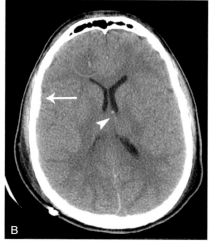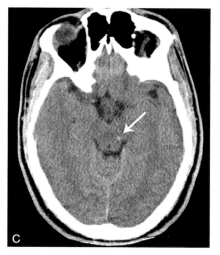

图 3.17　弥散性轴索损伤（DAI）。A. 车祸伤患者行 CT 扫描发现脑内有多发性小出血灶，这是皮质下白质的剪切性损伤导致的（短箭头）。B. 另一 CT 平面显示患者右侧皮质下白质（圆圈）和左侧穹窿（短箭头）均存在小出血灶，这些都是 DAI 常见的损伤部位。需注意右侧还存在一个小的硬膜下血肿（长箭头）。C. 中脑平面的 CT 扫描发现左侧中脑的背外侧部存在轴索损伤（长箭头）

　　轴突损伤导致轴突运输线粒体、脂类、蛋白质和突触小泡的功能受损，从而破坏了细胞骨架的完整性和神经元的存活。这是创伤后导致神经退行性疾病的可能机制。

　　非出血性的剪切损伤用 CT 很难诊断，应该使用 FLAIR 或 DWI（图 3.20）。DWI 和 SWI 的组合是用于诊断轴索损伤最敏感的成像技术（图 3.21）。有时，SWI 图像可以检测到脑室旁白质附近的会聚型轴索损伤。一些研究报道，会聚型轴索损伤病灶不弥散，表明伤及髓质静脉的弥漫性血管损伤，导致 SWI 影像的异常 [38]。这种会聚型剪切伤常常预后不良。

3.4.7　脑内血肿

　　颅内血肿是脑实质血管的破坏造成的血肿（大于 5mm），伴有周围小范围水肿（图 3.22），其病理与挫伤不同，脑内血肿是出血到相对正常的脑组织内。脑内血肿常见于额颞叶白质，

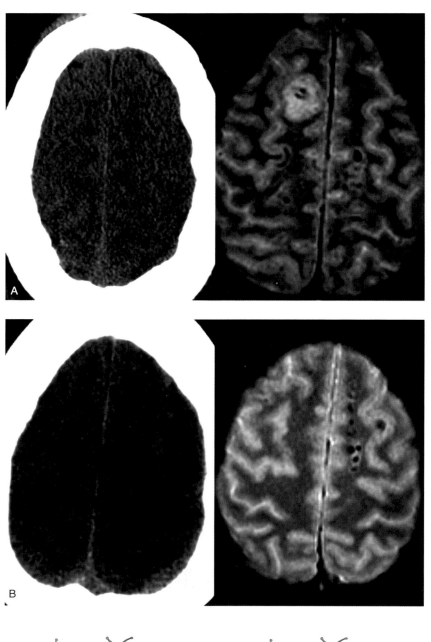

图 3.18　弥漫性轴索损伤（DAI）的计算机断层扫描（CT）和梯度回波（GRE）成像对比。A. 机动车碰撞患者在同一天进行 CT 和磁共振成像。许多 GRE 检测到的 DAI 病变在非增强 CT 无法检测到。B. 非增强头颅 CT 难以检测到左额叶皮质下白质的众多 DAI 病灶

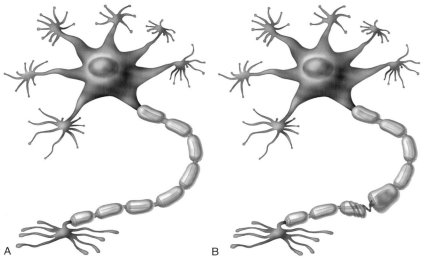

图 3.19　弥漫性轴索损伤。A. 正常神经元包括神经元的细胞体，轴突（一种神经纤维）和轴突终端。细胞体的电脉冲要通过轴突进行传导。轴突被髓鞘包绕，在中枢神经系统中由少突胶质细胞包围。髓鞘间隙称为郎飞结，使电脉冲可以快速传播。B. 轴索损伤常常因为郎飞结的拉伸和旋转。随后轴突肿胀形成球状并使转运蛋白堆积。这就是所谓的回缩球，是轴索损伤的病理特征

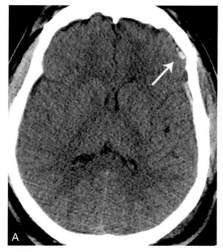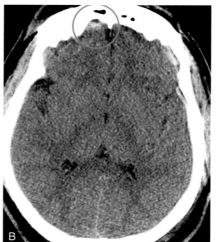

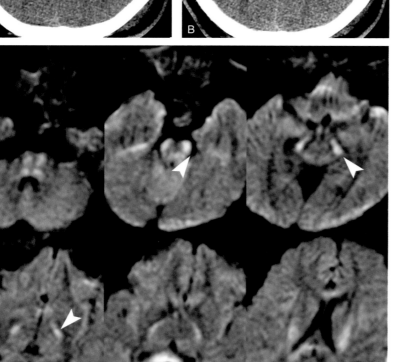

图 3.20　弥漫性轴索损伤（DAI）。被机动车撞伤的患者，胼胝体（A）和内囊（B）水平的 CT 图像显示脑损伤不明显，尽管仅有很小的左侧硬膜下出血（箭头）和右额叶挫伤（圆圈），但患者格拉斯哥评分低。C. 弥散加权图像显示出沿双侧皮质脊髓束（箭头）和胼胝体压部的限制性弥散病灶，表明是 DAI

偶尔见于基底节或其他皮层灰质。

虽然脑内血肿患者意识可能清醒，但可能会在几天之内出现血肿占位效应，从而导致延迟的神经系统症状加重。基底节或丘脑的脑内血肿是由于小的穿支血管的破坏引起。脑深部灰质出血常被认为是颅脑损伤较重，而且预后较差。

3.4.8 脑干损伤

脑干损伤分为原发性损伤和继发性损伤。最常见的原发性脑干损伤是 DAI 和中脑以及脑桥的背外侧部分。小脑上脚和内侧丘系最容易出

现 DAI（图 3.23）。继发性脑干损伤包括 Duret 出血，是脑出血引起脑疝导致的[39]。Duret 出血普遍接受的理论是，脑干受到向下的推压，牵拉穿支动脉，尤其是基底动脉及其动脉分支（图 3.24）。Duret 出血通常接近中脑被盖或脑桥中线。一些人质疑 Duret 出血可能起源于继发静脉血栓形成或静脉出血。Duret 出血被认为预后不良。

另一个继发脑干损伤见于钩回疝。钩回疝迫使中脑移位和旋转，使对侧大脑脚被迫压在对侧小脑幕缘上（图 3.25）。如果发生这种情况，偏瘫发生在脑干损伤或血肿的同侧[40-41]。这种

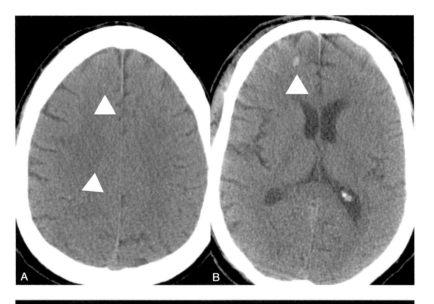

图 3.21 弥漫性轴索损伤（DAI）在计算机断层扫描（CT）与敏感加权成像（SWI）的比较。A，B.头部损伤患者的 CT 图像显示右额下回白质出血性剪切伤病灶（箭头）。C，D. SWI 图像显示右额叶皮质下白质更多的剪切伤病灶（卵形）

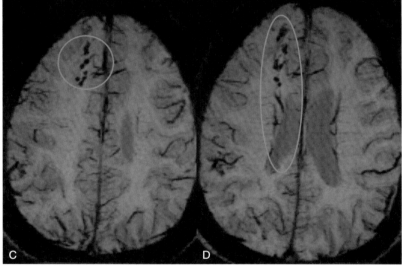

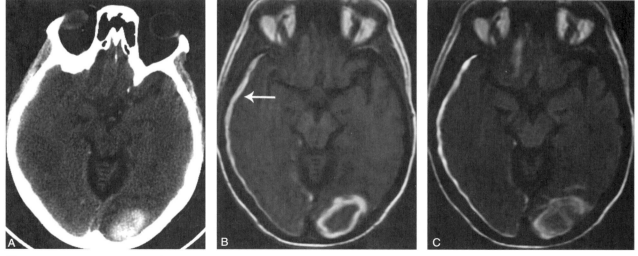

图 3.22 脑血肿。A.摔倒后患者 CT 显示左侧枕叶密度均匀的局灶性血肿，伴有周围轻微水肿。B.T1 加权像显示向右侧小脑幕延伸的小硬膜下出血（箭头），以及亚急性血肿。C.FLAIR 图像显示左枕叶血肿伴有周围轻微水肿

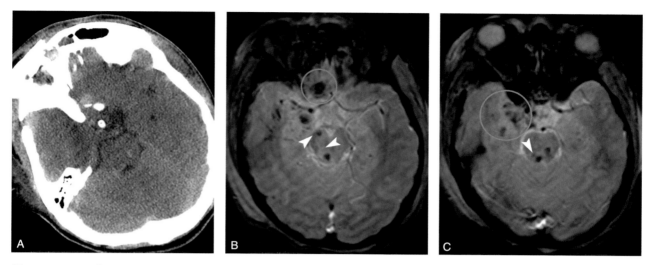

图 3.23　脑干轴索损伤。A.车祸患者,CT显示左背外侧脑桥的点状出血剪切伤,伴有右硬膜下出血,右额骨凹陷性骨折。中脑(B)和脑桥(C)的轴向梯度回波成像显示额外的脑干剪切伤(箭头),涉及大脑脚、小脑脚、左背外侧脑桥和右导水管周围灰质。注意累及右内侧颞叶和右下额叶的挫伤(圆圈)

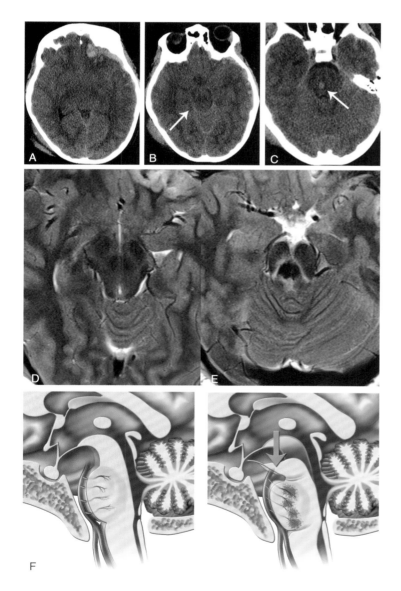

图 3.24　脑干 Duret 出血。A.车祸伤患者,首次头部 CT 显示左侧额叶硬膜下出血,基底池消失。中脑受压(B,箭头)。脑桥水平影像显示右侧正中旁局灶性出血(C,箭头),与 Duret 出血相符。D,E.T2 加权像显示中脑拉长和脑桥局灶性出血,伴有左额叶挫伤和水肿。F.示意图演示脑干向下移位(箭头)引起穿支动脉牵拉出血,从而导致脑干出血

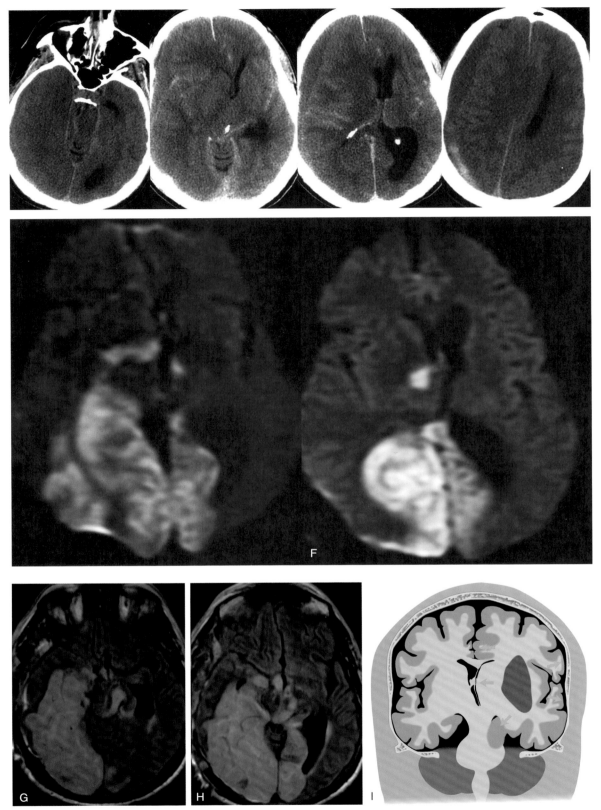

图 3.25 严重的钩回疝和 Kernohan-Woltman notch 综合征。建筑工人，从 46 英尺（1 英尺 ≈ 30.48cm）梯子上摔下，几天后出现头晕和反应迟钝。一组 CT 图像（A~D）显示混合密度的右硬膜下出血（SDH）伴有弥漫性创伤性蛛网膜下腔出血，以及严重的中线移位和向左的脑钩回疝。左侧侧脑室扩张，表明室间孔可能受压。弥散加权图像显示双侧枕叶和内侧丘脑限制性弥散，双侧大脑后动脉分布区域的梗死（E，F）。FLAIR 图像显示右侧脑钩回疝导致中脑移位和旋转。其结果，左侧中脑（SDH 的对侧）由于受到左侧小脑幕边缘的压迫导致 FLAIR 信号增加（G，H）。示意图显示血肿占位效应导致脑钩回疝和大脑镰疝

现象被称为 Kernohan-Woltman notch 综合征。

3.4.9 垂体或下丘脑损伤

中度至重度 TBI 患者可能患有不同程度的垂体功能紊乱[42]。特别是，生长激素型功能障碍（睡眠不良和低能量）和一些创伤后症状相关[43-44]。另一项研究发现，重型颅脑损伤的成年受害者的脑垂体和性腺功能减退[45]。一项调查爆炸伤后士兵的研究表明，出现垂体前叶功能减退的患者发生面部、颅骨骨折及认知功能异常的概率较高[46]。职业拳击手和其他身体接触性运动项目的运动员表现出更高的小脑萎缩，脑垂体和海马萎缩，空腔透明隔的发生率，以及血管周围间隙扩张。

但是，成年 TBI 研究的 meta 分析，没有发现创伤患者和非创伤患者之间存在下丘脑—垂体—肾上腺轴功能失调的差异[47]。然而，亚组分析显示，与非创伤组相比，创伤组患者在小剂量地塞米松抑制试验后的皮质醇抑制更明显。因此，需要进一步更大更高水平的研究来提供具体证据。

3.4.10 丘脑和脑深部灰质的损伤

已证实，TBI 不仅损伤皮层下白质，也可损伤脑深部灰质结构，如丘脑（图 3.26）。最近

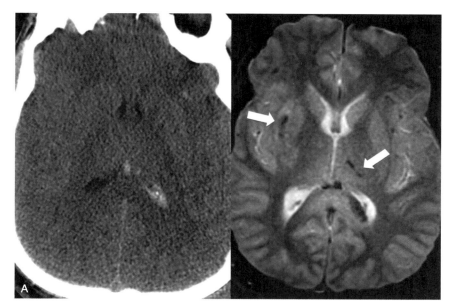

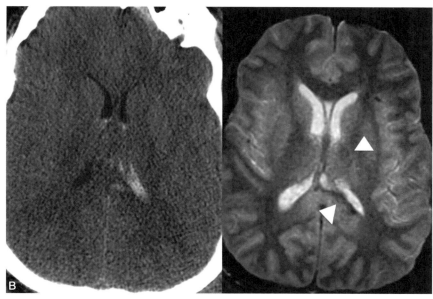

图 3.26 弥漫性轴索损伤累及胼胝体和丘脑。A. 车祸伤患者，CT 显示脑室内出血伴有左内侧丘脑点状剪切伤。梯度回波图像清楚显示左丘脑及右壳核的剪切伤（箭头），但在 CT 结果中没有显示。B. 同一患者高层面影像显示出累及胼胝体压部及左侧内囊的出血性剪切伤（箭头）

几项组间比较的研究表明，丘脑可能会受到创伤的显著影响，以脑血流减少、平均峰度值、铁沉积增加为常见[48-50]。另一项研究表明脑深部灰质 ADC 值显著较高的患者预后不良[51]。

继发性脑损伤，包括脑池压缩，中线移位和占位效应或脑疝，以及脑水肿和自动调节功能减退，将在第 4 章中进行讨论。

3.4.11 慢性脑外伤后遗症

在过去的几十年中，TBI 的治疗大大改善，从而出现了大量的 TBI 长期后遗症病例。绝大多数中度至重度脑外伤患者存在慢性神经功能后遗症，包括认知障碍，人格改变和痴呆。某些认知功能障碍通常在 TBI 后，如执行功能、注意力、短期记忆和学习能力、处理信息及语言能力[52]。TBI 患者的人格改变常常表现为冷漠、冲动、易怒、情感不稳定。

TBI 脑损伤可以是弥漫性的或多灶性的。某些脑区的损伤被认为会引起精神症状。这些脑区包括额叶皮质，额叶皮质下白质和更深层次的中线结构，包括基底神经节、喙脑干和颞叶，包括海马（图 3.27）。近期，一些研究表明，

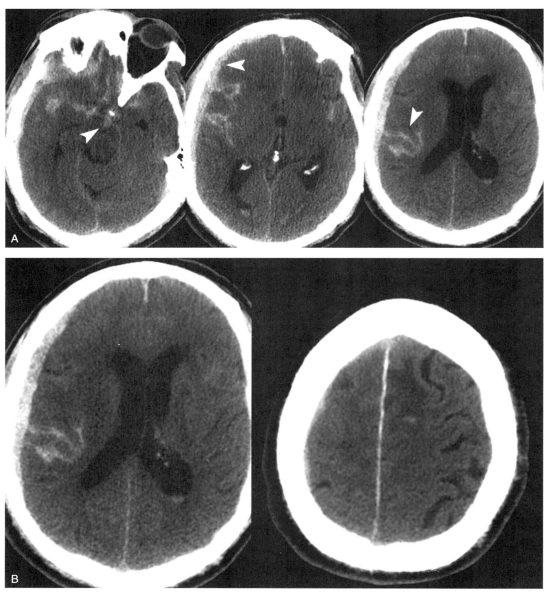

图 3.27 慢性创伤性脑病。车祸伤患者，首次 CT 图像显示右硬膜下出血（箭头），双侧侧裂和基底池（箭头）的外伤性蛛网膜下腔出血，以及双侧额叶挫伤（A，B）

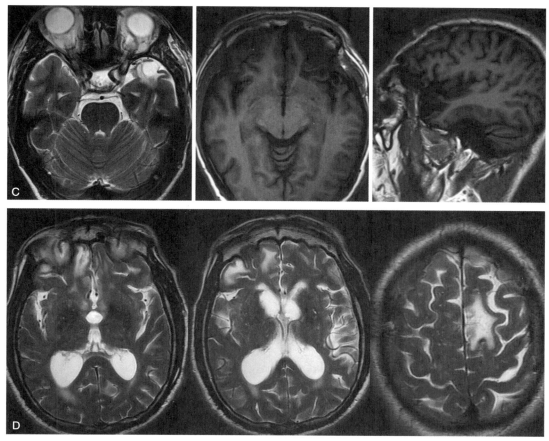

图 3.27（续） C，D. 11 个月后，患者经常跌倒，执行功能丧失，并烦躁不安。磁共振图像显示双侧额叶、颞叶前部和左侧额叶凸面的广泛软化和弥漫性脑萎缩，伴有侧脑室扩张

轻度 TBI 患者丘脑皮质纤维损伤可导致患者执行功能受损[48-49]。

TBI 患者的背外侧前额叶皮层及其环路的损伤可影响其执行功能，如工作记忆、决策和解决问题能力。伤及前额皮层会损害社会行为、自我监督和自我更正的能力。伤及前扣带和相关环路会损害动机、奖励相关的行为和愤怒控制。损坏内侧颞区会损害记忆及情感记忆与经验的整合。

除了精神症状，TBI 和老年痴呆症之间的关系日益受到关注。一些研究表明中度和重度颅脑损伤使患者发生痴呆症的风险增加 2~4 倍。根据精神疾病诊断和统计手册第 5 版中痴呆症的定义，许多中度至重度脑外伤患者，其记忆和执行功能受损，符合老年痴呆症的诊断标准。另外，患有慢性创伤性脑病往往具有代谢异常和 τ 蛋白堆积和 β - 淀粉样蛋白，这些是神经变性疾病的特征[52-53]。

关于 TBI 是否增加发生慢性进行性痴呆疾病风险（如阿尔茨海默病）的争论还在继续。目前，尚缺乏有说服力的证据证实 TBI（特别是轻度 TBI）和阿尔茨海默病相关。据推测，相对于未损伤者，TBI 幸存者的阿尔茨海默病早期临床症状主要是由于认识储备的减少导致的[54]。

3.5 关键点

1. TBI 是一个重大的公共卫生问题，发病率高且社会经济负担大。基于 GCS 的分类不能提供脑损伤的机制或病理生理信息，在轻度 TBI 中的应用尤其受限。在急性创伤，CT 扫描仍然是首选的影像学检查，有助于及时发现需要干预的患者。基于 CT 客观评估 TBI 严重程度能够预测患者死亡的概率。

2. 虽然 MRI 比 CT 能够显示更多的 TBI 病灶，但是 MRI 在急性创伤中的临床应用仍然受限，主要是由于 MRI 预约相对较难，安全要求更高和成本更多。鉴于电离辐射的生物学效应越来越受到重视，MRI 在精确评估 TBI 损伤和 DAI/TAI 的存在中会越来越普遍。

3. 对于脑外伤患者，是否常规需要重复头颅 CT 检查仍没有定论。一般认为，对于丧失意识的重度 TBI 患者需要进行常规头颅 CT 随访。

4. 放射科医生要熟悉 TBI 的所有病理解剖类型的影像学特征。请记住，TBI 通常与血管损伤（即血管破裂或静脉窦血栓形成 / 损伤）有关。相关的脑水肿或脑疝压迫血管可能导致继发性缺血性梗死。

5. 神经功能状态差的患者，尽管头部 CT 结果相对阴性，可能受益于 MRI 对脑干损伤、深灰色核，以及 DAI/ TAI 的准确评估。

参考文献

[1] Faul MXL, Wald MM, Coronado VG. Traumatic Brain Injury in the United States: Emergency Department Visits, Hospitalizations, and Deaths, Atlanta, GA: Centers for Disease Control and Prevention, National Center for Injury. Prevention and Control, 2010

[2] Langlois JA, Kegler SR, Butler JA, et al. Traumatic brain injury-related hospital discharges results from a 14-state surveillance system, 1997. MMWR Surveill Summ, 2003, 52:1–20

[3] Taylor BC, Hagel EM, Carlson KF, et al. Prevalence and costs of co-occurring traumatic brain injury with and without psychiatric disturbance and pain among Afghanistan and Iraq War Veteran V.A. users. Med Care, 2012, 50:342–346

[4] Koepsell TD, Rivara FP, Vanilla MS, et al. Incidence and descriptive epidemiological features of traumatic brain injury in King County. Washington. Pediatrics, 2011, 128:946–954

[5] Bazarian JJ, McClung J, Cheng YT, et al. Emergency department management of mild traumatic brain injury in the USA. Emery Med J, 2005, 22:473–477

[6] Jennett B, Teasdale G, Braakman R, et al. Predicting outcome in individual patients after severe head injury. lancet, 1976, 1:1031–1034

[7] Leitgeb J, Mauritz W, Brazinova A, et al. Glasgow Coma Scale score at intensive care unit discharge predicts the 1-year outcome of patients with severe traumatic brain injury. Eur J Trauma Emerg Surg, 2013, 39:285–292

[8] Jennett B. The history of the Glasgow Coma Scale: an interview with professor Bryan Jennett. Interview by Carole Rush. Int J Trauma Nurs, 1997, 3:114–118

[9] Saatman KE, Duhaime AC, Bullock R, et al. Workshop Scientific Team and Advisory Panel Members. Classification of traumatic brain injury for targeted therapies. J Neurotrauma, 2008, 25:719–738

[10] Barker MD, Whyte J, Pretz CR, et al. Application and clinical utility of the Glasgow Coma Scale over time: a study employing the NIDRR Traumatic Brain Injury Model Systems Database. J Head Trauma Rehabil, 2013 [epub ahead of print]

[11] Wilson JT, Pettigrew LE, Teasdale GM. Structured interviews for the Glasgow Outcome Scale and the extended Glasgow Outcome Scale: guidelines for their use. J Neurotrauma, 1998, 15:573–585

[12] Tavender EJ, Bosch M, Green S, et al. Quality and consistency of guidelines for the management of mild traumatic brain injury in the emergency department. Acad Emerg Med, 2011, 18:880–889

[13] Haydel MJ, Preston CA, Mills TJ, et al. Indications for computed tomography in patients with minor head injury. N Engl J Med, 2000，343:100–105

[14] Stiell IG, Wells GA, Vandemheen K, et al. The Canadian CT Head Rule for patients with minor head injury. Lancet, 2001, 357:1391–1396

[15] Smits M, Dippel DW, de Haan GG, et al. External validation of the Canadian CT Head Rule and the New Orleans Crieria for CT scanning in patients with minor head injury. JAMA, 2005, 294:1519–1525

[16] Melinick ER, Szlezak CM, Bentley SK, et al. CT overuse for mild traumatic brain injury. Jt Comm J Qual Patient Saf, 2012, 38:483–489

[17] Almenawer S, Bogza I, Larascavitch B, et al. The value of scheduled repeat cranial computed tomography following mild head injury: single-center series and meta-analysis. Neurosurgery, 2013, 72:56–62

[18] Connor FF, Namdarian B, Ee JL, et al. Do routinely repeated computed tomography scans in traumatic brain injury influence management? A prospective observational study in a level 1 trauma center. Ann Surg, 2011, 254:1028–1031

[19] Thorson CM, Van Haren RM, Otero CA, et al. Repeat head computed tomography after minimal brain injury identifies the need for craniotomy in the absence of neurologic change. J Trauma Acute Care Surg, 2013, 74:967–975

[20] Jagoda AS, Bavarian JJ Jr. et al. American College of Emergency Physicians. Centers for Disease Control and Prevention. Clinical policy: neurolimaging and decisionmaking in adult mild traumatic brain injury in the acute setting. Ann Emerg Med, 2008, 52:714–748

[21] Lee H, Wintermark M, Jean AD, et al. Focal lesions in acute mild traumatic brain injury and newrocognitive outcome: CT versus 3T MRI. J Neurotrauma, 2008, 25:1049–1056

[22] Manolakaki D, Velmahos GC, Spaniels K, et al. Early magnetic resonance imaging is unnecessary in patients with traumatic brain injury. J Trauma, 2009, 66:1008–1014

[23] Guests BH, Andressen TM, Goraj BM, et al. The reliability of magnetic resonance imaging in traumatic brain injury lesion detection. Brain Inj, 2012, 26:1439–1450

[24] Beauchamp MH, Ditchfield M, Babl FE, et al. Detecting traumatic brain lesions in children: CT versus MRI versus susceptibility weighted imaging(SWI). J Neurotrauma, 2011, 28:915–927

[25] Scheid R, Preul C, Gruber O, et al. Diffuse axonal injury associated with chronic traumatic brain injury: evidence from T2-weighted gradient-echo imaging at 3T. AJNR Am J Neuroradiol, 2003, 24:1049–1056

[26] Maas AI, Hukkelhoven CW, Marshall LF, et al. Prediction of outcome in traumatic brain injury with computed tomographic characteristics: a comparison between the computed tomographic classification and combinations of computed tomographic predictors. Neurosurgery, 2005, 57:1173–1182

[27] Chastain CA, Oyoyo UE, Zipperman M, et al. Predicting outcomes of traumatic brain injury by imaging modality and injury distribution. J Neurotrauma, 2009, 26:1183–1196

[28] Yuh EL. Mukherjee P, LIngsma HF, et al. TRACK-TBI Investigators. Magnetic resonance imaging improves 3-month outcome prediction in mild traumatic brain injury. Ann Neurol, 2013, 73:224–235

[29] Muñoz-Sanchez MA, Murillo-Cabezas F, Cayuela-Dominguez A, et al. Skull fracture, with or without clinical signs, in mTBI is an independent risk marker for neurosurgically relevant intracranial lesion: a cohort study. Brain Inj, 2009, 23:39–44

[30] Gean AD, Fischbein NJ, Purcell DD, et al. Benign anterior temporal epidural hematoma: indolent lesion with a characteristic CT imaging appearance after blunt head trauma. Radiology, 2001, 257:212–218

[31] Brant WE and Helms C. Fundamentals of Diagnostic Radiology. 4th edition. Philadelphia: Lippincott Williams & Wilkins, 2012：49–75

[32] AI-Nakshabandi NA. The swirl sign. Radiology, 2001,218:433

[33] Wu Z, Li S, Lei J, et al. Evaluation of traumatic subarachnoid hemorrhage using susceptibility-weighted imaging. AJNR Am J Neuroradiol, 2010, 31:1302–1310

[34] Maas AI. Standardisation of data collection in traumatic brain injury: key to the future? Crit Care, 2009, 13:1016

[35] Vandal R, Giugni E, Pezzella FR. et al. Progressive sensorineural hearing loss, ataxia and anosmia as manifestation of superficial siderosis in post traumatic brain injury. Neural Sci, 2013, 34:1259–1262

[36] Kim J, Smith A, Hemphill JC Ⅲ, et al. Contrast extravasation on CT predicts mortality in primary intracerebral hemorrhage. AJNR Am J Neuroradiol, 2008, 29:520–525

[37] Ashwal S, Babikian T, Gardner-Nichols J, et al. Susceptibility-weighted imaging and proton magnetic resonance spectroscopy in assessment of outcome after pediatric traumatic brain injury. Arch Phys Med Rehabil, 2006, 87（Suppl 2）: S50–S58

[38] Iwamura A, Taoka T, Fukusumi A, et al. Diffuse vascular injury: convergenttype hemorrhage in the supratentorial white matter on susceptibility-weighted image in cases of severe traumatic brain damage. Neuroradiology, 2012, 54:335–343

[39] Parizel PM, Makkah S, Jorens PG, et al. Brainstem hemorrhage in descending transtentorial herniation(Duret hemorrhage).

Intensive Care Med, 2002, 28:85–88

[40] McKenna C, Fellus J, Barrett AM. False localizing signs in traumatic brain injury. Brain lnj，2009，23:597–601

[41] Zafonte RD, Lee CY. Kenohan-Woltman notch phenomenon: an unusual cause of ipsilateral motor deficit. Arch Phys Med Rehabil, 1997, 78:543–545

[42] De Sanctis V, Sprocati M, Govoni M R, et al. Assessment of traumatic brain injury and anterior pituitary dysfunction in adolescents. Georgian Med News, 2008:18–23

[43] Czirják S, Rácz K, Góth M. [Neuroendocrine dysfunctions and their consequences following traumatic brain injury]. Orv Hetil, 2012, 153:927–933

[44] Munoz A, Urban R. Neuroendocrine consequences of traumatic brain injury. Curt Opin Endocrinol Diabetes Obes, 2013, 20:354–358

[45] Lee SC, Zasler ND, Kreutzer JS. Male pituitary-gonadal dysfunction following severe traumatic brain injury. Brain Inj, 1994, 8:571–577

[46] Baxter D, Sharp DJ, Feeney C, et al. Pituitary dysfunction after blas traumatic brain injury: UK BIOSAP study. Ann Neurol, 2013, 37:317–331

[47] Klaasens ER, Giltay EJ, Cuijpers P, et al. Adulthood trauma and HPA-axis functioning in healthy subjects and PTSD patients: a meta-analysis, Psychoneuroendocrinology, 2012, 37:558–564

[48] Little DM, Kraus MF, Joseph J, et al. Thalamic integrity underlies executive dysfunction in traumatic brain injury. Neurology，2010, 74:558–564

[49] Tang L, Ge Y, Sodickson DK, et al. Thalamic resting-stare functional networks: disruption in patients with mild traumatic brain injury. Radiology, 2011, 260:831–840

[50] Grossman EJ, Ge Y, Jensen JH, et al. Thalamus and cognitive impairment in mild traumatic brain injury: a diffusional kurtosis imaging study. J Neurotrauma, 2012, 29:2318–2327

[51] Hou DJ, Tong KA, Ashwal S, et al. Diffusion-weighted magnetic resonance imaging improves outcome prediction in adult traumatic brain injury. J Neurotrauma, 2007, 24:1558–1569

[52] Baugh CM, Stamm JM, Riley Do, et al. Chronic traumatic encephalopathy: neurodegenetration following repetitive concussive and subconcussyve brain trauma. Brain Imaging Behave, 2012, 6:224–254

[53] Blennow K, Hardy J, Zetterberg H. The neuropathology and neurobiology of traumatic brain injury. Neuron，2012, 6:224–254

[54] Moretti L, Cristofori I, Weaver SM, et al. Cognitive decline in older adults with a history of traumatic brain injury. Lancet Neurol, 2012, 11:1103–1112

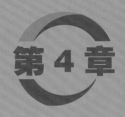

第 4 章

颅脑外伤的病理生理及相关治疗

Kathleen R. Fink

4.1 概 述

头颅外伤所导致的脑损害是一个动态的过程，可分为很多阶段。医生能够进行药物或者手术干预的，仅仅是其中的几个阶段。在头颅受到外伤的那一刻起，脑组织已开始出现损害（还需要考虑患者在头颅外伤前是否存在脑损害的风险因素，如酒醉状态），随后人体会对原发性创伤产生继发性反应，脑损害会继续发展。这一病理过程不仅仅适用于颅脑外伤中，其他系统的外伤也会出现继发性反应，例如休克会引起低血压。本章节重点讨论颅脑外伤后脑组织损害的机制，包括原发性损伤和继发性损伤（人体对创伤的继发性反应）。尽管一些防护措施（例如佩戴安全帽）可以减轻患者的原发性损伤，但是颅脑外伤一旦发生就没有方法可以改变或扭转原发性损伤。

药物和手术只能在减轻继发性颅脑损伤方面发挥作用。人体对原发性损伤的应激反应会导致继发性损伤。头颅外伤的原发性损伤可以是颅骨骨折伴硬膜外血肿；而继发性损伤则源自于血肿对颅内重要结构产生的占位效应。另外，继发性损伤还可以来源于炎症因子对机体代谢的影响。

系统性因素也是导致头颅外伤后继发性脑组织损害的原因，包括低氧、低体温、低血压以及血液的高凝状态[1]。脑外伤基金会对处理这些因素已有明确的指南[2]，一些系统性因素可以直接在神经影像学上反映出来。

本章节重点讨论原发性颅脑损伤的机制，医生还需要警惕颅脑外伤患者的合并伤和继发性损伤。另外，本章节还详细描述了继发性颅脑损伤的影像学表现，包括水肿、梗死及脑疝。大脑自我代偿的概念也会在此章节详述。最后，本章节还会讨论重症监护所采用的生理学检测。

4.2 原发性颅脑损伤

原发性损伤对脑组织造成的伤害主要取决于外伤的性质，包括外伤机制和受打击的力度和方向。系统性因素（包括低氧、休克、凝血障碍、药物或酒精作用）都可以影响原发性损伤的发展。

头颅受到直接性的打击可导致颅骨及其下方的脑血管和脑实质出现损伤。机械性打击会造成颅骨表面变形，有时会导致颅骨骨折。暴力打击如果造成颅骨下方的血管被压迫或撕裂，会导致颅内出血[3]。根据损伤血管的位置可将颅内出血分为轴外出血(髓外)和轴内出血(髓内)。暴力打击处的脑实质可能会出现挫伤或者裂伤。暴力打击区域的其他组织也可能会发生损伤。

脑挫伤常发生在脑表面，常表现为脑表面

的小血管和脑组织损伤（图 4.1）。脑挫伤可以是暴力导致的颅骨凹陷压迫脑组织造成的，也可以是颅骨受打击后形变又突然恢复至正常位置所引起的负性压力造成的[3]。在暴力打击的瞬间，头部是否在运动状态或者是否有受力支撑（如头部着地）等因素都会影响脑挫伤的类型。

颅骨是抵抗头颅钝性伤的初级防护，但是在很多病例中，颅骨也可能成为导致脑组织损伤的一个因素，例如脑对冲伤，当头颅突然减速（例如当头颅撞击地板时），大脑的惯性作用致使脑组织与对侧颅骨内表面发生二次撞击，从而导致对侧脑实质出血和挫伤（图 4.1）。如果脑组织撞击到大脑镰也会出现脑挫伤。

脑挫伤常表现为脑实质出血。如果覆盖大脑的软脑膜出现破裂，可以诊断为脑裂伤。脑血管破损后血液会进入脑组织中。局部占位效应和血管内血栓形成都可能会引起脑组织的缺血性坏死[3]。机体对创伤的脑组织会产生炎症反应，可引起白细胞、淋巴细胞及炎性因子的反应。受损的脑组织会发生凋亡或坏死[4]，随后机体开始对这些受损的脑组织进行清除，出现胶质细胞增生。脑挫伤的影像学表现和特点已在第 3 章讨论过。

在细胞水平，脑组织损伤是由于脑内产生兴奋性毒性物质导致的，脑损伤后会过量地释放兴奋性神经递质，如谷氨酸[4-5]。神经细胞外的谷氨酸会与 N– 甲基 –d– 门冬氨酸和 AMPA 受体结合，导致 Na^+ 和 Ca^{2+} 流入细胞内。而 Ca^{2+} 内流可激活钙依赖性蛋白酶，进而导致神经细胞的进一步损伤[4]。线粒体功能障碍也是导致神经细胞损伤的病理性机制之一[6]。

脑外伤也可以表现为轴外血管的损伤。脑膜动脉的撕裂可导致硬膜外血肿，尤其是脑膜中动脉，血肿的占位效应会压迫下方的脑组织。少数情况下，脑膜静脉窦的损伤也会引起硬膜外血肿。

硬膜下血肿通常是由于脑表面和硬脑膜之间的桥静脉断裂导致的。脑挫裂伤的直接性出血、脑皮层动脉[7-8]或分支的撕裂都会引起硬膜下血肿[8-10]。与硬膜外血肿不同，硬膜下血肿通常伴有下方的脑实质损伤。因此尽管部分硬膜下血肿患者能够在早期行去骨瓣减压术，但其预后可能依然不佳[7]。

颅骨内的一些关键结构可能也会受到直接外力的损伤，如耳蜗（图 4.2A,B）。在一些头颅外伤病例中，脑组织可能没有出现原发性损伤，但是会有继发性损伤的风险，例如额窦骨折会增加颅内感染的风险（第 10 章）。损伤脑动脉会迅速形成血肿，压迫周围脑组织，或者导致动脉下游的脑组织出现梗死（图 4.2C~ E）。损伤横窦可引起硬膜外血肿（图 4.2F,G），以及形成静脉窦血栓和静脉性栓塞。因此，医生不仅要重视患者颅脑哪些结构受到损伤，同时还要考虑损伤可能会引起的继发性并发症。

在一些病例中，患者头颅遭受到暴力打击后会产生旋转作用。这时脑组织内部所产生的剪切作用、牵拉作用及压缩变形作用都可导致大脑轴索损伤。这些扭转力也能破坏大脑正常的结构，导致弥漫性轴索损伤[3]。轴索损伤是一个复杂的过程，决定于作用力的类型和持续时间，轴索损伤可由不同的作用力机制引起[11]。

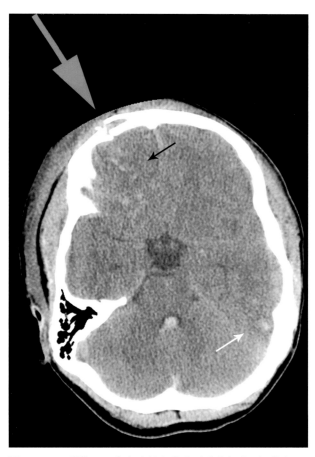

图 4.1　CT 影像显示患者右侧额骨受到外力打击（红箭头），额窦内板和外板骨折，额窦下方脑实质挫伤（黑箭头），以及脑对冲伤（白箭头）

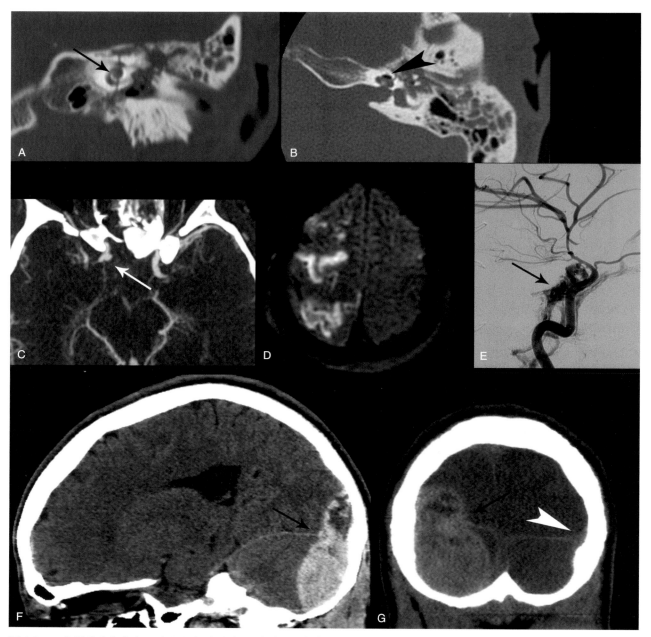

图 4.2　三位颅脑外伤患者。冠状位（A）和轴位（B）CT 成像显示：左侧颞骨骨折线穿过耳蜗（黑细箭头），伴迷路积气（黑粗箭头）。C. 轴位 CTA 显示：颅底骨折移位（影像中未显示）导致右颈内动脉假性动脉瘤（白箭头），并引起右侧大脑梗死（D）。E. DSA 显示患者伤后 1 周内发展为高流速的颈内动脉海绵窦瘘（黑箭头）。矢状位（F）和冠状位（G）CT 成像显示乙状窦和横窦破裂（手术中证实）导致颅后窝硬膜外血肿 (EDH)，颅骨骨折未显示。G. 需注意 EDH（黑箭头）与横窦的位置关系，白箭头标注对侧正常静脉窦

弥漫性轴索损伤在常规的影像学成像上表现不明显，尤其是 CT 影像，只能通过组织学检查明确。弥漫性轴索损伤的影像学表现已在第 3 章中讨论。

4.3 继发性颅脑损伤

继发性颅脑损伤是大脑对原发性损伤产生

应激性反应引起的，导致继发性损伤的因素包括占位效应、脑水肿和缺血。

脑外伤引起的脑水肿通常是由于细胞性水肿导致的，可引起颅内压升高 [12]。脑水肿的起病呈多样性，有时也会出现迟发性脑水肿。特定人群（如儿童）遭受脑外伤后更容易出现严重的脑水肿 [13]。严重的脑水肿可导致脑疝形成，并且会引起许多并发症（下文详述）。脑水肿

在 CT 影像上常表现为脑室和蛛网膜下腔空间变小，以及中脑周围池（基底池）受压或者消失（图 4.3）[13]。

脑局部病灶（血肿）的占位效应或全脑体积增加（全脑水肿）会使脑组织产生移位，有时脑组织会被挤入硬脑膜的间隙或孔道中，形成脑疝。不同部位的占位效应会引起不同类型的脑疝。

4.3.1 大脑镰下疝

大脑镰下疝通常是由额部或顶部的占位效应引起的，常见于急性硬膜下血肿患者。当扣带回被挤压至大脑镰的下方时，会形成大脑镰下疝（图 4.4）。在轴位影像中，可以通过测量脑中线的偏移来判断患者是否存在大脑镰下疝。沿着大脑镰的前后附着点画一条线作为头颅轴位正中线，测量这条线和透明隔之间的距离就可以评估患者脑中线的偏移程度。尽管大脑镰结构较坚韧，但如果承受很大的压力时，大脑镰也会发生偏斜（图 4.4）。如果患者颅脑损伤较严重，或者引发占位效应的脑病灶比较靠下，也可以通过三脑室来评估脑中线偏移程度。

如果患者颅内病灶产生占位效应所需的时间较长（颅内肿瘤），这类患者对大脑镰下疝通常可以很好地耐受。但是急性大脑镰下疝可引发严重的并发症，需急诊行去骨瓣减压术。明显的大脑镰下疝在影像学上常表现为侧脑室受压。通常会影响到对侧侧脑室，当室间孔受

到压迫时，会阻断侧脑室脑脊液向第三脑室的引流，导致侧脑室扩大。侧脑室扩大的程度可通过观察侧脑室下角大小，以及与脑沟大小的比例来评估（图 4.4）。

当大脑镰下疝压迫脑血管时，也会引起许多血管性并发症。大脑镰下疝常会压迫同侧的大脑前动脉，如果不能及时处理，可能会导致相关区域脑梗死（图 4.5）。大脑镰下疝很少引起大面积的脑梗死，但是脑中线移位会引起大脑氧代谢率的降低[14]。

4.3.2 小脑幕切迹下疝

小脑幕切迹下疝常由幕上病变引起，压力迫使脑组织向下移位，最终将脑组织挤入小脑幕裂孔。如果占位效应在颞部，那么第一个发生脑疝的结构将会是颞叶钩回，钩回是沿颞叶中部的定向隆起（图 4.6）。

影像上可以通过观察钩回与鞍上池之间的位置关系，来评估患者是否存在颞叶钩回疝。如果钩回位置向中线移位，则提示患者可能存在颞叶钩回疝。如果患者颞叶钩回疝较严重，则表现为钩回明显向中线移位，鞍上池侧缘消失（图 4.6）。在临床上如果颅脑外伤患者出现一侧瞳孔散大（blown 瞳孔），则提示存在同侧的颞叶钩回疝。这是由于颞叶钩回疝将同侧的第三脑神经压迫至小脑幕缘而导致的。

中心性天幕裂孔疝也是一种小脑幕切迹下疝，一般是由于更靠近脑中央部位或更严重的

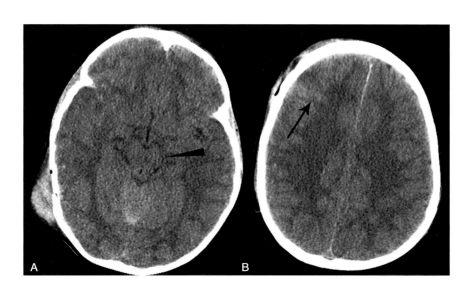

图 4.3　脑水肿。一位 4 岁儿童的轴位 CT 成像显示全脑脑沟和基底池消失（A，粗箭头），提示脑水肿。患儿伴有外伤性脑凸面蛛网膜下腔出血（B，细箭头）

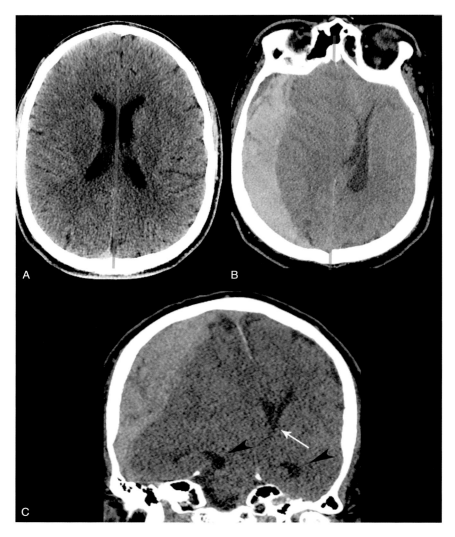

图 4.4　急性硬膜下血肿导致的大脑镰下疝。A. 轴位 CT 成像显示正常大脑影像，沿大脑镰前后附着处画一条线作为轴位头颅正中线，透明隔位于头颅正中线位置。B. 轴位 CT 成像显示大脑镰下疝，透明隔偏离头颅正中线（红线）。C. 冠状位 CT 成像显示脑组织在大脑镰下向左侧移位形成疝。室间孔受压（白箭头），侧脑室下角扩张（黑箭头），与脑沟大小不成比例，提示阻塞性脑积水

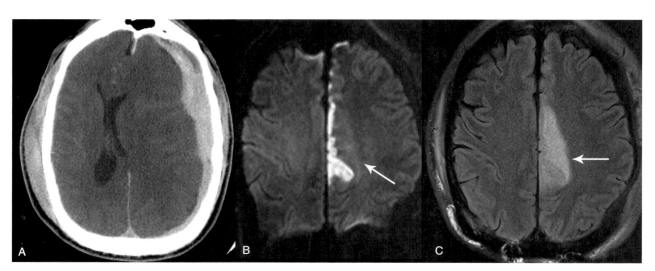

图 4.5　大脑镰下疝引起大脑前动脉供血区域脑梗死。A. 轴位 CT 成像显示左侧急性硬膜下血肿伴大脑镰下疝，并立即行手术减压。术后行 DWI 成像（B）和 FLAIR 成像（C），结果显示左侧大脑前动脉供血区域脑梗死

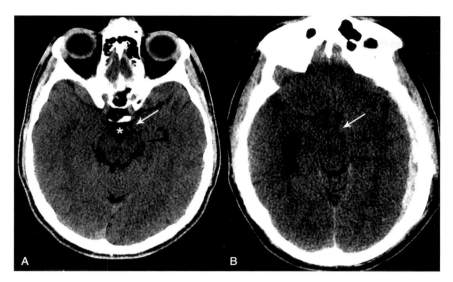

图 4.6 急性硬膜下出血导致颞叶钩回疝。A. 轴位 CT 成像显示正常的大脑结构，正常的钩回（白箭头）和环池（黑箭头）的位置。* 标注的是鞍上池。B. 轴位 CT 成像显示颞叶钩回疝形成，钩回向中线移位（白箭头），环池消失（黑箭头），并且鞍上池消失。对侧侧脑室下角增大，提示脑脊液循环受阻

占位效应引起的（图 4.7），可以继发于大脑镰下疝[15]。中心性天幕裂孔疝常表现为一侧或两侧的海马旁回疝入小脑幕边缘下方。影像上可以通过观察中脑周围脑脊液池（环池）的受压情况，来评估患者是否存在中心性天幕裂孔疝。相对于老年患者，年轻的患者脑实质较饱满，脑池空间较小。尽管如此，就算是儿童，在脑干周围还是可以看到清晰的环池间隙。当患者脑疝形成较轻微时，环池仅仅轻度受压（环池间隙变狭窄），但是当脑疝形成较严重时，患者的基底池将完全消失（图 4.7）。

严重的小脑幕切迹下疝可压迫中脑，迫使中脑移至对侧[16]。对侧的大脑脚将会被挤压至对侧的小脑幕缘。脑疝严重时，中脑会被挤压

变窄[16]。

如果颅内占位效应明显，会使整个脑干受到挤压并向下移位，这样可能会牵拉脑干的内部结构和纤维束。脑干的移位可能会引起基底动脉的穿支动脉撕裂，导致中脑或脑桥上部的 Duret 出血（图 4.8）[17]。患者一旦出现 Duret 出血，则提示预后不佳。

小脑幕切迹下疝也会引起血管性并发症，疝出的脑组织会压迫大脑后动脉[15]。如果不能及时处理，会导致大脑后动脉供血区域脑梗死（图 4.8，图 4.9）。颞叶钩回疝和天幕裂孔疝压迫脑脊液通路（中脑导水管、基底池），从而导致梗阻性脑积水的病例比较少见。

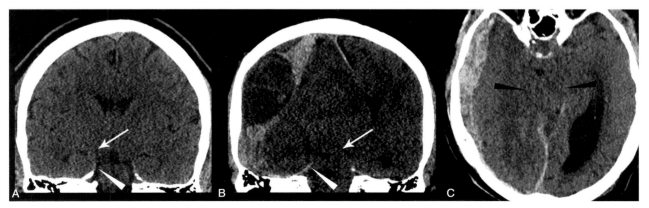

图 4.7 急性硬膜下血肿 (SDH) 引起小脑幕切迹疝。A. 冠状位 CT 成像显示正常的大脑结构、小脑幕缘（白粗箭头）及上方的海马旁回（白细箭头）的正常位置。B. 冠状位 CT 成像显示右侧大面积的急性 SDH，右侧海马旁回向内向下方移位（白细箭头）超过小脑幕缘（白粗箭头）。C. 轴位 CT 成像显示基底池完全消失（黑箭头），伴中脑的横断面受压变窄

4.3.3 小脑幕切迹上疝

小脑组织也会通过小脑幕切迹向上疝出，形成小脑幕切迹上疝。这种类型的脑疝通常是由于颅后窝病灶的占位效应引起的，如小脑血肿、肿瘤、梗死，或者轴外血肿。小脑蚓部和小脑半球通过小脑幕切迹向上疝出，在影像学上小脑幕切迹上疝常表现为四叠体池消失（图4.10）[18]。通常采用矢状位成像来评估小脑幕切迹上疝的程度。当小脑幕切迹上疝比较严重时，可能会引起梗阻性脑积水。

4.3.4 小脑扁桃体下疝

小脑扁桃体下疝是由于颅后窝的占位效应导致小脑扁桃体受挤压移位，通过枕骨大孔向下疝出。与小脑幕切迹上疝一样，小脑扁桃体下疝是由颅后窝病灶的占位效应引起的，如小脑血肿、肿瘤、梗死，或者轴外血肿。小脑扁桃体下疝在轴位影像上常表现为枕骨大孔处间隙缩小。但是通过矢状位影像可确诊小脑扁桃体下疝。在矢状位影像上，从斜坡尖部至枕骨下缘画一条线。正常情况下，小脑扁桃体位于这条线以上，或者线以下不超过5mm，但是儿童小脑扁桃体的位置可能会更低一些[19]。

小脑扁桃体下疝需要与小脑扁桃体异位相鉴别。小脑扁桃体异位是指小脑扁桃体位于枕骨大孔下方，但颅后窝无占位性效应。这种情况可偶尔出现在正常人群中，也可出现在 Chiari I 型畸形患者中[20]。如果患者小脑扁桃体位置较低，医生需要认真评估是否存在颅后窝的占位性效应。

4.3.5 脑缺血

脑外伤后患者可能会出现系统性低血压或低血氧，从而导致全脑缺血。因此保证患者充足的脑血流灌注，以满足大脑的代谢需要，是治疗脑外伤的中心原则。其他损伤引起的休克会导致系统性低血压，并且会恶化重型脑外伤患者的预后[21]。颅脑创伤基金指南建议脑外伤患者的收缩压须不小于90mmHg[22]。其他的治疗

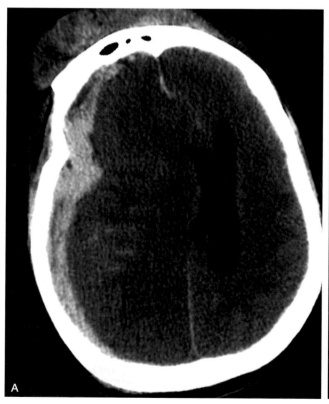
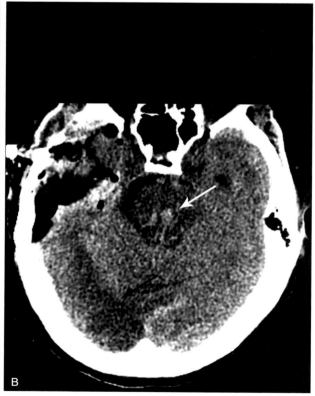

图 4.8　Duret 出血。A. 轴位 CT 成像显示右侧大面积硬脑膜下血肿，大脑镰下疝形成。同时伴有小脑幕切迹下疝。B. 减压手术后行轴位 CT 显示：在脑桥中央出现出血（白箭头），提示 Duret 出血。右侧大脑后动脉供血区域出现脑梗死（黑箭头），这是小脑幕切迹下疝的血管性并发症

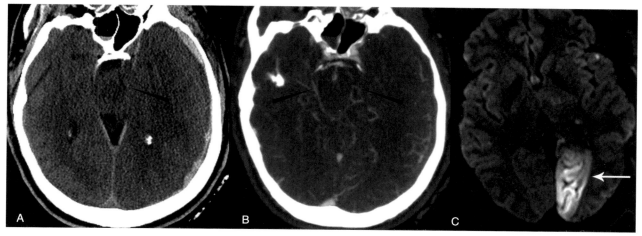

图 4.9　小脑幕切迹下疝压迫大脑后动脉 (PCA)，导致脑梗死。A. 轴位 CT 成像显示左侧急性硬膜下血肿，小脑幕切迹下疝形成（黑箭头）。B.CTA 成像显示左侧大脑后动脉在经过中脑时受压（黑箭头），未见钝性脑血管损伤。C.3d 后行 MRI 检查，结果显示左侧 PCA 供血区域出现急性脑梗死（白箭头）

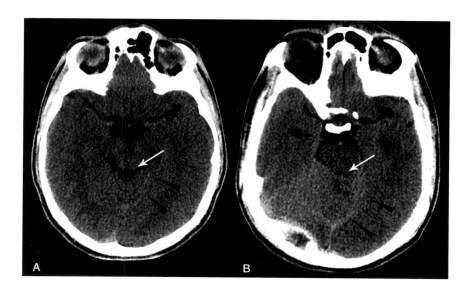

图 4.10　小脑幕切迹上疝。A. 轴位 CT 显示正常的四叠体池（白箭头）和小脑幕切迹（黑箭头）。需注意正常的小脑小叶位置。B. 轴位 CT 显示小脑幕切迹上疝形成，四叠体池受压（白箭头），中脑顶盖轻度受压。小脑小叶水肿并向上挤入小脑幕切迹（黑箭头）。该病例的小脑幕切迹上疝是由于颅后窝硬膜外血肿导致的

指南对目标血压还有更高的要求[23]。

　　颅脑创伤基金指南同时也建议脑外伤患者要避免低血氧（血氧分压 < 60mmHg 或者氧饱和度 < 90%）[22]。但是，过度吸氧也可能会引起住院患者死亡[24]。低氧血症会对细胞内的线粒体功能造成损害，不能简单地靠给氧去维持血氧水平[6]。如何给脑外伤患者提供符合脑代谢需要的氧气将是一个需要继续研究的课题。

　　全脑缺氧可通过影像学的表现得到诊断。在 CT 影像上，全脑缺氧常表现为脑水肿，脑沟和基底池消失，以及灰-白质交界区边界模糊（图 4.11）[25]。基底节区和分水岭区会出现脑梗死[25]。

在儿童重型脑缺氧缺血的 CT 影像上，常会出现反转征，表现为脑皮层的密度减低，而丘脑、脑干和小脑的密度相对增高[26]。在 MRI 影像上，全脑缺氧常表现为基底节区或者脑皮层的 DWI 信号增强[27]，随后这些脑区域的 T2/FLAIR 信号也增强。通常全脑缺氧是弥漫性的，常表现为双侧对称，有时鉴别较困难。

　　患者脑外伤后脑局部血管的闭塞会导致局灶性脑缺血。如前所述，血管闭塞可以由脑疝引起，例如大脑镰下疝可直接压迫大脑前动脉导致相关脑区梗死，以及小脑幕切迹疝直接压迫大脑后动脉导致相关脑区梗死。另外，脑血

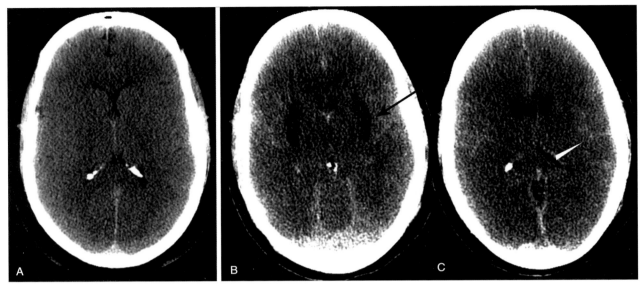

图 4.11　脑缺氧。A. CT 成像显示脑灰白质分界不清，脑沟消失，以及侧脑室变小，提示脑水肿。B，C. 15h 后复查 CT 显示基底节区出现脑梗死（黑箭头），确诊为脑缺氧。脑缺氧后由于脑实质密度降低，导致蛛网膜密度相对增高，容易误诊为蛛网膜下腔出血(假性蛛网膜下腔出血，白箭头)

管的直接性损伤（在第 7 章详细讨论），以及长骨骨折引起的脂肪栓塞都会引起相关供血脑区的梗死。

4.3.6 脑积水

患者脑外伤后可能会出现脑积水。脑外伤患者如果伴有脑室出血[28-29]和基底池的外伤性蛛网膜下腔出血，可能会引起急性梗阻性脑积水，但是并不常见[3]。脑外伤后的脑积水形成可能是由于血肿阻塞了脑脊液的循环通路而引起[30]。脑外伤患者如果出现脑疝，也可直接压迫脑脊液循环通路导致急性脑积水的出现（如小脑幕切迹疝阻塞基底池，或者大脑镰下疝阻塞单侧侧脑室的室间孔）。颅后窝占位性病变（如硬膜外血肿或者小脑出血）容易压迫第四脑室，导致性梗阻性脑积水。

患者脑外伤后也可能会出现慢性交通性脑积水，尤其伴有蛛网膜下腔出血或者脑室内出血的患者。尽管脑外伤后慢性交通性脑积水确切的病理生理学机制目前仍不清楚，但是有研究提出可能与蛛网膜下腔内的纤维化有关[30]。总之，脑外伤患者出现慢性交通性脑积水是由于脑脊液的再吸收功能出现障碍。创伤性脑积水的进一步加重会导致患者出现许多临床症状[31-32]，可以考虑手术分流。

患者脑外伤后由于脑实质萎缩会引起脑室扩张，因而需要与真正的脑积水进行鉴别。脑室扩张通常发生在伤后的 3~6 个月。据文献报道，30%~50% 以上的重型脑外伤患者会出现脑室扩张[31-33]。确诊为脑积水并需要行分流手术的患者较少（占所有脑外伤患者的 5%）[32-34]；仅 18%~45% 的脑室扩大患者需要行分流手术[31]。由于分流手术指征目前还存在争议，因此实际比例可能比统计比例更高。

患者是否存在脑室扩大可在影像上通过对比患者前后脑室大小来鉴定（图 4.12）。脑积水通常在影像上表现为侧脑室下角和前脚的扩大，脑沟消失，但也可能表现为脑沟正常[33]。室周水肿不常见，可是一旦患者脑外伤后出现脑室周围水肿，则高度提示脑积水[31,33]。相反，脑外伤患者如果出现脑实质萎缩，会同时出现脑沟和脑裂的增宽。

4.3.7 迟发性外伤性颅内血肿

迟发性外伤性颅内血肿是指头部外伤后，首次影像学检查未发现颅内血肿，经过一段时间后再次检查开始出现颅内血肿者。迟发性颅内血肿常见于脑实质挫伤的患者（图 4.13）[35]，有时也会见到迟发性硬膜外血肿的患者[36]。如果患者伴有凝血障碍（例如 PT、PTT 或血小板

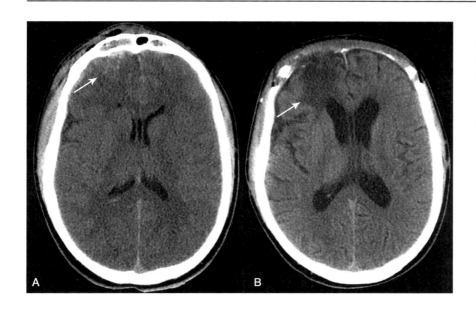

图 4.12　重型脑外伤患者伤后出现脑实质萎缩。A. 重型脑外伤患者急性期 CT 影像显示右侧额叶脑实质挫伤（箭头）。B. 患者伤后 6 周的 CT 影像显示脑沟增宽，以及脑室扩大，无室周水肿。右额叶脑实质挫伤区出现胶质细胞增生（箭头）。患者呈去颅骨瓣减压手术后影像，未出现脑积水相关临床症状

计数异常），则更易出现迟发性颅内血肿 [37]。

　　对于神经功能表现逐渐恶化的患者需要多次进行影像学复查，这样可以掌握患者颅内出血的进展，并及时手术干预 [38]。对于神经功能表现稳定的轻度颅脑外伤患者，可以不需要多次的 CT 复查 [38-39]。而重型颅脑外伤患者则需及时复查 [38, 40]。

4.3.8 脑自动调节功能障碍

　　大脑的自动调节是一个生理性过程，当脑灌注压发生变化时，机体会通过调节平均动脉压和颅内压来维持脑灌注。脑自动调节功能还可以在动脉高压时阻止过多的血流进入大脑，避免颅内压的升高。脑外伤患者伤后脑自动调节功能是否完整是影响脑灌注维持的原因之一。

　　当大脑自动调节功能出现障碍时，脑血管系统对血压的变化不能做出相应的调节。对于出现脑自动调节功能障碍的脑外伤患者，脑灌注的维持对于降低继发性脑损伤风险至关重要。如果出现脑自动调节功能障碍和脑灌注压下降，患者脑血流量会减少，可导致脑缺血。相反，脑灌注压的突然升高会导致脑血流量的急剧上升，可能会引起脑出血或者脑水肿 [41]。因此，对于脑自动调节功能障碍的患者，降低颅内压会使患者受益，而增加脑灌注压会给患者带来许多风险。但是，对于脑自动调节功能完整的患者，可以耐受动脉高压以维持脑灌注。

　　对于脑外伤患者脑自动调节功能状态的评

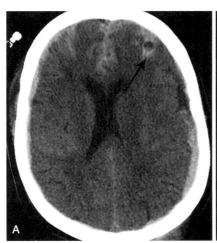
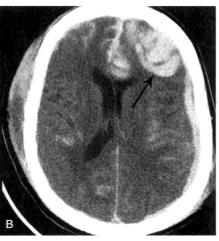

图 4.13　迟发性外伤性颅内出血。A. 脑外伤患者 CT 成像显示双侧急性硬膜下血肿、蛛网膜下腔出血和左额叶挫伤（箭头）。B. 4h 后复查 CT，结果显示左侧额叶挫伤区域出血增加（箭头）

估目前还没有金标准，但是近年来经颅多普勒超声在血压变化时脑血流探测的应用已被广泛报道[42]。这项技术可在患者血压升高后测量大脑中动脉的血流速度，来评估脑血管的抵抗性。如果大脑自动调节功能是正常的，脑血管抵抗性会随着脑灌注压的改变而改变，以维持恒定的脑灌注。

也有文献报道称，CT 灌注成像可评估大脑的自动调节功能[43]。CT 灌注成像可用来评估伴有恶性高颅压的重型颅脑损伤患者的大脑自动调节功能，使治疗标准化。为了评估脑自动调节功能，需要在患者基础脑灌注状态和平均动脉压升高 20mmHg 时的脑灌注状态分别获取 CT 灌注成像[44]。脑自动调节功能正常的患者，两组 CT 灌注影像没有明显差异；而脑自动调节功能障碍的患者，脑血流会随着动脉血压的升高而增加，提示机体维持恒定脑血流的功能出现障碍（图 4.14）。

4.4 脑外伤患者的生理学监测

4.4.1 颅内压监测

在重型颅脑外伤患者中，颅内压（ICP）的升高与患者死亡率的增加呈正相关[45]。颅脑创伤基金指南建议 GCS 评分 ≤ 8 分且 CT 表现异常的患者均需行 ICP 监测。满足以下两个条件的患者亦需行 ICP 监测：年龄 > 40 岁，双侧或单侧肢体去皮层状态，收缩压 < 90mmHg[46]。运用 ICP 监测能准确地将患者 ICP 降低至 20mmHg 以下[47]。ICP 监测的目的是阻止重型颅脑损伤患者的继发性脑损伤。但是最近的一项针对重型颅脑外伤的研究发现，与未使用 ICP 监测的患者组相比，使用 ICP 监测的患者组预后无明显改善[48]。重型脑外伤患者应用 ICP 监测的受益还需要进一步的研究去探索。

ICP 监测的方式有许多种。脑室内压监测结果为金标准。脑实质内压监测及轴外压监测（如硬膜下、硬膜外或蛛网膜下腔）也较常用，这些方法将在第 6 章详细讨论。

4.4.2 脑氧监测

脑氧监测是另一种评估脑外伤患者继发性脑缺血的方法。以前常采用颈静脉血氧饱和度监测，有研究证明脑外伤患者如果伤后出现静脉血氧饱和度下降，则提示预后不佳[49]。通过一根静脉导管插入颈静脉内，使其尖端至颈静脉球部可以持续监测颈静脉血氧饱和度[50]。通过影像检查可以看到进入颈静脉的导管尖部位于颅底附近。

脑氧监测的新方法还包括将探头直接置入

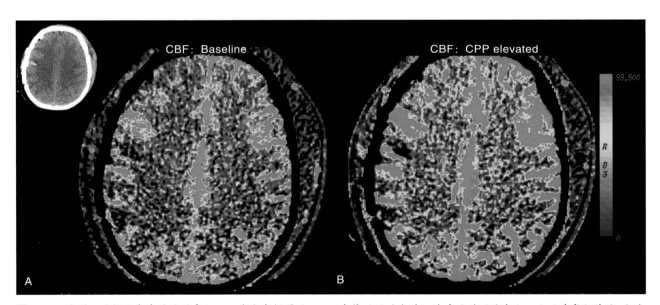

图 4.14　重型颅脑损伤患者伴恶性高颅压。左上角插图显示 CT 成像显示脑水肿，伴蛛网膜下腔出血。血压升高之前（A）和血压升高之后（B）的脑血流（CBF）CT 灌注成像。结果发现脑血流会随着血压的升高而增加，提示患者脑自动调节功能受损。Baseline，正常值；CPP elevated，脑灌注压升高

脑实质内[51-52]，这样可直接监测脑组织内的氧分压，以及其他有价值的参数，如 pH 和脑温。这种探头也可以监测 ICP。如果患者的脑氧分压较低，则预示死亡率较高[49,53]。

4.5 结　论

颅脑外伤导致的脑损伤可分为原发性脑损伤（暴力的直接打击导致）和继发性脑损伤（机体对原发性损伤产生延迟性的应激反应导致）。一旦颅脑外伤发生，医学治疗手段无法减轻原发性脑损伤，但可以阻止继发性脑损伤的出现。引起继发性脑损伤的主要因素包括脑水肿、脑疝以及脑缺血。医生需要及时识别这些因素，并迅速地进行治疗干预。此外，对脑外伤并发症的识别（包括全脑缺氧损伤、梗死、脑积水、和迟发性颅内出血）可以指导后续的治疗。生理学监测和大脑自动调节功能评估对治疗重型颅脑外伤患者发挥着重要作用，但这些课题还需进一步的研究探索。

4.6 关键点

颅脑外伤导致的脑组织损伤来自于原发性损伤（暴力的直接打击）以及继发性损伤（机体的延迟性应激反应）。医生需要根据患者原发性脑损伤的类型警惕可能发生的并发症。

继发性脑损伤可以由脑水肿、脑疝和脑缺血导致，同时可以由于低血氧、低血压以及其他因素的出现而加重。

脑疝综合征患者需要积极的药物和手术治疗。脑疝可导致脑梗死。

患者脑外伤后可能会发生迟发性脑积水，但需要与脑萎缩相鉴别。

ICP 监测在脑外伤患者的治疗中非常重要。

参考文献

[1] McHugh GS, Engel DC, Butcher I, et al. Prognostic value of secondary insults in traumatic brain injury: results from the IMPACT study. J Neurotrauma, 2007, 24:287–293

[2] Bratton SL, Chestnut RM, Ghajar J, et al. Brain Trauma Foundation. American Association of Neurological Surgeons. Congress of Neurological Surgeons. Joint Section on Neurotrauma and Critical Care, AANS/CNS. Guidelines for the management of severe traumatic brain injury. Ⅵ. Indications for intracranial pressure monitoring. J Neurotrauma, 2007, 24 (Suppl 1) : S37–S44

[3] Blumbergs PC. Neuropathology of Traumatic Brain Injury. Youmans Neurological Surgery. Philadelphia, PA: Saunders/Elsevier, 2011

[4] Andriessen TMJC, Jacobs B, Vos PE. Clinical characteristics and pathophysio-logical mechanisms of focal and diffuse traumatic brain injury. J Cell Mol Med, 2010, 14:2381–2392

[5] Bullock R, Zauner A, Woodward JJ, et al. Factors affecting excitatory amino acid release following severe human head injury. J Neurosurg, 1998, 89: 507–518

[6] Verweij BH, Muizelaar JP, Vinas FC, et al. Impaired cerebral mitochondrial function after traumatic brain injury in humans. J Neurosurg, 2000, 93: 815–820

[7] Dolinskas CA, Zimmerman RA, Bilaniuk LT,et al. Computed tomography of post-traumatic extracerebral hematomas: comparison to pathophysiology and responses to therapy. J Trauma, 1979, 19: 163–169

[8] Matsuyama T, Shimomura T, Okumura Y, et al. Acute subdural hematomas due to rupture of cortical arteries: a study of the points of rupture in 19 cases. Surg Neurol, 1997, 47: 423–427

[9] Shenkin HA. Acute subdural hematoma: review of 39 consecutive cases with high incidence of cortical artery ruptured. Neurosurg, 1982, 57: 254–257

[10] Dalfino JC, Boulos AS. Visualization of an actively bleeding cortical vessel into the subdural space by CT angiography. Clin Neurol Neurosurg, 2010, 112: 737–739

[11] Farkas O, Povlishock JT. Cellular and subcellular change evoked by diffuse traumatic brain injury: a complex web of change extending far beyond focal damage. Prog Brain Res, 2007, 161: 43–59

[12] Marmarou A, Signoretti S, Fatouros PP,et al. Predominance of cellular edema in traumatic brain swelling in patients with severe head injuries. J Neurosurg, 2006, 104: 720–730

[13] Bruce DA, Alavi A, Bilaniuk L,et al. Diffuse cerebral swelling following head injuries in children: the syndrome of "malignant brain edema". J Neurosurg, 1981, 54: 170–178

[14] Valadka AB, Gopinath SR,Robertson CS. Midline shift after severe head injury: pathophysiologic implications. J Trauma, 2000, 49: 1–10

[15] Plum F, Posner JB. The Diagnosis of Stupor and Coma, Volume 19 of Contem-porary Neurology Series. 3, illustrated ed.New York: Oxford University Press, 1982

[16] Osborn AG. Diagnosis of descending transtentorial herniation by cranial com-puted tomography. Radiology, 1977, 123: 93–96

[17] Parizel PM, Makkat S, Jorens PG,et al. Brainstem hemorrhage in descending transtentorial herniation (Duret hemorrhage). Intensive Care Med, 2002, 28: 85–88

[18] Osborn AG, Heaston DK, Wing SD. Diagnosis of ascending transtentorial her-niation by cranial computed tomography. AJR Am J Roentgenol, 1978, 130: 755–760

[19] Smith BW, Strahle J, Bapuraj JR,et al. Distribution of cerebellar tonsil position: implications for understanding Chiari malformation. J Neurosurg, 2013, 119: 812–819

[20] Barkovich AJ, Wippold FJ, Sherman JL,et al. Signifcance of cerebellar tonsillar position on MR. AJNR Am J Neuroradiol, 1986, 7: 795–799

[21] Fearnside MR, Cook RJ, McDougall P,et al. The Westmead Head Injury Project outcome in severe head injury: a comparative analysis of pre-hospital,clinical and CT variables. Br J Neurosurg, 1993, 7: 267–279

[22] Bratton SL, Chestnut RM, Ghajar J,et al. Brain Trauma Foundation. American Association of Neurological Surgeons. Congress of Neurological Surgeons. Joint Section on Neurotrauma and Critical Care, AANS/CNS. Guidelines for the management of severe traumatic brain injury. Ⅰ. Blood pressure and oxygenation. J Neurotrauma, 2007, 24 (Suppl 1): S7–S13

[23] Brenner M, Stein DM, Hu PE,et al. Traditional systolic blood pressure targets underestimate hypotension-induced secondary brain injury. J Trauma Acute Care Surg, 2012, 72: 1135–1139

[24] Rincon F, Kang J, Vibbert M,et al. Significance of arterial hyperoxia and relationship with case fatality in traumatic brain injury: a multicentre cohort study. J Neurol Neurosurg Psychiatry, 2013

[25] Kjos BO, Brant-Zawadzki M, Young RG. Early CT findings of global central nervous system hypoperfusion. AJR Am J Roentgenol, 1983, 141: 1227–1232

[26] Han BK, Towbin RB, De Courten-Myers G,et al. Reversal sign on CT: effect of anoxic/ischemic cerebral injury in children. AJR Am J Roentgenol, 1990, 154: 361–368

[27] Arbelaez A, Castillo M, Mukherji SK. Diffusion-weighted MR imaging of global cerebral anoxia. AJNR Am J Neuroradiol, 1999, 20: 999–1007

[28] Fleischer AS, Huhn SL, Meislin H. Post-traumatic acute obstructive hydrocephalus. Ann Emerg Meal,1988,17:165-167

[29] LeRoux PD, Haglund MM, Newell DW,et al. lntraventricular hemorrhage in blunt head trauma: an analysis of 43 cases. Neurosurgery, 1992, 31: 678–685

[30] Massicotte EM, Del Bigio MR. Human arachnoid villi response to subarach-noid hemorrhage: possible relationship to chronic hydrocephalus. J Neurosurg, 1999, 91: 80–84

[31] Marmarou A, Foda MA, Bandoh K,et al. Posttraumatic ventriculomegaly: hy-drocephalus or atrophy? A new approach for diagnosis using CSF dynamics. J Neurosurg,1996, 85:1026–1035

[32] Mazzini L, Campini R, Angelino E, et al. Posttrau-matic hydrocephalus: a clinical, neuroradiologic, and neuropsychologic assessment of long-term outcome. Arch Phys Med Rehabil, 2003,84: 1637–1641

[33] Gudeman SK, Kishore PR, Becker DP,et al. Computed tomography in the evaluation of incidence and significance of post-traumatic hydrocephalus. Radiology, 1981, 141: 397-402

[34] Denes Z, Barsi P, Szel I, et al. Complication during postacute re-habilitation: patients with posttraumatic hydrocephalus. Int J Rehabil Res, 2011, 34: 222–226

[35] Fukamachi A, Nagaseki Y, Kohno K,et al. The incidence and developmental process of delayed traumatic intracerebral haematomas. Acta Neurochir (Wien), 1985, 74: 35–39

[36] Domenicucci M, Signorini P, Strzelecki J, et al. Delayed post-traumatic epidural hematoma: a review. Neurosurg Rev, 1995, 18: 109–122

[37] Maegele M. Coagulopathy after traumatic brain injury: incidence, pathogenesis, and treatment options. Transfusion, 2013, 53(Suppl 1): 28S–37S

[38] Brown CVR, Zada G, Salim A,et al. Indications for routine repeat head computed tomography (CT) stratified by severity of traumatic brain injury. J Trauma, 2007, 62: 1339–1345

[39] Sifri ZC,Homnick AT, Vaynman A,et al. A prospective evaluation of the value of repeat cranial computed tomography in patients with minimal head injury and an intracranial bleed. J Trauma, 2006, 61: 862–867

[40] da Silva PSL, Reis ME, Aguiar VE. Value of repeat cranial computed tomogra-phy in pediatric patients sustaining moderate to severe traumatic brain injury. J Trauma,2008,65:1293–1297

[41] Rangel-Castilla L, Gasco j, Nauta HJW, et al. Cerebral pressure autoregulation in traumatic brain injury. Neurosurg Focus, 2008, 25: E7

[42] Panerai RB. Assessment of cerebral pressure autoregulation in humans–a review of measurement methods. Physiol Meas, 1998, 19: 305–338

[43] Wintermark M, Chiolero R, Van Melle G,et al. Cerebral vascular autoregulation assessed by perfusion-CT in severe head trauma patients. J Neuroradiol, 2006, 33: 27–37

[44] Peterson E, Chesnut RM. Static autoregulation is intact in majority of patients with severe traumatic brain injury. J Trauma, 2009, 67: 944–949

[45] Saul TG, Ducker TB. Effect of intracranial pressure monitoring and aggressive treatment on mortality in severe head injury. J Neurosurg, 1982, 56: 498–503

[46] Bratton SL, Chestnut RM, Ghajar J,et al. Brain Trauma Foundation. American Association of Neurological Surgeons. Congress of Neurological Surgeons. Joint Section on Neurotrauma and Critical Care, AANS/CNS. Guidelines for the management of severe traumatic brain injury. Ⅵ. Indications for intracranial pressure monitoring. J Neurotrauma, 2007, 24 (Suppl 1): S37–544

[47] Juul N, Morris GE,Marshall SB,et al.The Executive Committee of the International Selfotel Trial. Intracranial hypertension and cerebral perfusion pressure: influence on neurological deterioration and outcome in severe head injury. J Neurosurg, 2000, 92: 1–6

[48] Chesnut RM, Temkin N, Carney N,et al. A trial of intracranial-pressure monitoring in traumatic brain injury. N Engl J Med, 2012, 367: 2471–2481

[49] Bratton SL, Chestnut RM, Ghajar J,et al. Brain

Trauma Foundation. American Association of Neurological Surgeons. Congress of Neurological Surgeons. Joint Section on Neurotrauma and Critical Care, AANS/CNS. Guidelines for the management of severe traumatic brain injury. Ⅹ. Brain oxygen monitoring and thresholds. J Neurotrauma,2007,24(Suppl 1): S65–S70

[50] Goetting MG, Preston G. Jugular bulb catheterization: experience with 123 patients. Crit Care Med,1990, 18: 1220–1223

[51] Gopta AK, Hutchinson PJ, AI-Rawi P,et al. Measuring brain tissue oxygenation compared with jugular venous oxygen saturation for monitoring cerebral oxygenation after traumatic brain injury. Anesth Analg, 1999, 88: 549–553

[52] Hoelper BM, Alessandri B, Heimann A,et al. Brain oxygen monitoring: in-vitro accuracy, long-term drift and response-time of Licox-and Neurotrend sensors. Acta Neurochir (Wien), 2005, 147: 767–774

[53] Stiefel ME,Spiotta A, Gracias VH,et al. Reduced mortality rate in patients with severe traumatic brain injury treated with brain tissue oxygen monitoring. J Neurosurg, 2005, 103: 805–811

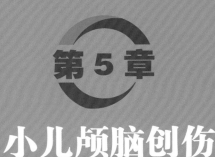

第5章

小儿颅脑创伤

Jonathan O. Swanson, Jeffrey P. Otjen

5.1 概　述

在美国，小儿颅脑创伤是一个重大的公共健康问题，是引起儿童伤残的首要因素，每年超过 50 000 例患儿入院，造成十亿美元的医疗花费[1-2]。颅脑外伤的致伤原因随着年龄的变化而不同，小于 1 岁的幼儿，虐待性头部外伤是主要原因；年龄 1~4 岁的儿童，高处坠落伤是主要病因；而大于 14 岁的青少年，头颅外伤主要是由于交通肇事伤引起[2-3]。在此章节，将讨论小儿颅脑外伤相关影像学表现，以及讨论小儿头颅检查所需的放射剂量及哪些患儿需要 CT 检查。并且会深入探讨一些普遍性问题，如分娩损伤和非意外创伤，以及一些仅发生于儿童创伤的特殊性问题。

5.2 头颅 CT 的必要性

对于严重的头颅或者多系统损伤患者，非增强头颅 CT 通常用来评估颅内和颅骨损伤。对成年患者来说，头颅 CT 常用于颅脑创伤 (TBI) 的急性期，鉴定损伤及其损伤程度。头颅 CT 还可以为分诊和脑复苏提供重要诊断依据，并直接影响是否行外科手术干预。

对于轻度的小儿颅脑创伤，现在还没有一

个被广泛接受的指南。但是经过努力，目前已经总结了一些建议来指导临床决策。2009 年发表了一项指南，这项指南基于多中心前瞻性研究，可以用来鉴定有临床症状的颅脑损伤低风险患儿[4]。对于年龄小于 2 岁的儿童，低风险组评判标准包括格拉斯哥昏迷评分 (GCS) 14 或 15 分，无颅骨骨折，无意识丧失、呕吐、严重头痛、严重致伤机制。对于 GCS 14/15 分并且年龄大于 2 岁的颅脑外伤患儿，如果患儿没有明显的颅骨骨折、枕骨或顶骨头皮血肿，并且意识丧失或精神状态改变小于 5s，不建议行头颅 CT 检查。

评估儿童颅脑损伤的 CATCH 指南已在 2010 年发表，该指南可以评估 0~16 岁轻度头颅损伤患儿的临床症状，并识别需要行 CT 检查的患儿。这项指南正在进行前瞻性验证[5]。CATCH 包括 7 个方面，符合其中任何一个方面的颅脑损伤患儿都应行头颅 CT 检查。

高风险 (需要神经外科手术干预的颅脑外伤)。

1. 伤后 2h GCS 低于 15。

2. 疑似开放性颅脑损伤或颅骨凹陷性骨折。

3. 头痛加重。

4. 检查时烦躁。

中等风险 (存在 CT 异常表现的颅脑创伤)。

1. 存在颅底骨折的表现 (鼓室积血，"熊猫眼"，脑脊液耳漏或鼻漏)。

2. 大面积头皮血肿。

3. 危险的致伤机制 [机动车碰撞，从超过 3 英尺（1 英尺 ≈ 30.48cm）或超过 5 层阶梯的地方摔落，没戴头盔从自行车上摔落]。

前 4 条属于高风险因素，对判断患儿是否行手术干预具有 100% 的敏感性和 70% 的特异性；后 3 条属于中等风险因素，对判断患儿是否存在 CT 表现异常具有 98% 的敏感性和 50% 的特异性。

5.3 CT 检查方案和放射剂量

头颅 CT 是常用来评估 TBI 的影像学检查，因此放射科医生必须考虑到儿童辐射暴露相关的风险。儿童对辐射比成年人更敏感。辐射相关的迟发性效应更容易在儿童人群中出现，因此辐射可能会对儿童造成更大的伤害[6-7]。患儿年龄是辐射暴露最重要的影响因素：儿童对辐射的敏感性接近成人的 10 倍，而新生儿比儿童更加敏感[8]。"可用的最低辐射剂量"或者 ALARA 原则（最初在 20 世纪 50 年代颁布，20 世纪 70 年代用于核反应堆安全准则[9-11]）已成为医学辐射安全宗旨：以最低剂量的辐射达到诊断要求。在某些情况下，患儿需要放弃 CT 检查或采用一种没有电离辐射的检查替代，如超声和 MRI。但是急性颅脑损伤患儿在大多数情况下只能采用 CT 检查。因此辐射剂量必须达到最小化，并且同时进行监护。

目前大多数高辐射的检查设备（尤其是 CT）有专门针对小儿的检查方案。减少毫安值，并且行螺旋 CT 可减少 CT 辐射剂量。此外还应考虑患儿的实际情况，比如针对常规随访复查的患儿，精细解剖细节并不是必要的，可使用 1/2 或 1/4 的常规辐射剂量，例如脑室 - 腹腔分流术后复查（评估分流管的位置、调整及故障排查），术前基准定位扫描，后颅面骨牵引复查。采用滤波反投影算法的图像重建技术目前正在开发和评估，这种方法会显著减少 CT 检查的辐射剂量。Zachariah 等人在一篇综述中讨论了儿童影响辐射剂量的特定因素和普遍因素，如患者的中心体位、屏蔽、过滤和其他方面[12]。

5.4 小儿颅脑创伤的典型表现

大部分脑创伤患儿的表现与成年人相似。小儿颅脑创伤后的首次 CT 影像常表现为脑实质损害（包括挫伤、血肿和出血性剪切伤）[13]。

硬膜下血肿往往呈新月形且可跨越骨缝线，但不能跨越中线（图 5.1）。硬膜外血肿通常呈凸面状且不跨越骨缝线，血肿量在伤后数小时内可逐渐扩增（图 5.2）。硬膜外血肿常伴有颅骨骨折。蛛网膜下腔出血往往呈分散性或弥漫性，可见于脑沟内（图 5.3，图 5.4）。出血性脑挫伤常在急性期被发现，其潜在的脑损害往往要比初始的影像学表现严重（图 5.5）。剪切性脑损伤通常很难在 CT 上观察到，MRI 常常能更好地发现小的脑损伤灶。T2 加权成像和反转恢复序列成像对诊断剪切性脑损伤灶特别敏感（图 5.6）[14]。严重的颅脑外伤往往会在影像上同时存在多个病灶表现（图 5.7）。

儿童未闭合的颅缝会增加头颅伤情评估的复杂性。CT 是诊断颅骨骨折的首选检查，联合图像重建技术可以大大增加检查的准确性。除了标准的轴位骨和软组织图像重建，还有容积

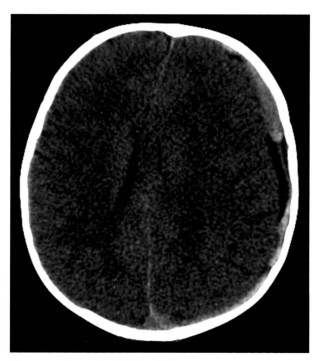

图 5.1　一个 21 个月大的儿童在跌倒后，行头颅轴位 CT，结果显示左侧硬膜下血肿，沿整个左侧大脑半球表面分布。呈高密度影。中线向右侧移位

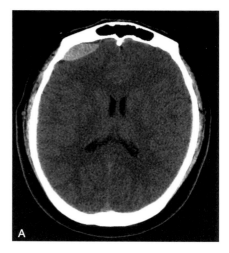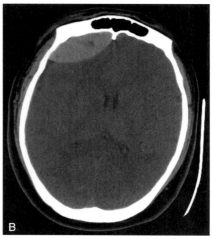

图 5.2 一位青少年被铁饼击中头部。A. 伤后头颅 CT 的轴位成像显示在右额区出现双凸镜状的高密度影,压迫下方脑回,符合硬膜外血肿的典型特征。B. 3h 后,硬膜外血肿量增加,对下方脑实质的占位效应也更加明显

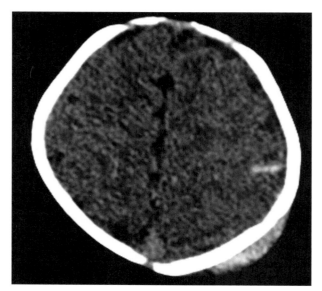

图 5.3 一个 4 周大的婴儿从 4 英尺 (1 英尺 ≈ 30.48cm) 高处跌落到实木地板上,行头颅 CT 成像。结果发现沿左侧额叶后部的脑回存在高密度出血影,符合蛛网膜下腔出血的表现

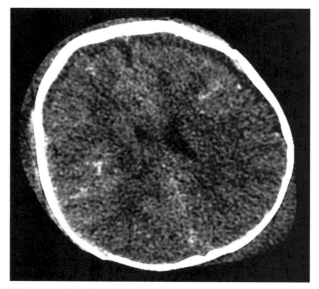

图 5.4 一个 5 个月大的婴儿从 15 英尺高处跌落,行头颅 CT 成像。结果发现脑沟内弥漫性高密度影,符合蛛网膜下腔出血的表现。同时伴有左侧硬膜下积液和头皮血肿

式或曲面绘制式三维影像技术可供使用 (图 5.8)。多平面重建技术和最大密度投影重建技术能使检查更加精确[15]。

5.5 小儿颅脑创伤的特殊表现

尽管小儿颅脑创伤的常见类型与成年人相似,但是还有一些类型被认为只发生在小儿颅脑创伤中。小儿颅骨骨折虽有凹陷,但不完全断裂,骨折线呈弓状,即所谓"乒乓球样"凹陷性骨折。骨折形态像凹陷的乒乓球 (图 5.9)。

小儿生长性颅骨骨折 (图 5.10) 是一种罕见的并发症,常继发于原发性颅骨骨折或经硬脑膜开颅手术,多发于 3 岁以下的儿童[16]。近 1% 的颅骨骨折患儿会出现这一并发症[17],该病也可称之为软脑膜囊肿,是由于脑脊液流出硬脑膜而不易返回,形成局部的液体潴留[18]。这些囊肿可以表现为单纯的囊性 (只含脑脊液),但通常也会含有疝出的脑组织[19]。常与脑室相通而成脑穿通畸形,周围脑软化也较常见。这些

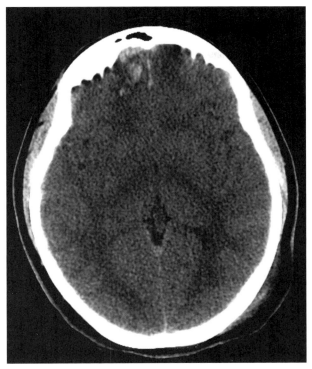

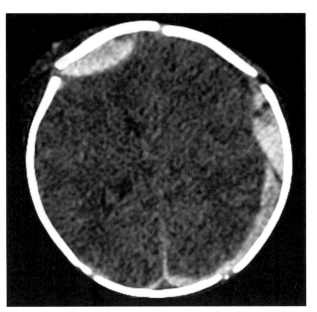

图 5.7　一个出生 1d 的难产婴儿，出生时应用产钳助产，行头颅 CT 轴位成像显示高密度的双侧硬膜外血肿和左侧大脑后部硬膜下血肿，以及较为隐匿的弥漫性蛛网膜下腔出血

图 5.5　一位青少年的头颅后部受到暴力打击后行头颅 CT，轴位成像显示右额叶脑实质出血，该患者右额叶出血性脑挫伤是由于对冲伤机制导致的

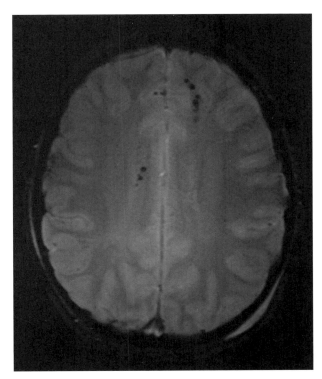

图 5.6　一位 16 岁脑外伤患者的磁共振梯度回波轴位成像结果显示在双侧的额叶和右胼胝多个低信号病灶。符合微小脑出血灶的表现，可见于弥漫性轴突损伤患者中。左侧头皮后部肿胀提示为暴力打击的部位

患者会在颅骨缺损处出现一个硬的或软的包块，有规律的搏动。这些包块会随着时间而扩大，外科治疗需要尽早修复颅骨缺陷及下方的硬脑膜缺陷。

在小儿颅脑外伤中，轴外脑脊液间隙扩大常由多种因素引起，可导致巨头症。脑脊液间隙扩大一般是指蛛网膜下腔的位置，但描述这一疾病的学术术语多种多样，最常用的是良性外部脑积水和硬膜下水囊瘤[20]。巨头症常见于 3 岁以下的儿童，其蛛网膜下腔 CSF 空间扩大，通常见于额部和大脑两半球间的区域。如果囟门未闭合，可通过 MRI 和高频颅内超声看到桥静脉（图 5.11）。在所有成像模式上，其囊内液体应跟 CSF 的密度或信号相似。脑脊液间隙扩大可以是先天性的、后天获得性的或家族遗传性的。良性家族性巨头症是常染色体不完全显性遗传。在文献中，关于巨头症儿童是否由于轻微的或者未知的头颅创伤后发生硬膜下出血导致，目前还存在争论[20-21]。

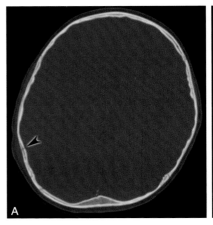
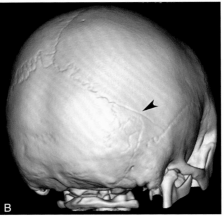

图 5.8　一位 5 岁男童向后跌倒，头部撞击在地上。 A. 行头颅 CT 轴位骨窗成像，结果显示右侧顶骨后部无移位性骨折（箭头），附近头皮肿胀。B. 颅骨表面三维重建成像显示线性骨折，沿人字缝线斜向延伸至鳞状缝（箭头）。骨折线没有正常骨缝的"之"字形特征，对侧未出现骨折线

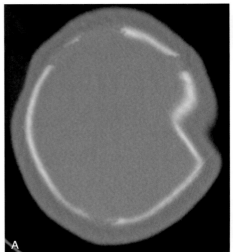
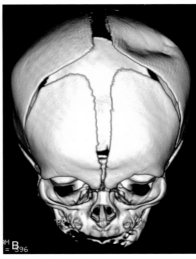

图 5.9　A. 一个 6d 大的婴儿，无外伤史，无其他疾病。头颅 CT 轴位成像显示一个明显的颅骨凹陷，但左顶骨骨质没有断裂。B. 颅骨表面三维重建可更好地显示颅骨凹陷

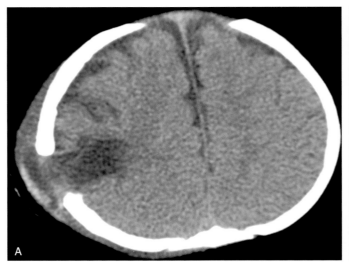
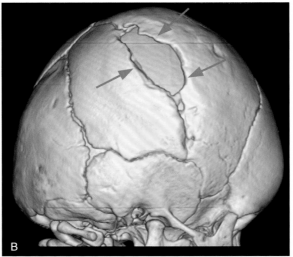

图 5.10　一位 5 个月大的儿童，在出生 2 个月时遭受虐待，导致头颅顶骨骨折和脑实质挫伤（未显示）。A. 头颅 CT 检查显示低密度的脑软化灶经颅骨缺损处疝出。B. 颅骨表面三维重建图像显示骨缺损位于骨折线内（箭头），符合软脑膜囊肿

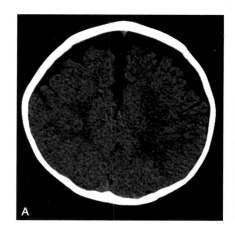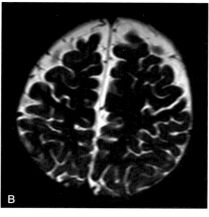

图 5.11　一位巨头症的婴儿。A. 轴位头颅 CT 显示额叶明显的低密度积液，无其他异常。B. T2 加权 MRI 显示血管穿过积液区，确诊为蛛网膜下腔积液

5.6 虐待性小儿颅脑创伤
　　（非意外颅脑损伤）

在美国，虐待是导致儿童受伤和死亡的常见原因。对此受伤机制的认识逐渐增长，促使医院建立了小儿虐待性疾病科，作为美国具备医师资格认证的专业[22-23]。2010 年，在美国超过 120 000 名儿童遭到身体上的虐待，超过 1500 名儿童死亡[24-26]。致残和致死的大部分原因是颅脑创伤导致的[27-28]。

对病史提供者的临床质疑可促使医生对非意外性创伤的诊断。临床上经常可以见到一些患者病史缺失，伤害与病史不匹配，或者病史不断变化。一般情况下，影像学检查结果可以为虐待性创伤诊断提供第一证据。对放射科医生来说，有必要提醒病史提供者，以便对患者进行充分全面的评估。

目前，虐待性颅脑创伤的生物力学已经可以通过法医学、动物学和计算机模型来评估。但是对确切的创伤机制和损伤模式的了解目前仍存在困难。虐待性创伤的致伤机制常常是未知的。头部单纯的振动性损伤、暴力打击伴头部震动性损伤和直接性暴力打击导致的头部损伤，这三种形式可以概括评估所有头部创伤[29-31]。

对于虐待性颅脑创伤来说，没有特征性的影像学表现，有时影像学结果可能无异常[32]。但研究表明，某些头颅损伤表现需要考虑虐待性创伤的可能，包括不同时期的硬膜下出血、脑缺血、脑弥漫性轴索损伤和视网膜出血。对多种影像学表现的患者也需要考虑虐待性创伤

的可能性。虐待性颅脑创伤几乎可以表现为所有形式的颅内创伤，包括硬膜外、硬膜下、蛛网膜下腔、脑实质出血；缺血；颅骨骨折；弥漫性轴索损伤；水肿；挫伤；脑积水；其中硬膜下出血是最常见的[33-36]。颅骨骨折常见于意外性颅脑创伤，非意外性颅骨骨折常表现为多重性、复杂性和放射性（图 5.12）。脑缺血在小儿颅脑创伤中预示患儿预后不良，通常更多的发生在虐待性颅脑创伤中[35, 37]。视网膜出血在影像学上诊断不敏感，但可以通过 MRI 确诊（图 5.13）[38]。

针对硬膜下血肿患者，某些特征表现更常见于虐待性颅脑创伤中。多层血肿或不同时期的血肿是虐待性颅脑创伤的特征性表现（图 5.14）。大脑两半球之间的血肿、小脑幕下血肿、

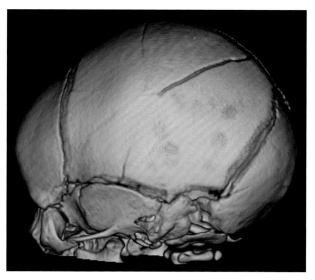

图 5.12　1 个月大的婴儿，头颅 CT 表面三维重建图像显示复杂性颅骨骨折。多条骨折线从左侧顶骨中央部呈放射状向周围延伸

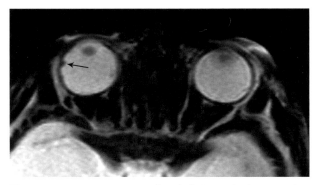

图 5.13 一个 5 周大的婴儿遭受虐待导致头部外伤，眼科检查发现视网膜出血，MRI 梯度回波成像显示：视网膜轮廓上异常的低信号微小病灶（箭头），提示视网膜出血

双侧硬膜下血肿和单纯的慢性硬膜下血肿更常见于虐待性颅脑创伤中[36,39-40]。

此前，虐待性颅脑创伤的动态影像学表现已有描述。超急性硬膜下血肿由于血液没有完全凝固而呈混合密度，但随后在数小时内血肿密度均质化[41]。良性外部性脑积水常见于未遭受虐待的儿童中，这些儿童可能更容易出现自发性硬膜下出血，或者微小的意外创伤都可能导致脑出血[42-43]。戊二酸血症，其他代谢性和先天性的疾病都可能导致硬膜下出血[41,44-45]。分娩相关的颅内出血通常在婴儿 4 周大的时候被吸收[28]。

5.7 分娩损伤

正常分娩导致新生儿颅脑创伤是很罕见的。

难产时的暴力操作会增加新生儿颅脑创伤的风险[46]，会导致胎头血肿以及更严重的帽状腱膜下血肿发生，其表现与常见的良性非创伤性胎头水肿相似。通常需要通过查体区分这些病例，但是在难以确诊的情况下可能需要影像学检查辅助诊断。

胎头水肿由血清血液在头皮的渗出或积聚导致，通常是由于扩张子宫颈内的部分婴儿头部被压迫的时间过长引起的（图 5.15）。水肿可跨越颅骨缝，且在数天内消失，通常没有后遗症，偶尔会发生头发缺失和头皮坏死[47]。

胎头血肿是最常见的头部分娩损伤（图 5.16）[48]。骨膜下血肿通常不跨越颅骨缝，因为骨和骨膜在颅骨缝处结合的相对较紧密。这就限制了骨膜下血肿的大小，因此大面积的血肿较罕见。血肿吸收后通常没有后遗症，但少数会发生钙化或与下方的骨组织融合，随后出现轻度畸形（图 5.17）。胎头血肿很少继发感染、脓肿和骨髓炎[49]。

帽状腱膜下间隙是一个潜在的较大空间，可允许大量血液聚集而不受骨缝的限制（图 5.18）。帽状腱膜下出血可导致低血压、休克甚至死亡。帽状腱膜下出血可能与应用胎头吸引器有关[50]，常见于较大婴儿及初产妇。除此之外，应用胎头吸引器还会导致比较罕见的并发症，如医源性脑膨出[51]。

产后婴儿也会出现颅内出血，出血量通常较少，吸收后无后遗症。这些颅脑分娩性损

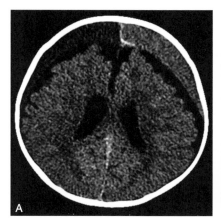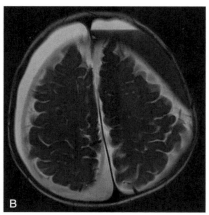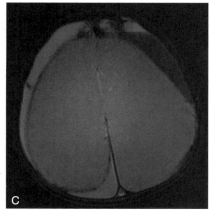

图 5.14 一个 5 个月大的婴儿遭受虐待导致头部外伤。A. 轴位头颅 CT 显示双侧硬膜下混合密度的积液，表明积液内存在不同时期的出血。B. T2 磁共振影像 (MRI) 显示在左额叶硬膜下血肿分层，伴右侧硬膜下积液。C. 梯度回波磁共振再次显示了左侧硬膜下血肿分层，右侧硬脑膜上面覆盖一层低信号物质，提示陈旧性出血和含铁血黄素

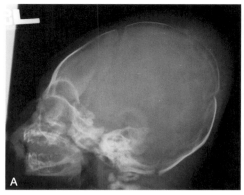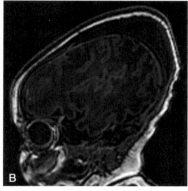

图 5.15　一位长时间的经阴道分娩的新生儿。A. 侧位平片显示明显的头颅畸形，伴头颅后部软组织肿胀，诊断为胎头水肿。B. 矢状位 T1 磁共振成像 (MRI) 显示头皮下积液。MRI 检查目的是对缺氧性脑损伤情况进行评估

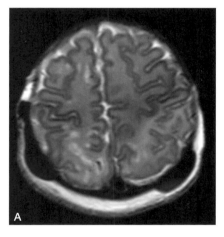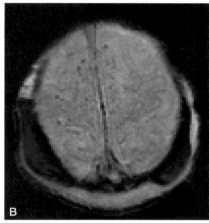

图 5.16　一位新生儿头部受到分娩性创伤，T2 加权（A）和梯度回波（B）磁共振成像显示头皮下低信号血肿，表现符合骨膜下血肿

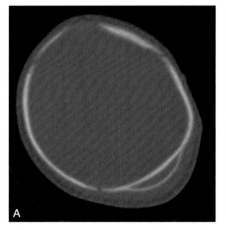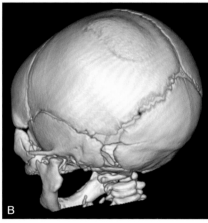

图 5.17　1 个月大的婴儿头颅后部受伤，出生时有胎头血肿。A. 头颅 CT 轴位成像显示左侧顶骨有一个边缘钙化的病灶。B. 颅骨表面三维重建图像更清晰地显示其钙化病灶的大小和分布

伤常发生于经阴道分娩的胎儿，发生率可达 26%，剖宫产的胎儿发生率相对较小[52]。

5.8 轻型创伤性颅脑损伤

　　轻型创伤性颅脑损伤通常是指脑震荡，常

由钝性创伤导致，伴或不伴有短暂意识丧失。神经系统检查正常，GCS 评分 15 分。但可出现轻度的认知和心理障碍，并可能持续很长一段时间，尤其是反复颅脑创伤患者。这种类型的伤害已经成为儿童的一个主要健康问题[53-54]。对儿童来说，从自行车上跌落、运动、交通事

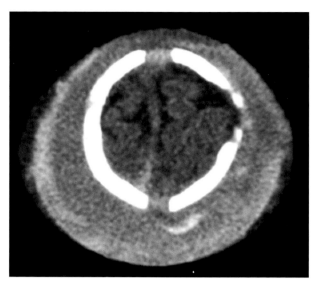

图 5.18　一位刚出生 12h 的新生儿，出生时出现呼吸心搏骤停，经心肺复苏后伴有严重的缺氧性脑损伤，患儿出生时经长时间的胎头吸引器辅助分娩。头顶皮下出现大量混合密度的血肿，且没有受到颅骨缝限制，符合帽状腱膜下出血表现

故是轻型创伤性颅脑损伤最常见的病因[55-56]。轻型创伤性颅脑损伤患者在治疗时通常不需要行影像学检查，因为大多数的影像学方法不能显示其病理变化。

针对儿童的轻型创伤性颅脑损伤，这方面的研究相对缺乏。但一些成人的相关研究显示，应用高核磁强度的 MRI(1.5T 甚至更高) 可检测出少数脑震荡患者的脑损伤。弥散性轴索损伤患者通常表现为微小的脑出血灶 (图 5.6)[14]。

近年来，采用 DTI 可通过计算脑白质部分各向异性的降低程度，来评估脑震荡引起的白质变化，但其临床应用效果尚未明确[57-58]。

5.9 初次头颅 CT 的预后价值

小儿颅脑创伤后的初次头部 CT 表现和伤后患儿生活质量之间存在着关联性。导致患儿生活质量下降的最重要的影像学表现为基底池的消失、脑室内出血、脑实质损伤、中线移位大于 5mm、硬膜下血肿厚度大于 3mm[13]，这些特征与预测成人不良预后的特征类似但并不完全相同[59]。

5.10 结　论

小儿颅脑外伤是儿童致残和致死的主要原因，与成年人相比，有着不同的流行病学因素、临床特点及影像学特征。由于成人和儿童临床表现的差异性，需要制订适用于儿童的急性神经影像学标准。小儿创伤性脑损伤的影像学表现往往跟成人是相似的，但是有些特征是小儿所特有的，这一点放射科医生必须充分了解。

识别常见的与分娩有关的颅内和颅外损伤将帮助和指导医生选择适当的治疗策略。了解患儿病史（包括出生史）是很重要的，特别是怀疑虐待性创伤的患儿。尽管意外性和虐待性颅脑创伤影像学特点相似，但是某些特殊表现会高度提示其中一个原因。虽然没有一种影像学表现可 100% 确定是虐待所导致的，但是多重性和复杂性的颅骨骨折，硬膜下出血，以及与影像学表现并不相符的病史，都提示需要考虑虐待性颅脑创伤，需行进一步评估。

如今，辐射对儿童的影响已经越来越引起重视，因此监测辐射剂量是很重要的。新的 CT 技术可能会在未来减少辐射剂量，但不能完全消除这种担心。考虑到 CT 的重要诊断价值，这种对辐射的担心不应该阻止快 CT 在创伤中的应用。创伤后急性期的头颅 CT 可以对创伤进行分类，选择治疗的方向，界定脑损伤的程度，也可以提供预后信息。MRI 对神经系统的评估日益重要，但检查时间较长，要求镇静，操作较复杂，限制了在颅脑创伤中的应用。

参考文献

[1] Schneier AJ, Shields BJ, Hostetler SG, et al. Incidence of pediatric traumatic brain injury and associated hospital resource utilization in the United States. Pediatrics, 2006, 118: 483–492

[2] Guice KS, Cassidy LD, Oldham KT. Traumatic injury and children: a national assessment. Trauma, 2007, 63 Suppl: S68-S86

[3] McCarthy ML, Serpi T, Kufera JA, et al. Factors influencing admission among children with a traumatic brain injury. Acad Emerg Med, 2002, 9: 684–693

[4] Kuppermann N, Holmes JE, Dayan PS, et al. Pediatric Emergency Care Applied Research Network (PECARN). Identification of children at very low risk of clinically-important brain injuries after head trauma: a prospective cohort study. Lancet, 2009, 374: 1160–1170

[5] Osmond MH, Klassen TP, Wells GA, et al. Pediatric Emergency Research Cana-da (PERC) Head Injury Study Group. CATCH: a clinical decision rule for the use of computed tomography in children with minor head injury. CMAJ, 2010, 182: 341–348

[6] Kleinerman RA. Cancer risks following diagnostic and therapeutic radiation exposure in children. Pediatr Radial, 2006, 36(Suppl 2): 121–125

[7] American Academy of Pediatrics. Committee on Environmental Health. Risk of ionizing radiation exposure to children: a subject review. Pediatrics, 1998, 101: 717–719

[8] Hall EJ. Introduction to session I: helical CT and cancer risk. Pediatr Radial, 2002, 32: 225–227

[9] Rogers L, Dunster HJ, Polyani C, et al. Implications of Commission Recommendations that Doses be Kept as Low as Readily Achievable in Protection TICoR, ed. New York: Pergamon Press, 1973, 22: 22

[10] Recommendations of the International Commission on Radiological Protection, ICRP Publication 9. New York: Pergamon Press, 1965: 10

[11] Baum JW. ALARA and de minimis concepts in regulation of personnel exposure. American Nuclear Society Topical Conference. Oak Ridge, TN, 1987

[12] Zacharias C, Alessio AM, Otto RK, et al. Pediatric CT: strategies to lower radiation dose. AJR Am J Roentgenol, 2013, 200: 950–956

[13] Swanson JO, Vavilala MS, Wang J, et al. Association of initial CT findings with quality-of-life outcomes for traumatic brain injury in children. Pediatr Radial, 2012, 42: 974–981

[14] Topal NB, Hakyemez B, Erdogan C, et al. MR imaging in the detection of diffuse axonal injury with mild traumatic brain injury. Neural Res, 2008, 30: 974–978

[15] Ringl H, Schernthaner R, Philipp MO, et al. Three-dimensional fracture visualisation of multidetector CT of the skull base in trauma patients: comparison of three reconstruction algorithms. Eur Radial, 2009, 19: 2416–2424

[16] Keshavarzi S, Mdtzer H, Cohen SR, et al. The risk of growing skull fractures in craniofacial patients. Pediatr Neurosurg, 2010, 46: 193–198

[17] Ersahin Y, Gtdmen V, Palali I, et al. Growing skull fractures (craniocerebrai erosion). Neurosurg Rev, 2000, 23: 139–144

[18] Muhonen MG, PiperJG, Menezes AH. Pathogenesis and treatment of growing skull fractures. Surg Neural, 1995, 43: 367–373

[19] Vignes JR, Jeelani NU, Jeelani A, et al. Growing skull fracture after minor closed-head injury.J Pediatr, 2007, 151: 316-318

[20] Zahl SM, Egge A, Helseth E, et al. Benign external hydrocephalus: a review, with emphasis on management. Neurosurg Rev, 2011, 34: 417–432

[21] Ghosh PS, Gbosh D. Subdural hematoma in infants without accidental or non-accidental injury: benign external hydrocephalus, a risk factor. Clin Pediatr (Phila), 2011, 50:897–903

[22] Christian CW, Block R Committee on Child Abuse and Neglect. American Academy of Pediatrics. Abusive head trauma in infants and children. Pediatrics, 2009, 123: 1409–1411

[23] Newton AW, Vandeven AM. Child abuse and neglect: a worldwide concern. Curr Opin Pediatr, 2010, 22: 226–233

[24] Childhood injuries in the United States. Division of Injury Control, Center for Environmental Health and Injury Control, Centers for Disease Control. Am J Dis Child, 1990, 144: 627–646

[25] Pierce MC, Bertocci G. Injury biomechanics and child abuse. Annu Rev Biamed Eng, 2008, 10: 85–106

[26] Herman-Giddens ME, Brown G, Verbiest S, et al. Underascertainment of child abuse mortality in the United States. JAMA, 1999, 282: 463–467

[27] Case ME, Graham MA, Handy TC, et al. National Association of Medical Examiners Ad Hoc Committee on Shaken Baby Syndrome. Position paper on fatal abusive head injuries in infants and young children. Am J Forensic Med Pathol, 2001, 22: 112–122

[28] Chiesa A, Duhaime AC. Abusive head trauma. Pediatr Clin North Am, 2009, 56: 317–331

[29] Couper Z, Albermani F. Mechanical response of infant brain to manually in-flicted shaking. Proc Inst Mech Eng H, 2010, 224: 1–15

[30] Duhaime AC, Gennarelli TA, Thibault LE, et al. The shaken baby syndrome: a clinical, pathological, and biomechanical study. J Neurosurg, 1987, 66: 409–415

[31] Roth S, Raul jS, Willinger R. Finite element modelling of paediatric head impact: global validation against experimental data. Comput Methods Programs Blamed, 2010, 99: 25–33

[32] Morad Y, Avni l, Benton SA, et al. Normal computerized tomography of brain in children with shaken baby syndrome. J AAPOS, 2004, 8: 445–450

[33] Keenan HI, Runyan DK, Marshall SW, et al. A population-based comparison of clinical and outcome characteristics of young children with serious inflicted and noninflicted traumatic brain injury. Pediatrics, 2004, 114: 633–639

[34] Vinchon M, de Foort-Dhellemmes S, Desurmont M, et al. Confessed abuse versus witnessed accidents in infants: comparison of clinical, radiological, and ophthalmological data in corroborated cases. Childs Nerv Syst, 2010, 26: 637–645

[35] Fujiwara T, Okuyama M, Miyasaka M. Characteristics that distinguish abusive from nonabusive head trauma among young children who underwent head computed tomography in Japan. Pediatrics, 2008, 122: e841–e847

[36] Datta S, Stoodley N, Jayawant S, et al. Neuroradiological aspects of subdural haemorrhages. Arch Dis Child, 2005, 90:947–951

[37] Ransom GH, Mann FA, Vavilala MS, et al. Cerebral infarct in head injury: relationship to child abuse. Child Abuse Negl, 2003, 27: 381–392

[38] Altinok D, Saleem S, Zhang Z, et al. MR imaging findings of retinal hemorrhage in a case of nonaceidental trauma. Pediatr Radial, 2009, 39: 290–292

[39] Sato Y, Yuh WT, Smith WE, et al. Head injury in child abuse: evaluation with MR imaging. Radiology, 1989, 173: 653–657

[40] Feldman KW, Bethel R, Shugerman RP, et al. The cause of infant and toddler subdural hemorrhage: a prospective study. Pediatrics, 2001, 108: 636–646

[41] Fernando S, Obaldo RE, Walsh IR, et al. Neuroimaging of nonaccidental head trauma: pitfalls and controversies. Pediatr Radial, 2008, 38: 827–838

[42] McNeely PD, Atkinson JD, Saigal G, et al. Subdural hematomas in infants with benign enlargement of the subarachnoid spaces

are not pathognomonic for child abuse. AJNR Am J Neuroradiol, 2006, 27: 1725–1728

[43] Raul JS, Roth S, Ludes B, et al. Influence of the benign enlargement of the subarachnoid space on the bridging veins strain during a shaking event: a finite element study. Int J Legal Med, 2008, 122: 337–340

[44] Köhler M, Hoffmann GE. Subdural haematoma in a child with glutaric acidu-cia type I. Pediatr Radial, 1998, 28: 582

[45] Barnes PD. Imaging of nonaccidental injury and the mimics: issues and con-troversies in the era of evidence-based medicine. Radial Clin North Am, 2011, 49: 205–229

[46] Swanson AE, Veldman A, Wallace EM, et al. Subgaleal hemorrhage: risk factors and outcomes. Acta Obstet Gynecol Scand, 2012, 91: 260–263

[47] Williams H. Lumps, bumps and funny shaped heads. Arch Dis Child Educ Pract Ed, 2008, 93: 120–128

[48] Hughes CA, Harley EH, Milmoe G, et al. Birth trauma in the head and neck. Arch Otolaryngol Head Neck Surg, 1999, 125: 193–199

[49] King SJ, Boothroyd AE. Cranial trauma following birth in term infants. Br J Radiol, 1998, 71: 233–238

[50] Chadwick LM, Pemberton PJ, Kurinczuk JJ. Neonatal subgaleal haematoma: associated risk factors, complications and outcome. J Paediatr Child Health, 1996, 32: 228–232

[51] Jeltema HR, Hoving EW. latrogenic encephalocele: a rare complication of vacuum extraction delivery. Childs Nerv Syst, 2011, 27: 2193–2195

[52] Looney CB, Smith JK, Merck LH, et al. Intracranial hemorrhage in asymptomatic neonates: prevalence on MR images and relationship to obstetric and neonatal risk factors. Radiology , 2007, 242: 535–541

[53] Yeates KO. Mild traumatic brain injury and postconcussive symptoms in childrean and adolescents. J lnt Neuropsychol Soc, 2010, 16: 953–960

[54] Bazarian JJ, McClung J, Shah MN, et al. Mild traumatic brain injury in the United States, 1998-2000. Brain lnj, 2005, 19: 85-91

[55] Powell JW, Barber-Foss KD. Traumatic brain injury in high school athletes, JAMA , 1999, 282: 958–963

[56] Laker SR. Epidemiology of concussion and mild traumatic brain injury. PM&R, 2011, 3 (Suppl 2): S354–S358

[57] Wozniak JR, Krach L, Ward E, et al. Neurocognitive and neuroimaging correlates of pediatric traumatic brain injury: a diffusion tensor imaging (DTI) study. Arch Olin Neuropsychol, 2007, 22: 555–568

[58] Niogi SN, Mukherjee P, Ghajar J, et al. Extent of microstructural white matter injury in postconcussive syndrome correlates with impaired cognitive reaction time: a 3T diffusion tensor imaging study of mild traumatic brain injury. AJNR Am J Neumradiol, 2008, 29: 967–973

[59] Maas Al, Steyerberg EW, Butcher I, et al. Prognostic value of computerized tomography scan characteristics in traumatic brain injury: results from the IMPACT study. J Neurotrauma, 2007, 24: 303–314

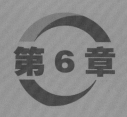

第6章

颅脑创伤的术后影像

Nicholas D. Krause, Kathleen R. Fink, Yoshimi Anzai

6.1 概 述

如本书前面章节中所述，在美国，颅脑创伤 (TBI) 是一个主要的社会问题，每年约有 1.5 亿人发生颅脑创伤，导致 52 000 人死亡[1]，多发生于儿童和青壮年。颅脑创伤是导致年轻人死亡和残疾的主要原因之一，TBI 给社会带来了沉重的经济负担。降低颅脑创伤患者的残疾程度，能够减少医疗成本的投入，同时也能促使患者早日重返工作岗位。既往，许多外科医生对手术治疗 TBI 缺乏积极性，因为很多人认为 TBI 患者愈后只取决于原发性脑损伤。这种消极观点的产生主要是由于当时缺少高质量、对照性的研究来证明手术的必要性。然而，最近更多的数据显示，手术治疗可以显著降低 TBI 患者的死亡率[2]。在 2006 年，脑创伤基金会和神经外科医生协会合作，广泛回顾了众多文献研究，编撰了第 3 版 "颅脑创伤的外科治疗指南"，这项指南有助于对 TBI 的手术干预提供指导[3]。

由于手术治疗和早期干预对 TBI 患者并发症发生率和死亡率存在较大影响，因此对放射科医生来说，对手术适应证、常见手术、预期术后表现以及潜在的并发症的掌握和了解是至关重要的。针对 TBI 患者术后影像学表现的相关文献相对较少，在本章节中，总结了各种外科手术的术后正常或异常的影像学表现，放射科医生、重症监护医生或外科医生都需要了解。

6.2 颅内压监测和脑室外引流

一些中型或重型 TBI 患者需要立刻手术，但其余大部分患者将首先进行非手术治疗，包括颅内压（ICP）监测或脑室置管外引流（EVD）。ICP 监测通常适用于格拉斯哥昏迷评分 (GCS) 小于 8 分的患者。对于 GCS 评分轻度下降（9~12 分）但颅内压可能会升高的患者，也需要行 ICP 监测[4]。ICP 监测的操作可在重症监护病房的床旁进行，通常是经额部钻孔后插入监测探头（图 6.1）。探头插入部位的脑实质内出血是常见的并发症（图 6.2），约 10% 的患者会出现[4]。

EVD 也可以同时监测 ICP。这项技术的优势在于能够在必要时通过排出脑脊液 (CSF) 来降低颅内压。EVD 可在床旁或手术室放置。EVD 通常经额部放置，进入脑室系统中侧脑室额角，终止于中线附近的室间孔（图 6.3）。但是脑室置管外引流可能会受到患者颅内伴随疾病的影响，如颅内占位效应导致的脑中线移位，或脑水肿导致的脑室狭窄。后续 CT 复查应评估穿刺导管周围脑实质是否存在出血（图 6.4），或穿刺导管位置是否欠佳（图 6.5），这两种情况都是 EVD 的并发症。

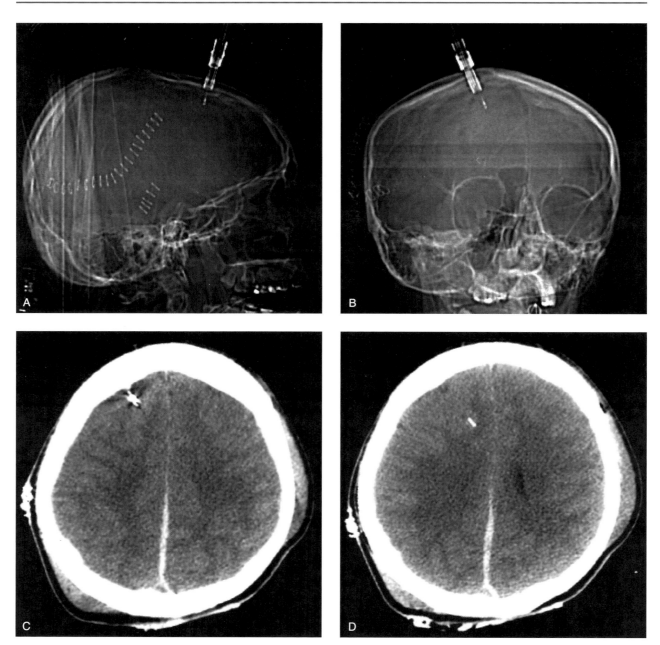

图 6.1 正常的颅内压 (ICP) 监测探头位置。A，B. 侧位和正位 CT 定位像显示在右额部的 ICP 监测器。C，D. 头颅 CT 周围成像显示 ICP 监测探头位于右侧额叶。此外需注意患者伴有大脑镰旁硬膜下血肿

6.3 硬膜下血肿

急性硬膜下血肿 (aSDH) 是 TBI 患者进行外科手术最常见的原因之一。当急性硬膜下出血厚度大于 10mm 或造成中线移位超过 5mm 时，需要进行手术干预[2]。对于单纯的 aSDH，外科干预通常需要行开颅手术清除血肿。aSDH 范围通常覆盖一侧大脑半球，因此需进行额颞顶部开颅血肿清除术。手术成功后的影像通常表现

为血肿体积的显著减少和占位效应的解除，以及一些预期的术区表现，包括术区内的积气、液体和少量的血液成分（图 6.6）[5-6]。

针对慢性 SDHs 和慢性 SDHs 急性期的治疗比较复杂。无临床症状且占位效应不明显的患者可给予保守治疗[2]。由于慢性 SDHs 多发于脑萎缩的老年人，因此中等体积的血肿对邻近脑实质的占位效应不明显。如果患者必须行手术治疗时，通常首选钻孔引流术。通常情况下，

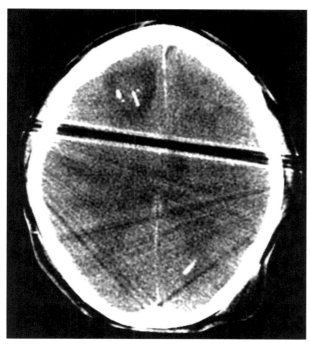

图 6.2　头颅 CT 轴位成像显示广泛的脑水肿，颅内压监测右额叶入路周围脑实质内存在少量的出血

在血肿最厚的地方钻两个孔，血肿腔留置引流管持续引流。术后早期影像通常显示硬膜下血肿量的轻度减少、伴少量积气。血肿完全被吸收以及占位效应完全解除往往需要数周甚至数月时间（图 6.7 ）。如果患者引流后血肿复发，或者慢性 SDHs 体积巨大，则需要行开颅手术，手术方式跟 aSDHs 相似[2]。

　　当评估急性或慢性 SDH 手术的术后影像学表现时，应注意患者是否出现再出血，常表现为血肿体积增加或血肿密度增高（图 6.8，图 6.9 ）。手术后硬膜下血肿量的突然减少，以及占位效应的突然降低，也会导致其他颅内损伤，如脑实质挫伤和对侧硬膜下血肿的形成（图 6.10，图 6.11 ）。

　　开颅手术可能会引起张力性气颅的发生。一旦出现张力性气颅，大量的气体会聚积在硬膜下间隙，压迫相邻的额叶，导致纵裂凸出，也被称为"富士山"征（图 6.12 ）[7-8]。气颅患者通常无症状，但是大量的颅内积气（尤其是张力性气颅），如果未经处理，可能会导致患者临床病情的恶化，危及生命。在临床上，许多张力性气颅需要紧急进行手术减压[9]。

6.4 硬膜外血肿

　　在颅脑创伤中，硬膜外血肿没有硬膜下血肿常见。手术对于硬膜外血肿患者的生存和生活质量都是有益的，因此对硬膜外血肿迅速的诊断是至关重要的[10]。针对急性硬膜外血肿(aEDH) 患者需要应用放射影像进行三维测量评估，体积大于 30mL 的 aEDH 是手术指征之一[2]。但血肿位置也很关键，颅中窝的硬膜外血肿少于 30mL 即可压迫脑干，虽然血肿量低于手术标准，但亦需行手术干预[11-12]。其他因素还包括 GCS 评分、血肿占位效应和中线移位，以及并发伤。在手术治疗的 aEDH 患者中，高达一半的患者将会出现颅内出血（ICH ）[3]。

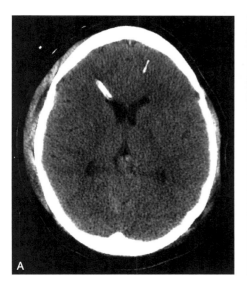
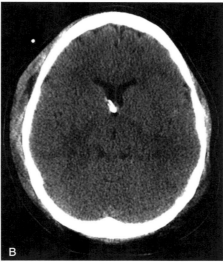

图 6.3　正常脑室外引流位置。头颅 CT 轴位成像显示右额叶入路的颅内压监测导管穿过右脑室的额角，终止于室间孔附近

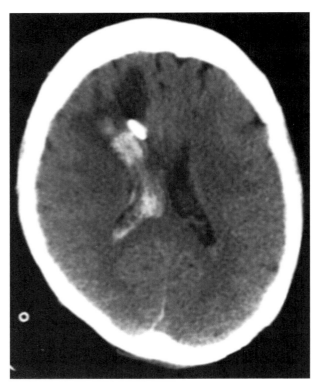

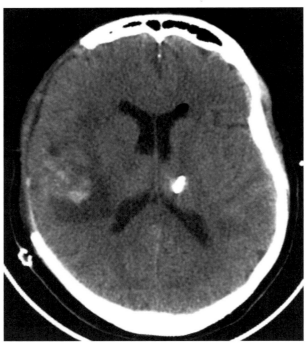

图 6.4　头颅 CT 成像显示右额叶入路的脑室外引流管周围脑实质存在水肿和出血。出血进入到右侧侧脑室内。该患者进行了开颅血肿清除术

图 6.5　患者行右侧去骨瓣减压术后，但左额叶入路的脑室外引流管位置不佳，尖端终止于左侧丘脑

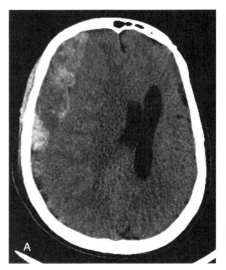

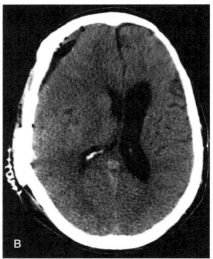

图 6.6　开颅术清除急性硬膜下血肿（aSDH）。A. 术前头颅 CT 显示右额叶巨大 aSDH，引起显著的占位效应，压迫相邻的右侧大脑半球和右侧脑室，导致大脑镰下疝的形成。B. 手术清除 aSDH 后，术后头颅 CT 显示占位效应和中线偏移立刻得到明显改善。预期的术区改变包括术区的积气、积液及少量积血

与 aSDH 相比，单纯 aEDH 清除手术的颅骨切开范围相对较小。血肿清除术后患者 CT 影像通常表现为占位效应完全消失（图 6.13）。许多伴有颅骨骨折的 aEDH 患者，颅骨凹陷性骨折的修复和固定可与血肿清除术同时进行（图 6.14）。aEDH 患者通常伴有脑实质挫伤，因此需要密切监测 ICHs 的进展（图 6.15）。

6.5 脑实质内血肿

在颅脑创伤中，脑实质挫伤性出血是很常

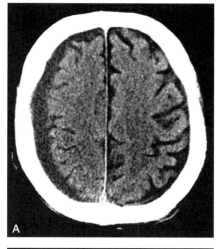
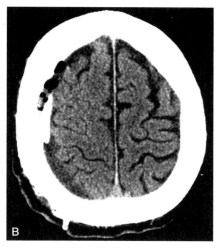
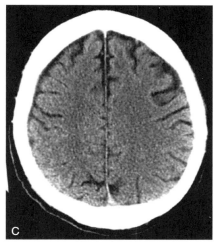

图 6.7　慢性硬膜下血肿钻孔引流术。A. 头颅 CT 成像显示中等体积的右侧大脑半球慢性 SDH，由于患者存在脑萎缩，血肿占位效应较轻微。B. 钻孔引流术后立即行头颅 CT，结果显示血肿量轻度减少，血肿腔内有积气。C. 6 周后头颅 CT 显示 SDH 完全消失

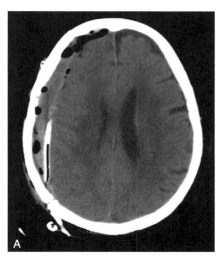
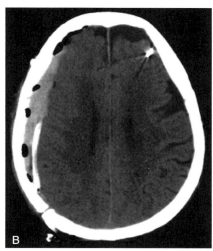

图 6.8　开颅手术清除 SDH 后再出血。A. 开颅术后 CT 显示整个右侧大脑半球少量残余积液，伴术区少量积气，左侧硬膜下放置引流管。B. 随后头颅 CT 复查显示残余的积液体积无变化，积液密度增高，提示再出血

见的，但大多数患者均接受非手术治疗。是否给予手术干预是由多个因素决定的，常见的手术指征包括大面积脑挫伤 (>50mL)，血肿较小但脑池受压或中线移位大于 5mm，神经功能恶化，药物治疗无效的难治性高颅压[2]。脑实质挫伤性出血可在伤后的最初几天逐渐恶化，或者在之前影像学表现正常的区域逐渐出现挫伤性脑内血肿。特别是在手术清除另外一区域的血肿后，

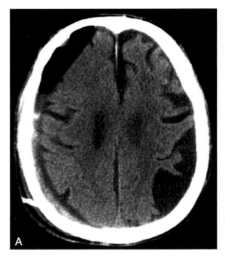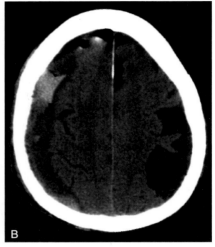

图 6.9　钻孔引流术治疗 SDH 后再出血。A. 钻孔引流术后 CT 显示右侧硬膜下残留积液，其中含有气体、液体和血液成分。B. 后续 CT 复查显示积液体积增加，高密度血液成分体积增加，符合再出血表现，占位效应也略有增加

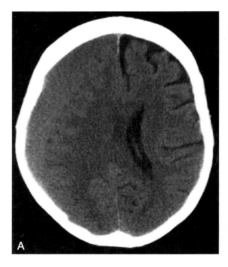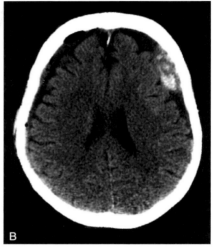

图 6.10　钻孔引流术后对侧硬膜下血肿 (SDH) 形成。A. 初次 CT 显示右侧等密度 SDH，占位效应明显，中线向左移位。B. 右侧钻孔引流术后立即行头颅 CT，结果显示右侧 SDH 体积明显减少，占位效应消失，但对侧 aSDH 形成

由于血肿对相邻部位的占位效应被消除，会引起脑实质内血肿的扩大 (图 6.11~6.16)。

有些患者容易出现颅内再出血，也被称为进展性出血（PHI）。这些患者术后需要更加密切的监测和影像学复查[13]。下面列举了一些 PHI 的危险因素。

- 凝血障碍。
  抗凝治疗。
  肝病。
  血小板减少症。
  升高的凝血酶原时间 / 国际标准化比值、部分凝血活酶时间或 D– 二聚体。
- 更高级别的原发性脑损伤。
  髓内血肿（而不是 aSDH / aEDH ）。
  中线移位。

下降的 GCS。
瞳孔反应消失。
- 年龄较大（＞ 57 岁）。
- 高血糖。

临床上通常根据脑实质内血肿引起脑肿胀的程度来决定是否进行手术干预，干预手段通常采用去骨瓣减压术（图 6.16，图 6.17）。去骨瓣减压的目的是给予脑组织足够的肿胀空间，从骨瓣缺损处疝出，而不引起 ICP 升高，以及脑疝或脑缺血等相关并发症。

开颅手术的位置和范围取决于血肿的位置、大小以及合并伤。去除的骨瓣可以保存，等患者脑肿胀消除时行颅骨修补。如果骨瓣不适合再植入，也可以使用人工骨瓣。

颅后窝血肿通常是暴力直接作用于枕部造

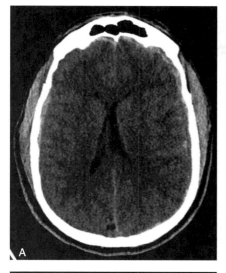

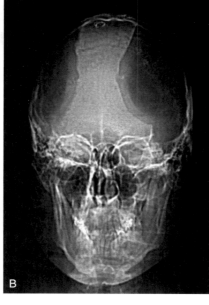

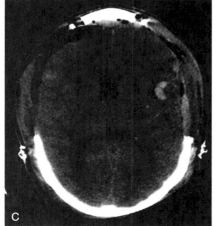

图 6.11　硬膜下血肿 (SDH) 清除术后出现脑挫伤。A. 一位 23 岁的男性患者从 30 英尺（1 英尺 ≈ 30.48cm）高度跌落，出现双侧硬膜下血肿，伴占位效应。B. 术后 CT 定位像显示患者已行双侧去骨瓣减压手术。C. 后续头颅 CT 复查显示患者硬膜下血肿已清除，伴左侧额叶脑挫伤

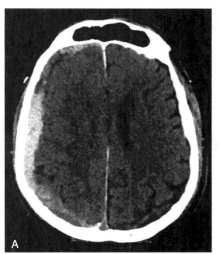

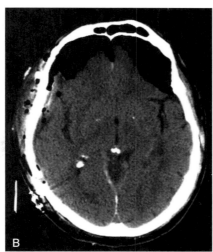

图 6.12　张力性气颅。A.CT 显示急性右侧硬脑膜下血肿 (SDH)，伴有占位效应。B. 右侧开颅手术清除 SDH 后，大量颅内积气压迫双侧额叶，考虑为张力性气颅

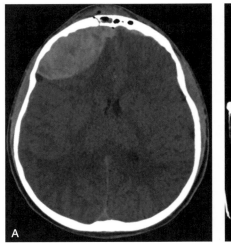
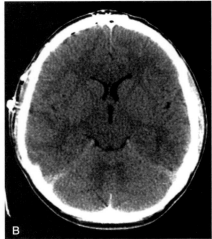

图 6.13 急性硬膜外血肿 (aEDH) 清除术。A. 患者初次头颅 CT 显示右侧额叶 aEDH，占位效应明显，伴额骨骨折。B. 术后行头颅 CT 复查，显示硬膜外血肿完全清除，占位效应消失

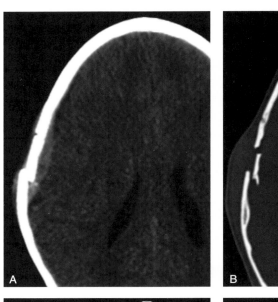
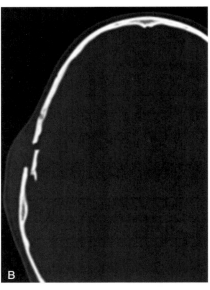
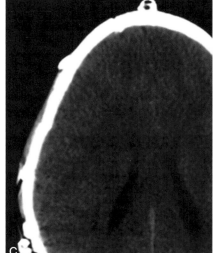
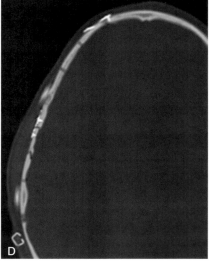

图 6.14 急性硬膜外血肿 (aEDH)，伴颅骨凹陷性骨折。A，B. CT 显示一个较小的右侧额顶部 aEDH，伴颅骨凹陷性骨折。C，D. 术后 CT 显示血肿已清除，颅骨骨折已被修复和固定

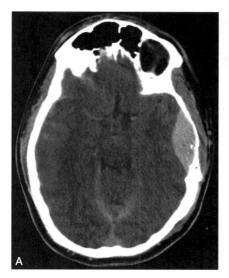
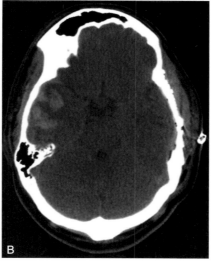

图 6.15 急性硬膜外血肿 (aEDH) 被清除后，出现脑实质挫伤性出血。A. 术前 CT 显示左侧颞部 aEDH。右颞叶存在少量的出血，考虑为对冲伤。B. 左侧颞部 aEDH 清除后，右颞叶出现挫伤性出血

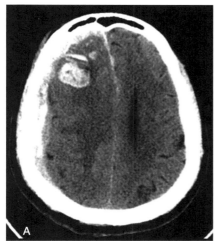
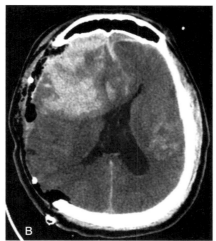

图 6.16 硬膜下血肿 (SDH) 清除后，脑实质挫伤性出血增加。A. 患者伤后初次头颅 CT 显示右侧 aSDH，右额叶挫伤性出血。B. 行去骨瓣减压联合 aSDH 血肿清除术后，复查头颅 CT 发现右额叶挫伤性出血显著增加，占位效应明显，需要再次手术。C. 右额叶内血肿在第二次手术中被清除，清除后的血肿腔内有积气。手术已将占位效应降至最低

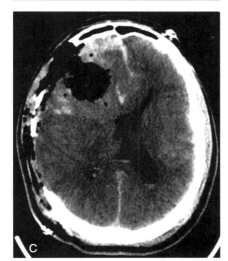

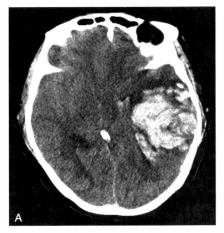

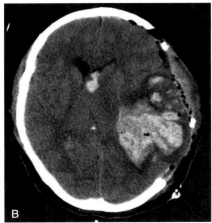

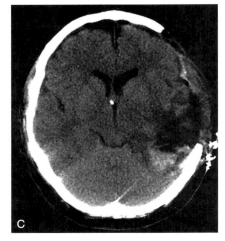

图 6.17 左额颞部挫伤行去骨瓣减压术。A. 患者伤后初次 CT 显示左额颞部出血性挫伤，占位效应明显，以及弥漫性脑沟脑池消失。行去骨瓣减压联合血肿清除术。B. 术后立即行头颅 CT 复查，显示术区再出血。患者再次手术进行血肿清除。C. 术后 CT 复查显示血肿已清除，血肿腔内有积气。脑沟脑池形态恢复，占位效应消失

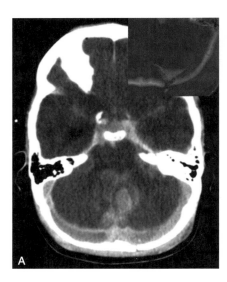

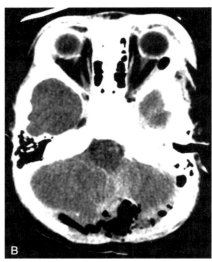

图 6.18 颅后窝脑实质内血肿。A. 由于电视机坠落，导致一位患儿的枕部创伤。头颅 CT 显示小脑出血性挫伤，硬膜下血肿，无位移的枕骨骨折（插图）。B. 患儿接受了颅后窝血肿清除联合去骨瓣减压手术

成的，这种外伤相对少见，早期可无症状，但有逐渐恶化的风险。血肿逐渐扩大时可压迫第四脑室引起梗阻性脑积水，如果压迫脑干会导致患者临床状态迅速恶化。颅后窝血肿的手术指征包括压迫第四脑室、脑池消失、梗阻性脑积水和患者临床状态迅速恶化[2]。

颅后窝出血往往首先行 EVD，由于这类患者的风险性较高，因此需要后续的 CT 影像监测，警惕小脑幕切迹上疝的出现。颅后窝脑实质内血肿通常需行枕下去骨瓣减压术（图 6.18），

由于颅后窝血肿会引起明显的脑组织肿胀，因此通常去除骨瓣的范围较大。

6.6 额窦损伤

创伤性额窦损伤，尤其是同时伤及额窦内板和外板的损伤，特别容易继发颅内感染[14]。由于这一潜在的风险，额窦骨折通常需要手术修复，使额窦颅腔化。手术过程中，额窦的内板需完全去除，并移除（剥离）或烧灼额窦黏膜，外板骨折可用金属板和螺钉固定（图 6.19）。

在随后的影像学表现上，需警惕感染和黏液囊肿等并发症的出现。当额窦黏膜去除不彻底时，可导致黏液囊肿形成。由于额窦开口在手术中被封闭，这样就阻止了颅内与鼻旁窦之间的沟通，残余额窦黏膜可能会形成黏液囊肿。

额窦颅腔化手术的另一个并发症是脑脊液漏，表现为鼻旁窦内持续有液体存在，患者口中常感觉有咸味，或鼻腔有溢液。另外，颅内与鼻旁窦的持续性沟通可导致颅内积气。

6.7 术后迟发性并发症

如前所述，对于 TBI 患者术后的影像学表现，应该重点关注是否存在颅内再出血、占位效应或任何术后并发症。手术治疗的 TBI 患者还应该密切观察有无任何感染的迹象。许多因素可以增加开颅手术或去骨瓣减压手术患者的感染

风险。这些危险因素包括穿透性损伤，紧急的或急诊手术，延误的颅骨修补术，去除骨瓣的范围较大[9]。颅内感染可累及脑实质、髓外间隙和颅骨。如果患者出现脑实质感染，影像常表现为增强效应（尤其是脓肿边缘强化）、周围血管源性水肿、DWI 弥散受限（图 6.20）。需要注意的是，TBI 患者的脑影像一旦出现增强效应一定要结合患者的临床表现再做诊断，因为不断演变的、没有感染的脑内血肿也可以出现增强效应，甚至是边缘强化以及弥散信号异常。还应该指出的是，由于血液可为微生物提供营养丰富的培养基，因此脑内血肿可出现双重感染。

开颅手术后复位的游离骨瓣也容易发生感染，因为这块骨瓣的血供是中断的。如果骨瓣出现溶骨性改变，可提示为骨髓炎。但是，这也必须结合患者的临床表现，因为在非感染的情况下，骨瓣也会出现骨质吸收（图 6.21）。骨瓣感染患者通常可通过查体发现，因为覆盖在感染骨瓣上的皮肤也常有感染表现。最近的一项研究对开颅手术患者进行了分析，发现有11.6% 的患者由于感染，需去除骨瓣；7.2% 的患者在未感染的情况下出现骨瓣吸收[15]。

另一并发症为外部性脑积水，即在脑室外的腔隙内脑脊液积聚过多，常在 TBI 患者术后数天到数周内出现[16]。外部性脑积水常发生于儿童患者，但也可以发生在颅脑创伤后的成人患者中。当患者受到颅脑创伤后，血液成分可阻碍 CSF 通过蛛网膜颗粒重吸收，导致蛛网膜下腔液体潴留（图 6.22）。CSF 过多的聚

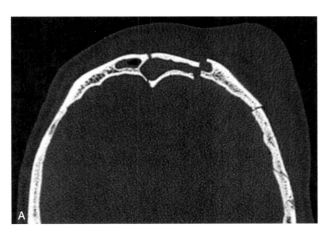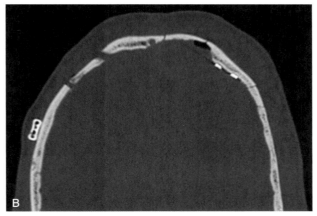

图 6.19　额窦损伤患者行额窦颅腔化手术。A. CT 显示颅骨粉碎性骨折，累及额窦的内板和外板，一些骨折碎片轻度移位。B. 患者接受了额窦颅腔化手术，去除内板，使用金属板和螺钉固定外板骨折碎片

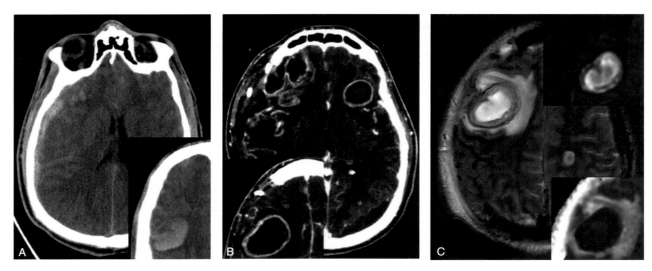

图 6.20　颅脑外伤后多发性脑脓肿。A.患者伤后初次头颅 CT 显示右侧急性硬膜下血肿(aSDH)，伴右额叶脑挫伤性出血(插图)。B. 行右侧去骨瓣减压术，几周后行增强 CT 复查，结果显示多个边缘增强的脓肿，右额叶血肿区也出现脓肿(插图)。患者外周血白细胞计数显著增多，伴发热。C.轴位 T2 加权磁共振成像显示右额叶脓肿中央呈高信号，脓肿边缘呈 T2 低信号环，伴周围脑组织水肿。弥散加权成像(右上插图)和表观弥散系数图(右下插图)显示弥散受限。细菌培养尚未确诊，可能与长期使用抗生素有关，聚合酶链反应显示有支原体存在

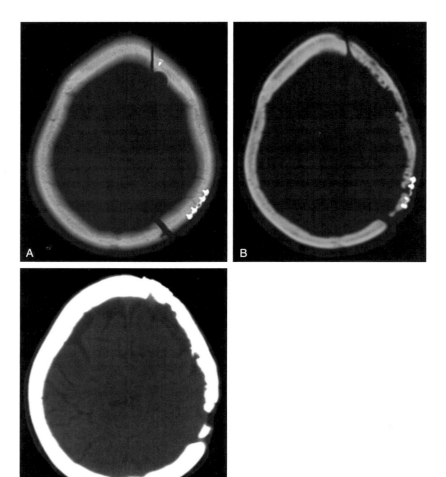

图 6.21　骨瓣吸收。A. 开颅术后早期 CT 复查显示自体颅骨完整。患者先前因外伤导致急性硬膜下血肿，行去骨瓣减压术，随后采用自体颅骨修补颅骨缺损。B、C. 8 个月后随访，复查 CT 显示骨瓣吸收明显。临床上未发现有感染征象，软组织窗没有发现继发性感染迹象，如头皮软组织肿胀或积液

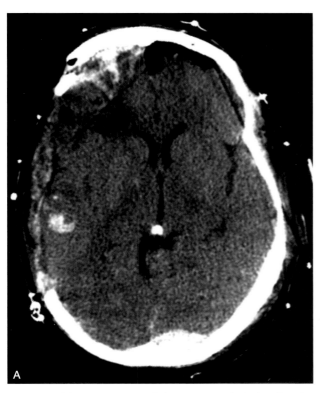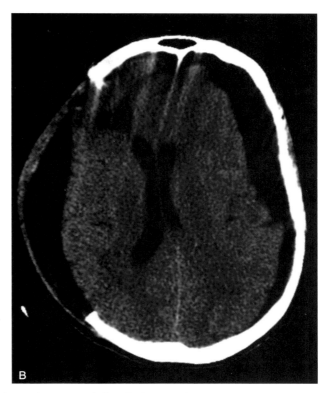

图 6.22　外部性脑积水。A. 患者行右侧额颞部去骨瓣减压术，术后早期 CT 显示存在脑实质挫伤性出血。B. 几个星期以后，脑挫伤性出血已被完全吸收，但出现双侧蛛网膜下腔积液，脑脊液过多积聚引起占位效应和中线移位

积可引起占位效应，压迫邻近脑组织，导致相关症状。

6.8 结　论

　　对 TBI 术后患者的评估和监护是一个复杂的议题，临床医生主要依靠影像学结果制订治疗策略。因此医生需要掌握颅脑创伤常见的手术指征，指导治疗方案的制订。另外医生还需要了解常见的外科手术、术后预期的表现及可能出现的并发症。患者的影像学表现与临床状态相结合是非常重要的，尤其是当怀疑患者发生颅内感染时。牢记这些概念将有助于改善医生对影像学结果的解读，和对 TBI 患者术后情况的了解。

参考文献

[1] Langlois JA, Rutland-Brown W, Wald MM. The epidemiology and impact of traumatic brain injury: a brief overview. J Head Trauma Rehabil, 2006, 21: 375–378

[2] Zacko JC, Harris L, Bullock MR. Surgical Management of Traumatic Brain injury//Winn HR, ed. Youmans Neurological Surgery. 6th ed

[3] Bullock MR, Chesnut R, Ghajar J, et al. Guidelines for the surgical management of traumatic brain injury: introduction. Neurosurgery, 2006, 58(S2):1–3

[4] Blaha M, Lazar D. Traumatic brain injury and haemorrhagic complications after intracranial pressure monitoring. J Neurol Neurosorg Psychiatry, 2005, 76:147

[5] Rastogi H, Bazan C Ⅲ, da Costa Leite C, et al. The posttherapeutic cranium//Jinkins JR. Post-therapeutic Neurodiagnostic Imaging. Philadelphia, PA: Lippincott-Raven, 1997: 3c36

[6] Ross JS. Modic MT Postoperative neuroradiology//Little JR, Awad IA. Reoperative Neurosurgery. Baltimore, MD:Williams&Wilkins, 1992:1–47

[7] lshiwata Y, Fujitsu K, Sekmo T, et al. Subdural tension pneumocephalus following surgery for chronic subdural hematoma. J Neurosurg, 1988, 68: 58–61

[8] Michel SJ. The Mount Fuji sign. Radiology, 2004, 232:449–450

[9] Sinclair AG, Scoffings DJ. Imaging of the post-operative cranium. Radiographics, 2010, 30:461–482

[10] Pickard JD, Bailey S, Sanderson H, et al. Steps towards cost-benefit analysis of regional neurosurgical care. BMJ, 1990, 301: 629–635

[11] Bullock R, Teasdale G. Head injuries-surgical management of traumatic intracerebral hematomas//Braakman R, ed. Handbook of Clinical Neurology. Amsterdam: Elsevier, 1990:249–298

[12] Andrews BT, Chiles BW III Olsen Wl, Pitts LH. The effect of intracerebral hematoma location on the risk of brain-stem compression and on clinical outcome. J Neurosurg, 1988, 69:518–522

[13] Yuan E, Ding J, Chen H, et al. Predicting progressive hemorrhagic injory after traumatic brain injury: derivation and validation of a risk score based on admission characteristics. J Neurotrauma, 2012, 29: 2137–2142 [Epub ahead of print]

[14] Sataloff RT, Sariego J, Myers DL, et al. Surgical management of the frontal sinus. Neurosurgery, 1984, 15:593–596

[15] Honeybul S, Ho KM. Long-term complications of decompressive craniectomy for head injury. J Neurotrauma, 2011, 28:929–935

[16] Tzerakis N, Orphanides G, Antoniou E, et al. Subdural effusions with hydrocephalus after severe head injury: successful treatment with ventriculoperitoneal shunt placement: report of 3 adult cases. Case Rep Med, 2010: 743–784

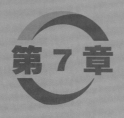

第 7 章

钝性脑血管损伤

Carrie P. Marder，Kathleen R. Fink

7.1 血管损伤机制

穿透性损伤是最常见的脑血管损伤机制。但非穿透性损伤导致的颈动脉或椎动脉的损伤要比既往认为的多，其发病率约占钝性颅脑创伤的 1%[1-2]。随着更加宽泛的筛查标准和更敏感的影像学检查的应用，钝性脑血管损伤 (BCVI) 的发生率也随之增加[3]，这证明之前有许多无症状的钝性脑血管损伤患者未得到诊断。

钝性颈动脉损伤的机制包括对颈部的直接打击、口腔创伤、涉及颈动脉管的颅底骨折、颈部向对侧旋转导致过度伸展以及过度屈曲[4-5]。过度的头部运动很容易拉伸颈动脉并跨靠至后方 C1~C3 颈椎的侧块上，或引起下颌角和上颈椎之间的颈内动脉受压，因此颈内动脉远端的颅外部分很容易受到损伤[4]。

钝性椎动脉损伤机制包括颈椎半脱位、骨折（尤其是涉及横突孔的骨折）以及颈椎横向屈曲和轴向旋转引起的椎动脉拉伸型损伤[6-7]。交通肇事、悬吊、勒颈、高处坠落、运动意外都是引起 BCVI 的常见原因。另外，颈椎上轻微的操作也会引起椎动脉损伤，例如颈椎按摩。轻度创伤所引起的脑血管损伤是否可以归类于 BCVI，或者创伤导致的脑血管损伤是否代表一部分"自发"颈动脉夹层动脉瘤的发病机制，这些问题目前还存在争议[8]。此外，尽

管枪伤通常导致穿透性血管损伤，但患者受伤时颈部过度的动作可导致远离弹道的部位发生 BCVI[9]。

7.2 筛 查

钝性创伤引起的脑血管损伤要比既往认为的更常见，而且结果往往是致命性的，具有较高的卒中风险。许多 BCVI 患者最初无症状，但是在血管内皮损伤部位会出现血小板的聚集和血栓的形成，可在数小时至数天，甚至数月至数年之后，引起血栓栓塞性卒中[5,10-11]。越来越多的Ⅱ、Ⅲ类证据表明早期行抗凝或抗血小板治疗减少了无症状 BCVI 患者发生脑卒中的风险，改善了有症状 BCVI 患者的神经功能预后[12-16]。因此，针对 BCVI 的高危患者，重要的是在患者卒中发病前通过血管影像检查确诊并及时治疗。

7.3 钝性创伤患者行血管影像检查的指征

当钝性创伤患者有 BCVI 的体征和症状时，或当患者的受伤机制存在 BCVI 高风险因素时，需要行血管成像检查。

7.3.1 体征和症状

当创伤患者存在 BCVI 的体征和症状时，需急诊行血管影像学检查，并积极治疗出血和脑卒中。BCVI 的体征和症状包括以下内容：①口腔、鼻腔、耳或潜在的动脉起源处表面出血；②大面积或持续扩大的颈部血肿；③年龄低于 50 岁但伴有颈动脉杂音的患者；④不明原因的局灶性或侧向性神经功能缺损，包括轻偏瘫、短暂性脑缺血发作、基底动脉供血不足或霍纳综合征；⑤ CT 或 MRI 显示急性脑梗死；⑥患者神经功能缺陷症状与 CT 或 MRI 检查结果不一致。

7.3.2 危险因素

丹佛学术组研究了大量的 BCVI 高危患者，确立了无症状 BCVI 患者的筛查标准[13,17-19]。通过患者损伤机制的研究结合患者放射学 / 体检的高风险结果，从而制定了丹佛筛查标准。

这些筛查标准包括存在颈椎过伸伴旋转的受伤机制，以及颈椎过度屈曲伴下列任何一项条件：复杂性下颌骨骨折、移位性 Le Fort Ⅱ 型或 Ⅲ 型面中部骨折、累及颈动脉管的颅底骨折、伴弥漫性轴突损伤的闭合性颅脑损伤、低 GCS 评分的闭合性颅脑损伤、颈椎半脱位或骨折延伸到横突孔、任何在 C1~C3 部位的骨折、缢颈导致脑缺氧、安全带擦伤颈部伴严重肿胀或精神状态改变。复杂性下颌骨骨折的具体定义尚未说明。

随后，logistic 回归分析确定了 4 个预测颈动脉损伤的独立高危因素：① GCS ≤ 6 分；②颞骨岩部骨折；③脑弥漫性轴索损伤；④ Le Fort Ⅱ 型或 Ⅲ 型骨折[19]。一项相似的研究分析提示颈椎骨折是椎动脉损伤的独立高危因素[19]。这些"高危"因素构成了一套限制性更强的核心筛查标准，但是在使用之前更加宽泛的筛选标准的患者中，大约 20% 的患者不存在独立高危因素。此外，许多脑血管损伤患者并没有相关致伤机制或高危因素，仅是由于偶然检查或者仅基于临床怀疑进行筛查而诊断[18-22]。因此，医生需要使用之前较为宽泛的筛查标准，以避免遗漏能被治疗的脑血管损伤患者。

因为现在筛查检查通常是使用无创的 CT 血管造影 (CTA)。临床上一些医生甚至使用更加宽松的筛查标准。患者如果存在导致脑血管损伤的受伤机制，附加的筛查标准包括：任何下颌骨或颅底的骨折[22-23]；任何颈椎[2,23]或胸腰段脊柱的骨折[2]；任何重型胸外伤[2,20]；任何胸外伤合并头颅外伤；任何胸部血管损伤[22]；头皮撕脱伤[22]；头部、面部或颈部的枪伤[9]。最佳的筛查标准还需要进一步的研究来确定，用以鉴别没有被丹佛筛查标准发现的 BCVI 患者，同时还要权衡 BCVI 患者的风险与筛查的成本和收益。

7.4 筛查方式的选择

筛查的最佳影像学检查仍然是一个正在探究的重要课题。传统的四血管数字减影血管造影 (DSA) 是诊断 BCVI 的金标准，但这种检查是有创的，同时消耗时间和医疗资源。双功超声、磁共振血管造影 (MRA) 和 CTA 都是无创性的影像学检查，被认为是可替代 DSA 的检查方式。

虽然超声可以用来筛选颅外的颈动脉粥样硬化性疾病，但是在评估颅底附近的颈动脉时作用明显受限，但大多数的颈动脉损伤均发生在这个部位。如果评估骨性椎孔内的椎动脉情况，超声检查的作用也是受限制的，而大多数椎动脉损伤发生在这个部位。在一项回顾性研究中，采用超声筛查了 1400 多例钝性创伤患者，有 8 例 BCVI 患者被遗漏从而导致神经功能缺损症状，超生检查对诊断 BCVI 的敏感度只有 39%[24]。因此，不建议使用超声进行 BCVI 筛查[16-17]。

尽管最初 MRA 是 BCVI 筛查的一种无创性选择方式，但在前瞻性研究中比较 MRA 与 DSA，MRA 的敏感性有 50%~75%，特异性只有 47%~67%[25-26]。MRA 也有操作方面的缺点，包括检查时间长，一些治疗中心没有使用条件，以及对一些病情不稳定而需要监护的患者，MRA 是不可行的。因此，不推荐应用 MRA 进行筛查[16-17]。但对于对碘造影剂过敏的患者或 BCVI 复查的患者，MRA 可以作为一项选择。

轴位脂肪抑制质子相或 T1 加权核磁成像有助于显示高信号的亚急性动脉夹层的壁内血肿，但在急性期作用有限，血管壁内血肿的信号特征在急性期难以觉察。新型技术的发展，例如高分辨率 MRI 黑血技术，将会提高 MRI 或 MRA 对 BCVI 诊断的准确率。

早期研究比较了 CTA 与 DSA，结果显示 CTA 对 BCVI 诊断的敏感性和特异性较差，但随着多层探测器技术的出现，CTA 已成为一个重要的筛查方式[17,27-31]。CTA 的优点是快速、无创和速效。此外，大多数创伤患者都需要接受 CT 检查。但关于 CTA 与 DSA 对诊断准确性的比较，目前争议依然存在，一些研究报道 CTA 的敏感性和特异性相对较差[32]。CTA 诊断的准确性在许多研究报道描述中不尽相同，这反映出放射科医生的经验、亚专业的培训或诊断能力的差异[21,31-33]。例如，在 Malhotra 等人的研究中，所有的 CTA 假阴性结果发生在研究前半阶段，这表明随着经验的增加，其诊断能力在不断提高[34]。此外，与 DSA 相比，血管的轻度损伤在 CTA 上很难被发现[25]，因此，在这些人群中，CTA 具有较低的灵敏度。要提高 CTA 对血管隐匿性损伤的检出率，需要单独评估 4 条大脑供血动脉，正如 DSA 一样。并且联合使用原始图像和多平面重建技术仔细检查最常受伤的区域，如颅底附近、累及颈动脉管或横突孔的骨折[31]。

7.5 动脉损伤的分类

丹佛分级量表根据受损血管的影像学表现，针对脑血管损伤进行分级（图 7.1; 表 7.1），目前该分级方法已经广泛应用于创伤性脑血管损伤中[18]。Ⅰ 级损伤定义为不规则的血管壁、夹层、壁内血栓，导致管腔狭窄低于 25%（图 7.2）。Ⅱ 级损伤定义为夹层 / 壁内血栓导致大于 25% 的血管腔狭窄（图 7.3A,B），或血管损伤处出现内膜活瓣凸起（图 7.3C），或血管管腔内出现血栓（图 7.4）。Ⅱ 级损伤还包括小面积的低流量性脑动静脉瘘[35]。

Ⅲ 级损伤是假性动脉瘤（图 7.5~7.7）。Ⅳ 级损伤是血管完全闭塞（图 7.8，图 7.9）。Ⅴ 级损伤是由于血管横断导致造影剂外漏（图 7.10，图 7.11）。Ⅴ 级损伤还包括大面积的高流量性动静脉瘘[35]，有时动脉完全横断也会导致动静脉瘘。

对于颈动脉损伤患者来说，这个分级量表具有预后价值，较高等级的血管损伤患者具有较高的脑卒中风险[18]。椎动脉损伤不常见，既往经常被忽视，如果不经治疗也会引起脑卒中。但与颈动脉损伤不同的是，椎动脉损伤引起脑卒中的风险有着独立的损伤分级系统[7]。

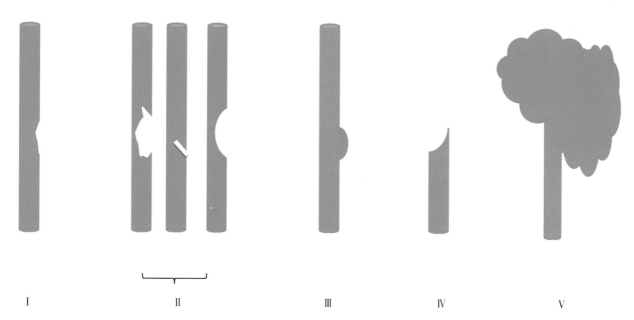

Ⅰ　　　　　Ⅱ　　　　　Ⅲ　　　　　Ⅳ　　　　　Ⅴ

图 7.1　示意图描述评估钝性脑血管损伤的丹佛分级量表（见表 7.1 的描述）

表7.1 钝性脑血管损伤的丹佛分级量表

损伤等级	描述
Ⅰ	不规则的血管壁、夹层、壁内血肿，导致低于25%的血管腔狭窄
Ⅱ	夹层/壁内血肿、内膜活瓣凸起、管腔内血栓的出现，导致大于25%的血管腔狭窄
Ⅲ	假性动脉瘤
Ⅳ	血管闭塞
Ⅴ	造影显示血管横断，伴造影剂外漏。高流量的动静脉瘘

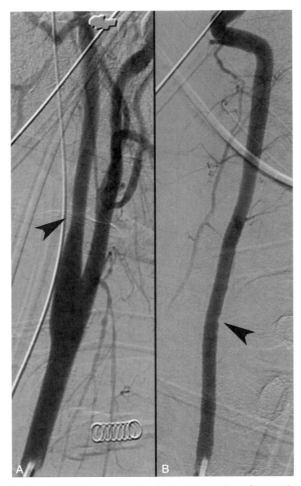

图7.2 Ⅰ级损伤。A.左侧颈内动脉近端局部狭窄较平滑，与颈动脉球部远端比较，狭窄程度低于25%（箭头）。未见内膜瓣凸起或假性动脉瘤。B.在C6~C7水平，右侧椎动脉局部管壁不规则（箭头），无明显狭窄、内膜瓣凸起或假性动脉瘤

7.6 治 疗

BCVI的治疗目标是预防无症状患者出现脑卒中，预防脑缺血患者出现神经功能并发症。BCVI引起的脑卒中大多数是由血栓栓塞导致的，血管严重狭窄或闭塞引起的脑低灌注也可能导致脑缺血性梗死，但比较少见（图7.6 D,E）。因此，抗凝和抗血小板治疗是主要的治疗方法[12-15,17]，肝素与阿司匹林/其他抗血小板药物的治疗效果无明显差异[36-37]。目前为止，还没有前瞻性随机对照试验评估最佳的治疗方案。现有的大多数回顾性、前瞻性和非随机性研究结果的可信度受到许多混杂因素限制[33]。

BCVI治疗的选择部分取决于患者血管损伤的等级。Ⅰ级损伤患者具有最低的脑卒中风险，通常行药物治疗即可。Ⅴ级损伤往往是致命的，需要急诊手术修复或血管内介入治疗。如果患者在随访检查中发现血管出现进展性狭窄或者假性动脉瘤逐渐扩大，可能需要血管内支架植入来保证大脑血管通畅。

非药物治疗方法包括外科手术和血管内介入。外科手术修复方法可采用载瘤动脉结扎术、血栓切除术、动脉内膜损伤直接缝合术、损伤动脉移植物替换术、颅内外搭桥术[33-38]。实际上，大多数脑血管损伤均发生在外科手术无法达到的部位，因此在临床上经常采用血管内介入治疗，如支架植入术、弹簧圈栓塞术。患者植入支架后需要长期服用抗血小板药物，避免支架内血栓形成。

如果没有抗凝禁忌，损伤在Ⅰ~Ⅳ级的患者通常可使用肝素治疗，且初始剂量不用太大，限制出血性并发症的发生[16-17]。患者在治疗7~10d后或者神经功能状态好转时，需行影像学复查，评估是否需要进一步治疗[35,39]。大多数Ⅰ级损伤患者可治愈，即可停用肝素；许多Ⅱ级损伤患者病情持续进展，有时需要血管内介入治疗[35,39]。Ⅲ级损伤患者单独接受抗凝治疗通常不会治愈，需要行影像学检查指导治疗方案的制订。Ⅳ级损伤患者病情很少出现变化，不需要重复行影像学检查。永久性血管损伤患者需要长期接受药物治疗，抗血小板剂长期使用更安全。在没有影像学检查评估的情况下，患者需要终生服药。

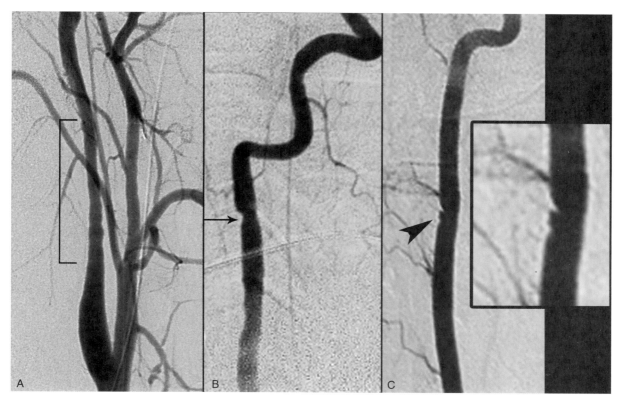

图 7.3 Ⅱ级损伤。A. 右侧颈内动脉近端大片段管壁不规则，狭窄程度达 50%（括号）。B. 右侧椎动脉管壁局部不规则，狭窄程度达 40%（细箭头）。C. 右侧椎动脉管壁局部不规则，狭窄程度小于 25%，伴小的内膜瓣凸起（粗箭头及放大像，插图）

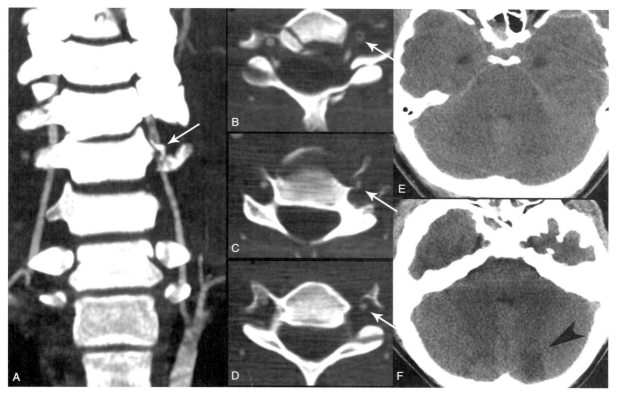

图 7.4 左侧椎动脉Ⅱ级损伤伴骨折水平的血管腔内血栓。A. CTA 冠状位重建显示骨折累及左侧颈椎侧块和横突孔，这些结构与左椎动脉密切相关（白箭头）。B. 轴位 CTA 成像显示左侧椎动脉存在中央充盈缺损（白箭头），提示血管腔内血栓。C. 骨折水平的椎动脉出现狭窄（白箭头）。D. 但骨折平面以下的椎动脉管径正常（白箭头）。E. 患者伤后初次头部 CT 检查是正常的。F. 随后出现后循环供血区域急性脑梗死（黑箭头）

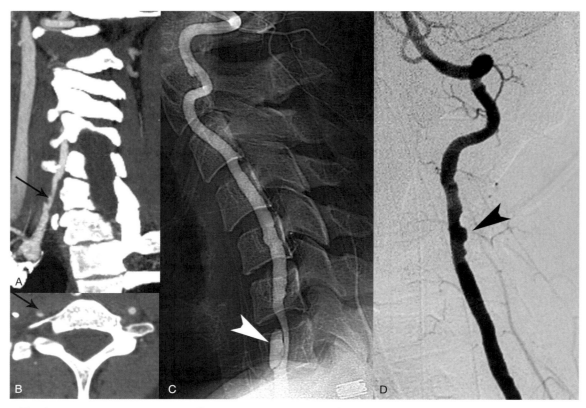

图 7.5 Ⅲ级损伤。A，B. CTA 上显示右侧椎动脉仅为Ⅱ级损伤 (黑细箭头)。C. 随后血管造影上显示病情进展为假性动脉瘤 (白箭头)。D. 另一位患者左侧椎动脉出现假性动脉瘤 (黑粗箭头)，伴椎动脉大片段的血管壁出现不规则形态

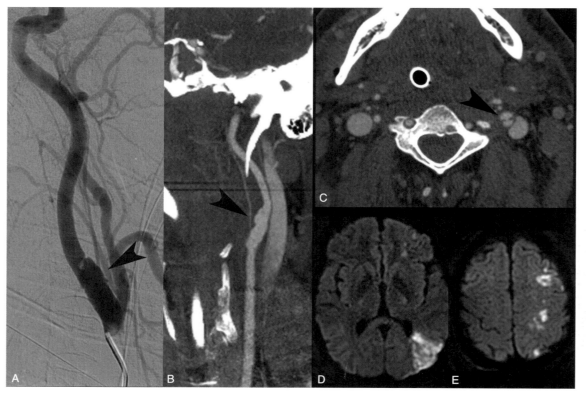

图 7.6 左侧颈内动脉近端Ⅲ级损伤。DSA (A) 和 (B，C) CTA 上均显示：假性动脉瘤 (箭头)，伴内膜瓣凸起，血管管腔狭窄程度达 70%。D，E. 磁共振弥散加权成像显示左侧大脑中动脉 (MCA) 供血区域出现急性脑梗死，以及大脑中动脉和大脑前动脉交界区脑梗死

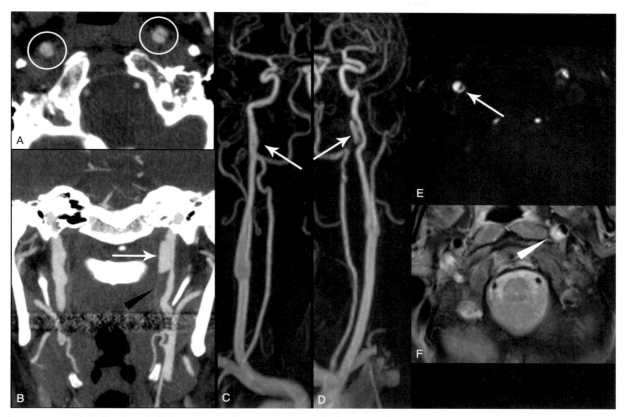

图 7.7　C1~C3 水平的双侧颈内动脉 (ICA) Ⅲ 级损伤。A. CTA 轴位成像显示两侧 ICA 均可见内膜瓣凸起，伴血管腔狭窄（圆圈）。B. CTA 最大强度投影冠状位重建证明双侧颈内动脉存在动脉瘤样扩张，左侧颈内动脉壁内血肿（黑箭头）位于假性动脉瘤下方（白细箭头）。C，D. 几个月后，增强磁共振血管造影 (MRA) 冠状位成像显示双侧 ICA 假性动脉瘤，左侧较大（白细箭头）。E. 右侧 ICA 损伤较隐匿。行二维时间飞逝效应磁共振血管成像 (2D TOF MRA) 再次显示内膜瓣凸起（白细箭头），左侧颈内动脉血管真腔狭窄。F. 轴位脂肪抑制质子相显示左侧颈内动脉腔内出现高信号血栓（白粗箭头）

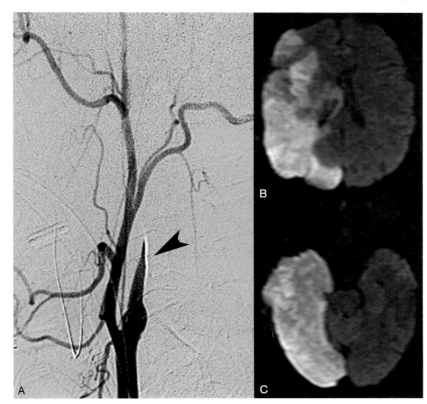

图 7.8　一名男子在跌落后 10d 突发缺血性脑卒中，检查发现颈动脉Ⅳ级损伤。A. 经右侧颈总动脉注入造影剂，DSA 结果显示右侧颈内动脉 (ICA) 在分叉上方逐渐闭塞（箭头）。B，C. 磁共振弥散加权成像显示在右侧 MCA 和 PCA 供血区域出现急性脑梗死，该患者可能为右侧胚胎型大脑后动脉（未显示）。右侧大脑前动脉供血区域是由左侧颈内动脉经前交通动脉供血（未显示）

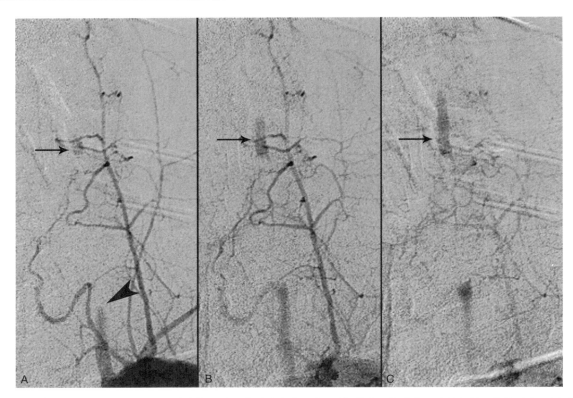

图7.9 左侧椎动脉Ⅳ级损伤。A. DSA动脉期提示左侧椎动脉完全闭塞（黑粗箭头），椎动脉远端侧支循环代偿形成（黑细箭头）。B，C. DSA显示造影剂通过侧支循环血管进入椎动脉阻塞处远端，椎动脉远端显影出现延迟（黑细箭头）。头颅磁共振成像上未发现急性脑梗死（未显示）

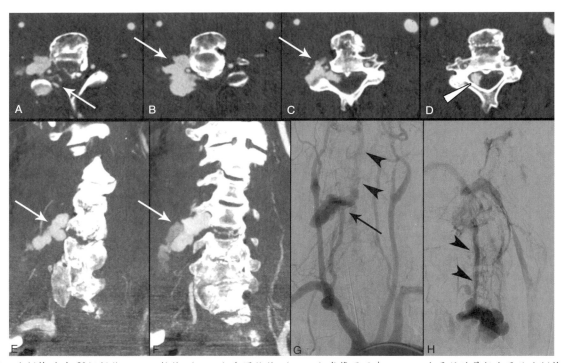

图7.10 右侧椎动脉Ⅴ级损伤。CTA轴位（A~D）和冠状位（E，F）成像显示在C4~C5水平段的骨折水平处右侧椎动脉内造影剂外漏（白细箭头）。造影剂通过椎间孔进入硬膜外间隙（白粗箭头）（D）。G. DSA成像显示右侧椎动脉上出现巨大分叶状假性动脉瘤（黑细箭头），椎动脉远端造影剂充盈不充分（黑粗箭头）。H. DSA静脉期硬膜外间隙内造影剂被引流至颈静脉，符合创伤后硬脊膜外动静脉瘘（AVF）表现（黑粗箭头）。高流量性动静脉瘘被归类为Ⅴ级损伤

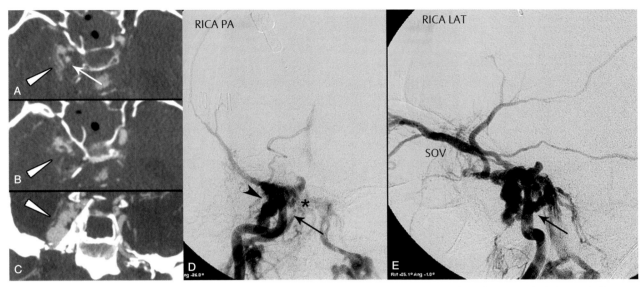

图 7.11　外伤性右侧颈内动脉海绵窦瘘，Ⅴ级损伤。A，B. CTA 轴位成像显示造影剂外漏进入右侧海绵窦（白粗箭头）。C. CTA 最大强度投影冠状位重建影像也显示造影剂外漏进入右侧海绵窦（白粗箭头）。A. 成像节段颈内动脉 (ICA) 充盈，但是在（B）成像节段颈内动脉存在充盈缺损（白细箭头）。右侧颈内动脉（RICA）DSA 前后位（D）和侧位（E）成像显示右侧颈内动脉终止于海绵窦段（黑长箭头），海绵窦显影（黑短箭头），引流静脉包括海绵间窦（*）和眼上静脉（SOV）

7.7 静脉损伤

对于伤及硬脑膜静脉窦或颈静脉球的颅骨骨折患者，由于形成血栓的风险较高，需要进一步评估患者静脉通畅情况（图 7.12）[40]。CT静脉造影 (CTV) 是常用的静脉成像方法，但如果患者病情稳定，并且对碘造影剂过敏，可采用 MR 静脉造影（MRV）。如果患者血栓导致硬脑膜静脉窦闭塞，可能会引起颅内压增高、脑积水、静脉性脑梗死。远期并发症理论上还包括硬脑膜动静脉瘘的形成。外伤性硬脑膜静脉窦血栓的最佳治疗方案目前还未确定。一些患者接受了抗凝治疗，但也有很多患者在没有特殊治疗的条件下，血栓出现溶解或没有任何进展[40]。

硬膜外血肿的压迫可导致脑静脉引流障碍（图 7.13），针对这类患者采用 CTV 评估静脉窦血栓，存在潜在风险[41]。枕骨骨折附近的硬膜外血肿可扩展至横窦或窦汇区，通常提示硬脑膜静脉窦存在损伤[42-43]。但在这种情况下，治疗需要进行血肿清除而不是抗凝或观察。幕上的硬膜外血肿常与脑膜中动脉的损伤有关，而颅后窝硬膜外血肿往往是静脉窦破裂导致的[42-43]。

7.8 结　论

钝性脑血管损伤可导致许多严重的后遗症，早期诊断是预防并发症的关键。BCVI 的筛查标准对筛查 BCVI 患者非常有价值，但多达 20%的 BCVI 患者没有接受筛查。因此，还需要进一步的研究去完善筛查标准。

颅脑损伤也会导致静脉损伤。如果患者毗邻硬脑膜静脉窦的区域出现颅骨骨折或硬膜外血肿，则提示存在静脉损伤的可能性非常高。对疑似静脉损伤的患者需要行影像学检查，并进行评估。

7.9 关键点

大约 1%的钝性创伤患者会出现 BCVI，BCVI 患者发生脑卒中的风险很高。

早期抗凝治疗后可改善患者预后。

DSA 是诊断 BCVI 的金标准，但多层螺旋CTA 是常用的筛选方法。

放射科医生的经验越多，CTA 对 BCVI 的检出率越高；BCVI 的等级越高，CTA 的检出率也越高。

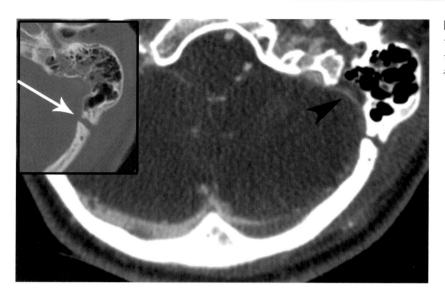

图 7.12　静脉窦血栓形成。增强 CT 显示左侧乙状窦充盈缺损（黑箭头），提示血管腔内存在血栓。患者伴有颅骨骨折（白箭头，插图）

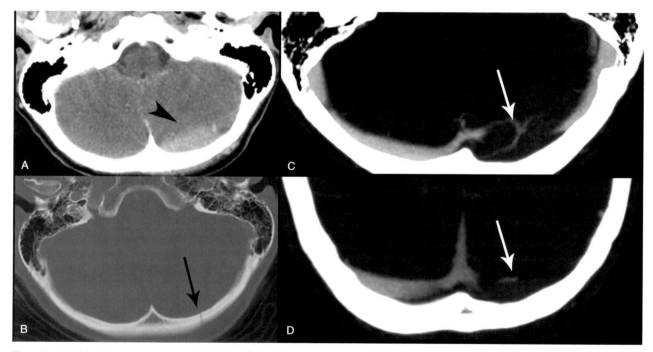

图 7.13　静脉窦闭塞。A，B. 头颅 CT 显示颅后窝硬膜外血肿（黑短箭头），伴枕骨骨折（黑长箭头）。在轴位（C）和冠状位（D）CT 静脉造影显示血肿压迫导致左侧横窦闭塞（白箭头）

　　对于大多数 Ⅰ/Ⅱ 级损伤的患者，在治疗 7~10d 后可再次进行评估，改变治疗方案。

　　高等级的血管损伤需要外科手术或血管内介入治疗。

　　伤及硬脑膜窦的颅骨骨折患者，由于血栓形成或硬膜外血肿压迫，可引起静脉引流障碍。CTV 是常用的筛查方法。

参考文献

[1] Liang T, Plaa N, Tashakkor AY, et al. Imaging of blunt cerebrovascular injuries. Semin Roentgenol, 2012, 47: 306–319

[2] Franz RW, Wdlette PA, Wood MJ, et al. A systematic review and meta-analysis of diagnostic screening criteria for blunt cerebrovascular injuries. J Am Coll Surg, 2012, 214: 313–327

[3] Biffl WL. Diagnosis of blunt cerebrovascular injuries. Curt Opin

Crit Care, 2003, 9: 530–534

[4] Zelenock GB, Kazmers A, Whitehouse WM Jr,et al. Extracranial internal carotid artery dissections: noniatrogenic traumatic lesions. Arch Surg, 1982, 117: 425–432

[5] Crissey MM, Berustein EF. Delayed presentation of carotid intimal tear following blunt craniocervical trauma. Surgery, 1974, 75: 543–549

[6] Nibu K, Cholewicki J, Panjabi MM, et al. Dynamic etongation of the vertebral artery during an in vitro whiplash simulation. Eur Spine J, 1997, 6: 286–289

[7] Biffl WL, Moore EE, Elliott JP,et al. The devastating potential of blunt vertebral arterial injuries. Ann Surg, 2000, 231: 672–681

[8] Kim Y-K, Schulman S. Cervical artery dissection: pathology, epidemiology and management. Thromb Res, 2009, 123: 810–821

[9] Steenburg SD, Sliker CW. Craniofacial gunshot injuries: an unrecognised risk factor for blunt cervical vascular injuries? Eur Radiol, 2012, 22: 1837–1843

[10] Krajewski LP, Hertzer NR. Blumt carotid artery trauma: report of two cases and review of the literature. Ann Surg, 1980, 191: 341–346

[11] Mokri B, Piepgras DG, Houser OW. Traumatic dissections of the extracranial internal carotid artery. J Neurosurg, 1988, 68: 189–197

[12] Fabian TC, Patton JH Jr,Crate MA,et al. Blunt carotid injury: importance of early diagnosis and anticoagulant tberapy. Ann Surg,1996, 223: 513–525

[13] Biffl WL, Moore EE, Ryu RK, et al. The unrecognized epidemic of blunt carotid arterial injuries: early diagnosis improves neurologic outcome. Ann Surg, 1998, 228: 462–420

[14] Miller PR, Fabian TC, Bee TK,et al. Blunt cerebrovascular injuries: diagnosis and treatment. J Trauma, 2001, 51: 279–286

[15] Cotbren CC, Moore EE, Biffl WL,et al. Anticoagulatinn is the gold standard therapy for blunt carotid injuries to reduce stroke rate. Arch Surg, 2004, 139: 540–546

[16] Bromberg WJ, Collier BC, Diebel LN,et al. Blunt cerebrovascular injury practice management guidelines: the Eastern Association for the Surgery of Trauma. J Trauma, 2010, 68: 471–477

[17] Biffl WL, Cothren CC, Moore EE,et al. Western Trauma Association critical decisions in trauma: screening for and treatment of blunt cerebrovascular injuries. J Trauma, 2009, 67: 1150–1153

[18] Biffl WL, Moore EE, Offner PJ, et al. Blunt carotid arterial injuries: implications of a new grading scale. J Trauma, 1999, 47: 845–853

[19] Biffl WL, Moore EE, Offner PJ,et al. Optimizing screening for blunt cerebrovascular injuries. Am J Surg, 1999, 178: 517–522

[20] Stein DM, Boswell S, Sliker CW, et al. Blunt cerebrovascular injuries: does treatment always matter? J Trauma, 2009, 66: 132–144

[21] Burlew CC, Biffl WL. Imaging for blunt carotid and vertebral artery injuries. Surg Clin North Am,2011, 91: 217–231

[22] Burlew CC, Biffl WL, Moore EE,et al. Blunt cerebrovascular injuries: redefining screening criteria in the era of noninvasive diagnosis. J Trauma Acute Care Surg, 2012, 72: 330–339

[23] Berne JD, Cook A, Rowe SA, et al. A multivariate logistic regression analysis of risk factors for blunt cerebrovascular injury. J Vasc Surg, 2010, 51: 57–64

[24] Mutze S, Rademacher G, Matthes G, et al. Blunt cerebrovascular injury in patients with blunt multiple trauma: diagnostic accuracy of duplex Doppler US and early CT angiography. Radiology, 2005, 237: 884–892

[25] Biffl WL, Ray CE, Jr, Moore EE, et al. Noninvasive diagnosis of blunt cerebrovascular injuries: a preliminary report. J Trauma, 2002, 53: 850–856

[26] Miller PR, Fabian TC, Croce MA,et al. Prospective screening for blunt cerebrovascular injuries: analysis of diagnostic modalities and outcomes. Ann Surg, 2002, 236: 386–395

[27] Bub LD, Hollingworth W, Jarvik JG, et al. Screening for blunt cerebrovascular injury: evaluating the accuracy of multidetector computed tomographic angiography. J Trauma,2005,59:691–697

[28] Biffl WL, Egglin T, Benedetto B, et al. Sixteen-slice computed tomographic angiography is a reliable noninvasive screening test for clinically significant blunt cerebrovascular injuries. J Trauma, 2006, 60: 745–752

[29] Berne JD, Reuland KS, Villarreal DH, et al.Sixteen-slice multi-detector computed tomographic angiography improves the accuracy of screening for blunt cerebrovascular injury. J Trauma, 2006, 60: 1204–1210

[30] Eastman AL, Chason DP, Perez CL, et al. Computed tomographic angiography for the diagnosis of blunt cervical vascular injury: is it ready for primetime? J Trauma, 2006, 60: 925–929

[31] Utter GH, Hollingworth W, Hallam DK, et al. Sixteen-slice CT angiograpby in patients with suspected blunt carotid and vertebral artery injuries. J Am Coil Surg, 2006, 203: 838–848

[32] Goodwin RB, Beery PR II, Dorbish RJ, et al. Computed tomographic angiography versus conventional angiography for the diagnosis of blunt cerebrovascular injury in trauma patients. J Trauma, 2009, 67: 1046–1050

[33] Fusco MR, Harrigan MR. Cerebrovascular dissections: a review. Part Ⅱ: blunt cerebrovascular injury. Neurosurgery,2011,68:517–530

[34] Malbotra AK, Camacho M, lvatury RR,et al. Computed tomographic angiography for the diagnosis of blunt carotid/vertebral artery injury: a note of caution. Ann Surg, 2007, 246: 632–643

[35] Bifll WL, Ray CE, Jr, Moore EE,et al. Treatment-related outcomes from blunt cerebrovascular injuries: importance of routine follow-up arteriography. Ann Surg, 2002, 235: 699–707

[36] Edwards NM, Fabian TC, Claridge JA, et al. Antithrombotic therapy and endovascular stents are effective treatment for blunt carotid injuries: results from longterm followup, J Am Coll Surg, 2007, 204: 1007–1015

[37] Cothren CC, Biffl WL, Moore EE,et al. Treatment for blunt cerebrovascular injuries: equivalence of anticoagulation and antiplatelet agents. Arch Surg, 2009, 144: 685–690

[38] Nunnink L.Blunt carotid artery injury. Emerg Med (Fremantle), 2002,14: 412–421

[39] Franz RW, Goodwin RB, Beery PR Ⅱ, et al. Postdischarge outcomes of blunt cerebrovascular injuries. Vasc Endovascular Surg,2010, 44: 198–211

[40] Delgado Almandoz JE, Kelly HR, Schaefer PW, et al. Prevalence of traumatic dural venous sinus thrombosis in high-risk acute blunt head trauma patients evaluated with multidetector CT venography. Radiology, 2010, 255: 570–577

[41] Zhao X, Rizzo A, Malek B, et al. Basilar skull fracture: a risk factor for transverse/sigmoid venous sinus obstruction. J Neurotrauma, 2008, 25: 104–111

[42] Garza-Mercado R. Extradural hematoma of the posterior cranial fossa. Report of seven cases with survival. J Neurosurg, 1983, 59 : 664–672

[43] Khwaja HA, Hormbrey PJ. Posterior cranial fossa venous extradural haematoma: an uncommon form of intracranial injury. Emerg Med J, 2001, 18: 496–497

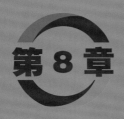

第8章

穿透性颅脑损伤

Robert Linville, Wendy A. Cohen

8.1 概　述

　　1848 年，一位名叫 Phineas Gage 的铁路工人队长被一支长铁棍穿透颅骨，但幸运地存活了下来，这根金属杆直径超过 1 英寸（1 英寸 ≈ 2.54cm），长约 3.5 英尺（1 英尺 ≈ 30.48cm）。这根金属杆由左下脸颊直接刺入，再由额头上方头顶处穿出。他的存活非常不可思议。即使是在现代条件下，穿透性颅脑损伤往往也是致命的。现代 CT 已成为诊断类似损伤必不可少的工具（直到 1860 年，盖奇去世后的几十年，第一个 X 线照片才被发明，最近 Ratiu 和 Talos 对当时盖奇的穿透性颅脑损伤进行了重新演示）[1]。影像学检查在穿透性颅脑损伤的急性期和后续随访中，可帮助诊断、指导治疗、预测患者预后及相关并发症。在本章节将讨论穿透性颅脑损伤的影像学表现，包括头部枪伤 (GSWs) 和木头刺穿伤，后者在 CT 成像上具有很高的误诊率。

8.2 急性期的影像学检查

　　和所有头部创伤一样，穿透性颅脑损伤的初次影像学检查首选 CT[2-4]。CT 检查需要在正位和侧位影像中进行定位评估（图 8.1）。尤其是对 GSW 的患者尤为重要，因为 CT 定位像可显示损伤的方向和金属碎片的位置，而普通的头部 X 线平片的作用有限 [4-5]。

　　评估穿透性颅脑损伤需要关注所有大的骨碎片和异物的位置 [6]。任何可能累及颅内的头颅表面损伤都应该仔细评估是否存在颅内积气 [3]。颅内损伤包括脑疝（颞叶钩回疝、大脑镰下疝、小脑幕切迹上疝和下疝）、脑池消失、脑室受压和脑实质损伤。颅内的出血需要及时得到诊断治疗，因为颅内的出血会引起占位效应，也提示可能存在脑血管损伤（图 8.2）[7]。

　　对于穿透性颅脑损伤患者，头颈部的 CTA 检查是很有价值的，尤其是创伤接近颈部或颅内血管的患者。美国放射学会将推荐强度制定为最高 9 分，7 分标准为"通常是合适的"。在穿透性颅脑损伤患者需要进行的检查中，非增强头颅 CT 是 9 分的推荐强度 [4]。如果患者血管存在损伤风险，建议行 CTA 或常规血管造影检查 [3,5-8]。许多物体如子弹、钉子、刀、雨伞、筷子或其他物体都可穿透颅底、颈动脉虹吸段或其他颅内血管，包括硬脑膜静脉窦 [5-6]。在手术去除这些异物之前，CTA 是术前制订手术策略必不可少的检查。

　　CTA 也被推荐应用于动脉痉挛的评估 [7]。有一项研究对 33 例穿透性头部枪伤患者进行了分析，采用经颅多普勒超声（在伤后 0~33d 执行）

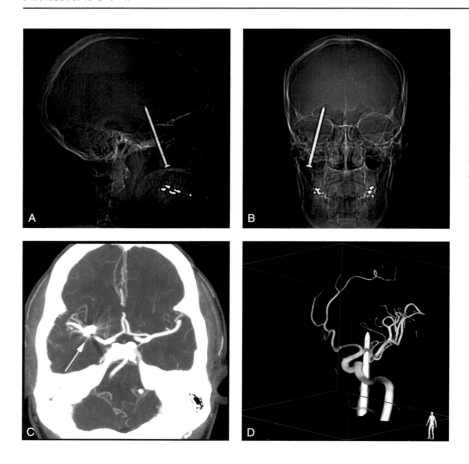

图 8.1 一位患者使用钉枪时发生意外，伤后 24h 入院，表现为下巴剧烈疼痛，神经系统检查无异常。A，B. CT 定位像显示钉子位于颧骨下方，穿过口腔，刺入颅内。C. CTA 最大强度重建成像显示钉子位于右侧大脑中动脉 M1 段前方。D. 三维旋转血管重建右后斜位成像显示钉子靠近大脑中动脉的 M1 段。患者手术拔除钉子，随后行血管造影复查显示血管结构正常

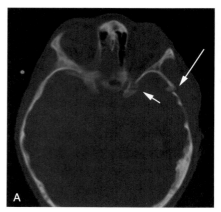

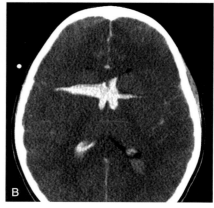

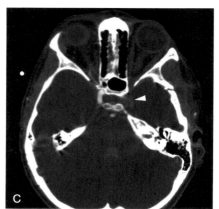

图 8.2 一个 7 岁男孩头部被小刀刺伤。A. 左侧颞骨鳞部中断（白长箭头），伴左前床突骨折（白短箭头）。B. 头颅 CT 轴位成像显示弥漫性脑水肿，灰白质密度差异减少。伤道内出血，伤道横穿两个侧脑室。C. CTA 显示左侧颈内动脉内无血流（短箭头）

发现 14 例患者出现大脑中动脉血管痉挛。研究结果提示脑血管痉挛与患者初次头颅 CT 发现的蛛网膜下腔出血存在显著相关性[9]。

　　颅底创伤患者发生血管损伤、脑神经损伤和脑脊液（CSF）漏的风险很高。在 Shindo 等人的研究中，分析了 43 例伤及颞骨的头部 GSW 患者，51% 的患者出现面神经损伤，33% 的患者出现血管损伤，14% 的患者出现脑脊液漏[10]。脑脊液漏会增加颅内感染的风险：高达 31% 的脑脊液漏患者会发生颅内感染[11]。CT 脑池造影是鉴别漏口位置最敏感的检查[5,12]，放射性核素脑池造影的实用性也已经被肯定[13]。磁共振（MR）脑池造影很难在急性穿透性颅脑创伤患者中应用，因为如果颅内存留的金属异物具有铁磁性，对 MRI 检查来说是禁忌。

对于急性穿透性颅脑损伤，MRI 很少使用。因为如果患者颅内异物具有铁磁性，当患者处在磁场中，其颅内的金属碎片会出现明显移位导致脑损伤。尽管目前大多数子弹不含铁磁材料，但这种不确定性不可避免地限制了 MRI 在穿透性颅脑创伤中的应用[5]。MRI 对发现体内的木质异物比 CT 更敏感[14-15]，但也受木质异物在体内存留时间的长短影响。在患者创伤初期，木质异物通常接近空气密度。但随着木质异物在体内时间的增加，木质的含水量会增加，使其在 CT 或 MRI 检查中容易被发现[16]。

　　血管造影术是评估血管损伤的金标准，不论是针对急性血管损伤还是血管并发症。对于创伤性颅内动脉瘤和动静脉瘘的诊断和描述，DSA 检查是至关重要的（图 8.3，图 8.4）。如

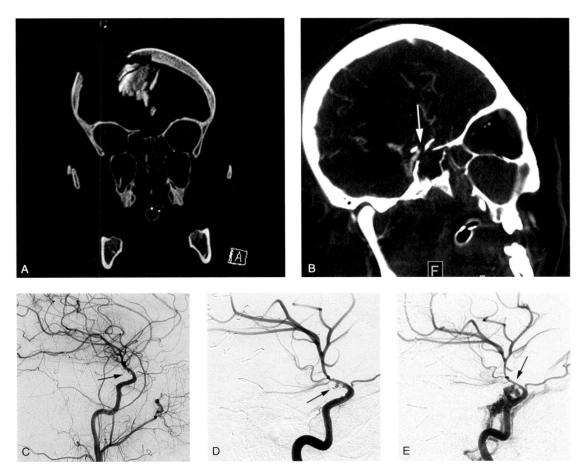

图 8.3　一位 18 岁患者发生交通事故后，出现复杂性颅底骨折，伴额骨凹陷性骨折，右侧颈内动脉 (RICA) 损伤：A. 伤后初次头颅 CT 冠状位重建显示蝶骨平台骨折并向上移位，同时大量额骨骨折碎片向颅腔内移位。B. CTA 斜冠状位成像显示蝶骨平台至 RICA 解剖位置的骨折（白箭头）。C. DSA 经 RICA 注射造影剂后，成像显示 RICA 床突上段不规则狭窄，符合血管夹层表现（黑箭头），考虑为假性动脉瘤。D. 入院 2 周后行 DSA 显示 RICA 床突上段假性动脉瘤增大（黑箭头）。E.1 周后行 DSA 显示已进展为 RICA 床突上段的颈动脉海绵窦瘘（黑箭头）。在患者伤后 2 周（D）和 3 周（E），右侧大脑前动脉依靠左侧颈内动脉代偿供血

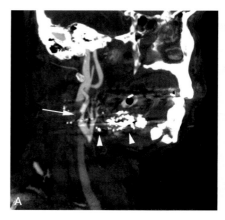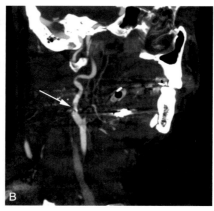

图 8.4 颈部枪伤 (GSW)，右侧颈总动脉 (ICA) 分叉部 CTA 斜位成像，显示患者体内存在子弹碎片（短箭头），右侧 ICA 近端存在损伤（长箭头），符合 Ⅱ 级损伤标准。颈总动脉近端未显示

果患者颅内存在金属异物，DSA 检查效果优于 CTA 检查，因为金属异物会在 CT 影像上出现条纹假影。患者发生动脉性外渗，或者不明原因的延迟性出血，也是行血管造影术的适应证[7-8]。

8.3 头部枪伤

在创伤文献中，头部 GSWs 经常分为民用和军用创伤。一个主要原因是他们的弹道和死亡率明显不同。在军事条件下的穿透性颅脑损伤通常是由穿甲导弹、火炮弹片、子弹等导致的，这些伤害死亡率较低。一项研究分析了 964 例参与 20 世纪 80 年代伊朗 – 伊拉克战争的枪伤患者，总死亡率仅为 14%（133 例）[17]。而在美国城市中发生的多起头部 GSWs 却有着非常不同的结果。大多数平民头部 GSW 非常致命，大多患者在到达医院前死亡[18]，到达医院的患者也仅有少数患者可存活。在马里兰州的一项 250 例头部 GSW 的案例分析中，71% 的患者当场死亡，总死亡率达 89%[7]。到达医院的患者，大多数 GCS 评分为 8 分或更低[7]，这类患者体格检查较困难，因此影像学检查诊断非常关键。

8.3.1 弹　道

子弹进入头皮经常伤及邻近软组织。如果枪管非常接近头皮，可在伤口附近的头皮层检测到推进剂燃气。尽管发射出的子弹温度很高，但伤口经常被皮肤、头发、织物以及表皮菌群污染。预防性抗菌是必要的治疗手段。在枪伤导致的颅内感染中，感染细菌经常被鉴定为皮肤表面细菌[7]。

枪伤导致的颅骨骨折和骨折碎片具有高度可变性。子弹进颅骨的入口较小，出口较大，呈放射状，可累及大部分的脑半球。如果子弹击穿头颅，出口处伤口往往要大于入口处伤口。子弹进入颅骨的入口斜边方向通常提示弹道的方向。如果颅骨内板比外板缺口大，提示为子弹的入口（图 8.5）。

许多研究采用明胶和动物模型分析子弹和脑实质的相互作用。研究结果表明，一颗子弹可以产生很大的辐射力，当子弹经过大脑实质时，子弹前端会产生 1000atm（$1atm \approx 1.01 \times 10^5 Pa$）压力差的压力波。发射出的子弹具有很大的动能（等于质量的二分之一乘以速度的平方），子弹后方会产生一个瞬时的真空，可以将松散的头发、软组织、骨碎片和其他污染物带入弹道内。周围组织在分散子弹动能时也会出现损伤[19]。子弹能量在脑组织内呈放射状分散，因此评估弹道远处的脑实质损伤情况非常重要。此外，在猫的 GSW 实验中，当低速子弹的弹道距离脑干 2cm 时，动物就可出现呼吸抑制和心动过缓[5]。大多数手枪发射的子弹速度较低[6]，一支典型的步枪发射子弹的速度可达每秒 700~1000m，远大于手枪[7]，低速子弹产生的弹道瞬时空化作用较小，弹道真空作用也很小[19]。

子弹的结构需要重点关注（图 8.6）。1899 年《海牙公约》禁止在战争中使用可在人体中变形的子弹，此后便被广泛采纳。因此，标准军用的全金属被甲子弹穿过人体组织时变形程度很小。但是，猎枪子弹的设计是为了尽量减少动物的痛苦，尽可能快地造成死亡。因此，

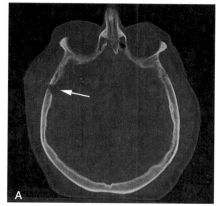

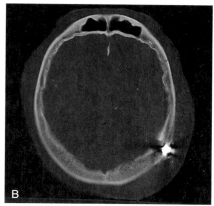

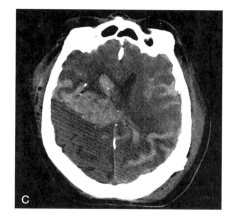

图 8.5　一位患者开枪自杀，子弹口径为 0.22。A. CT 骨窗成像显示右侧颞骨存在典型的斜边缺损（箭头）。B. CT 骨窗成像显示对侧顶骨留存的子弹碎片。C. 子弹的弹道穿过脑冠状面中部平面的大脑中线，伴脑室内出血。这种程度的颅脑枪伤，患者几乎没有生存的机会

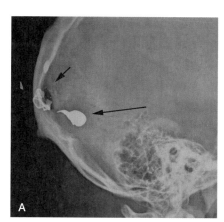

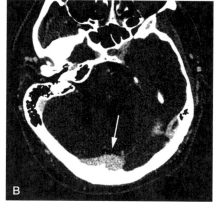

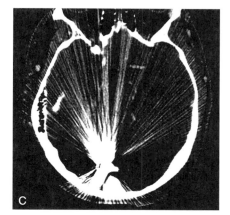

图 8.6　未击穿头颅的枪伤。A. X 线平片显示子弹的金属被甲（黑短箭头）与子弹的铅芯（黑长箭头）分离，穿入枕叶皮质。头颅后部皮肤破裂。B. 伤后初次 CTV 检查显示硬脑膜静脉窦，包括窦汇（白箭头），未见损伤。C. CTV 成像受到子弹条状假影的干扰，当评估头部枪伤时，这是一个常见的问题

猎枪和其他民用子弹弹头通常可以显著变形，在组织中这种子弹的能量扩散范围很大，呈锥形。而军用子弹穿过组织的弹道相对较窄。例如空头弹通过组织后会变形或形成蘑菇状。空头弹在一些警察部队中经常应用，这种子弹在穿透预定目标后再次击中旁人的可能性很低。不同于军用子弹，警察和民用的子弹很少采用铁磁性材料。但是由于子弹材料的不确定性，MRI 检查仍然具有风险。因此，MRI 检查很少应用于头部 GSW 患者[5]，尤其是当患者体内存在移位性子弹碎片，并产生症状时，应禁止使用 MRI 检查[20-21]。

不同于枪械子弹，猎枪弹的弹壳内装有多个弹珠，也被称为"霰弹"，或装有单个大金属块，被称为"独头弹"。如霰弹的子弹内部，弹底有发射药，然后有一层衬垫将发射药和弹丸隔开，开火时所有弹丸从推进剂上分离加速。随后，弹丸呈辐射状从枪管射出，成为独立的低速弹丸。Jandial 及其同事的研究结果表明，猎枪霰弹中的弹丸呈射线可透性[19]。大部分患者是被近距离的猎枪打伤，弹丸均打入患者体内，这种情况下通常是致命的。少数情况下，一部分弹丸进入患者体内，另一部分弹丸留在患者皮肤内，可通过查体确诊[19]。

8.3.2 预　后

许多因素已被证明具有预后价值。与伤及一个脑叶的颅脑枪伤相比，伤及多个脑叶的颅脑枪伤预后更差。其他提示患者预后较差的因素包括子弹通道穿过中线，累及一个或两个侧脑室，自杀（头部 GSW 的自杀预后更差）[6]。且一些附加的因素提示患者预后较差，包括脑疝和脑室内出血（图 8.7）[7-22]。

Aarabi 及其同事对之前的文献进行了总结，

表 8.1　子弹弹道位置导致的死亡率

伤及的脑区	死亡率
任意脑叶损伤	48%
单侧多脑叶损伤	72%
穿过大脑中线	77%
穿过脑冠状面中部	84%
穿过脑中线和脑冠状面中部	96%

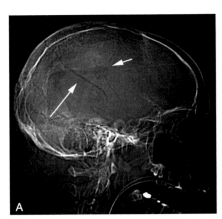

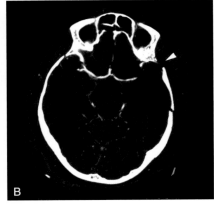

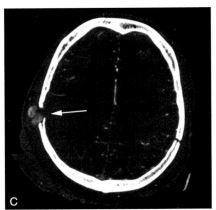

图 8.7　一位患者开枪自杀造成颅骨左额颞部枪击伤。A. 头颅定位成像显示放射状颅骨骨折（长箭头）及对侧顶骨子弹出口（短箭头）。B. 在子弹入口平面（短箭头）的计算机断层血管造影最大强度投影（MIP）图像显示两侧 M1、A1 血流正常。C. MIP 成像可见右侧大脑中动脉远端分支，子弹出口处存在造影剂活动性外漏（箭头）

请参见表 8.1 弹道和相关的死亡率。

弹道如果伤及大脑中央部，患者死亡率最高，被称之为致命带，致命带枪伤在民间和军事中表现出相似的死亡率（接近 100%）。致命带被定义为鞍背以上 4cm 的区域涉及脑室、下丘脑和丘脑[23-24]。如果弹道伤及颅底硬脑膜，需要引起特别关注，尤其是子弹弹道邻近鼻旁窦、乳突气房、眼眶以及颅底时，所有以上结构的破坏会增加脑脊液漏的发生风险。如前所述，尽管使用了标准的预防性抗菌治疗，这些结构的损伤依然会增加颅内感染的风险，很多病例可能需要手术清创同时严密修补缝合硬脑膜[7]。

针对头部 GSW 患者，手术清创的范围是有争议的。有些文献报道的弹道扩大清创术并不能改善患者预后。清除浅表的坏死组织和封闭硬脑膜通常是手术目标[19]。也有文献报道子弹残留颅内的铅和铜会引起神经系统后遗症[25]。医生需要鉴别脑内骨碎片和子弹碎片，这对外科手术的策划和后续的影像学检查都是必要的。监视这类碎片的后续影像学检查也是非常重要的，因为有许多文献报道脑内碎片的移位会导致严重的神经系统后遗症[20-21]。

8.3.3 晚期并发症

头颅 GSW 后的颅内感染可发生于脑内各个部位：脑膜炎、脓肿、脑室炎等[5]。预防性使用抗菌治疗后，GSW 后的颅内感染和脓肿的发生率已经减少了许多[6-7]，但没有被完全消除。文献报道的 GSW 后的颅内感染率在 2%~8%[26-27]。如前所述，如果患者头部 GSW 后出现脑脊液漏，会增加颅内感染率，可达 31%（图 8.8）[11]。

穿透性头部 GSWs 也与创伤性颅内动脉瘤的发生率呈正相关。在不同的研究中，头部 GSW 患者的创伤性颅内动脉瘤发生率为 3%~40%。创伤性动静脉瘘并不常见，需要血管造影检查确诊，并且指导治疗策略[7]。GSW 引起的血管损伤在随后的影像学检查中，也会出现脑梗死及相关并发症。

癫痫是穿透性颅脑损伤的第二大并发症。有一项研究针对参与了两伊战争的 489 例头部

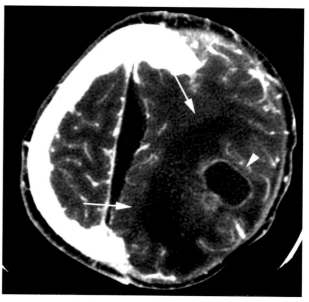

图 8.8　一位 17 岁的男性青少年头部受到枪伤 (GSW)：头颅手术减压后 15d，患者出现精神状态改变伴发热。轴位增强 CT 发现弥漫性血管性水肿（长箭头），左侧额叶后部出现环状强化（短箭头）。怀疑颅内感染的可能性大，手术清创和细菌培养可确诊

GSW 患者（平均随访 23 个月）进行分析，癫痫的发生率为 32%。在 GSW 急性期内，除了预防性应用抗生素外，同时也建议进行预防性抗癫痫治疗。但是，预防性抗癫痫用药不会改变穿透性颅脑损伤患者远期癫痫的发生率[6,28]。

如果患者颅内遗留碎片异物，需要后续定期进行影像学复查，评估碎片异物移位情况。颅内碎片异物经常随着颅内液体（脑室脑脊液、脓肿或出血）的流动发生移位。颅内碎片异物移位会导致患者神经功能恶化，以及阻塞性脑积水的发生[5,20-21]。如果证明颅内碎片异物有移位、周围脓肿形成或紧靠大血管，则建议手术去除（图 8.9）。此外，如果颅内碎片异物为多孔材料（不是骨质或子弹碎片）并接触脑脊液，则建议立即手术去除[24]。

如前所述，穿透性颅脑损伤患者可能形成脑脊液漏，特别伴颅底损伤的患者，可通过 CT 脑池造影或放射性核素脑池造影评估颅底损伤。在一项包含 43 例的颞骨 GSW 研究中，其脑脊液漏发生率为 14%[10]。在一项包含 79 例的平民头部 GSW 研究中，8 例患者 (10%) 随后发生脑脊液漏[29]。

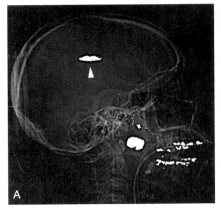
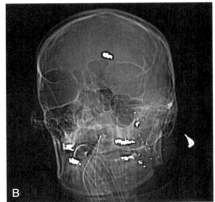
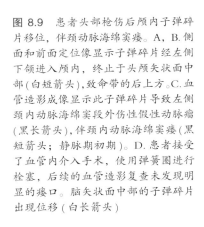
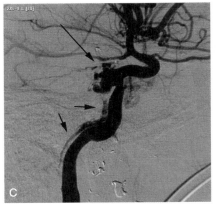
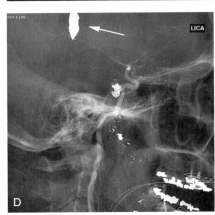

图 8.9 患者头部枪伤后颅内子弹碎片移位，伴颈动脉海绵窦瘘。A，B.侧面和前面定位像显示子弹碎片经左侧下颌进入颅内，终止于头颅矢状面中部（白短箭头），致命带的后上方。C.血管造影成像显示此子弹碎片导致左侧颈内动脉海绵窦段外伤性假性动脉瘤（黑长箭头），伴颈内动脉海绵窦瘘（黑短箭头；静脉期初期）。D.患者接受了血管内介入手术，使用弹簧圈进行栓塞，后续的血管造影复查未发现明显的瘘口。脑矢状面中部的子弹碎片出现位移（白长箭头）

8.4 木质异物引起的穿透性颅脑损伤

木质异物引起的穿透性颅脑损伤需要单独章节进行讨论，一些已发表的研究文献证实头颅 CT 对颅内木质异物容易漏诊[15,30-31]。颅内木质异物可导致脑膜炎、脑脓肿和血管损伤的发生。影像学诊断颅内木质异物的主要难点在于与脑实质相比，木质异物的密度相对较低。在典型的窗宽窗位 CT 成像上，颅内木质碎片看起来跟气体几乎相同。

木质异物的 CT 值在 −900~+100 亨氏单位，CT 值因为木质的年龄、在患者体内的时间，以及是否伴有污染或表面油漆而存在差异。事实上，有一些患者颅内木质异物最初被漏诊，但是几天或几周后木质异物在颅内发生水合作用，导致密度增高，并且被炎症反应包绕，从而被发现[16]。在现代图像存储与传输系统条件下，可改变 CT 窗宽窗位，从而避免颅内木质异物的漏诊，因此当怀疑患者颅内存在木质异物时都应使用该技术确诊（图 8.10），包括有不完整病史和微小眶周撕裂伤的患者，在颅内都有可能隐藏木质异物。甚至包括成年人，也应该保持高度警惕[15-16,30]。在一项包含了 8 例患者的木头引起眼眶穿透伤的研究中，只有 5 例患者的颅内木质异物在术前被 CT 检查确认[14]。因此，推荐使用扩展窗宽窗位的 CT 技术，并且涵盖木质密度谱（图 8.11）[31]。

8.5 结　论

穿透性颅脑创伤往往是致命性的。许多穿透性颅脑创伤的影像学特征对司法鉴定的价值要大于指导治疗的价值。但对于较轻的穿透性颅脑创伤患者，影像学诊断对评估患者愈后，描述损伤程度，排查可能的血管损伤，并确定其他并发症（包括脑脊液漏）都是至关重要的。医生需要警惕患者颅内的异物，因为颅内异物可增加感染或其他并发症的风险。

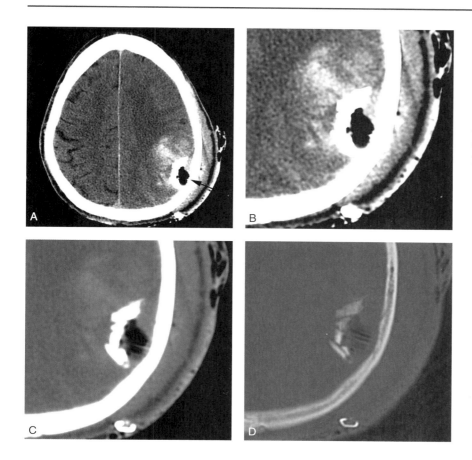

图 8.10　一位 54 岁的男性患者被坠落的树枝击中头部。A. 左顶骨开放性骨折，伴脑出血和脑挫伤。在典型的窗宽窗位（W80：L35）成像上显示低密度区域（箭头），会被误诊为颅内积气。B. 同一层面放大的图像显示顶叶挫伤，初始脑窗宽窗位为 W80：L35。C. W400：L40 成像显示硬膜下出血，D.W4000：L400 显示颅骨

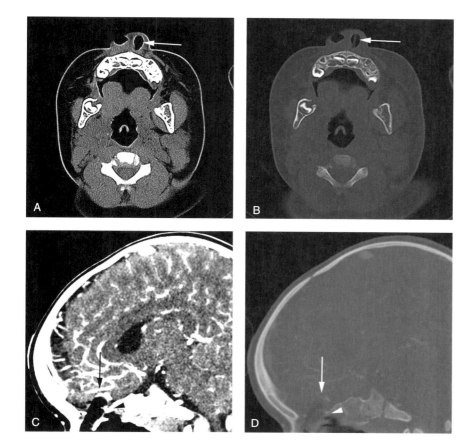

图 8.11　一位儿童被一根木棒插入左侧鼻腔内，无法拔除。A. 脑窗影像上木棒不可见，B. 骨窗影像上木棒可见（白箭头）。C. 旁矢状位层面 CT 木质异物容易误诊为气体，黑箭头指大脑前动脉。D. 调整窗宽窗位后显示了木质异物穿透筛板（短箭头），但没有伤及大脑前动脉（长箭头）

8.6 关键点

- 如果颅内异物含有非特异性的金属成分，不能行磁共振成像 (MRI) 检查。
- 如果穿透性损伤可能累及颅内血管，需行 CTA/ CTV 或血管造影术。
- 如果子弹弹道穿过大脑矢状面中部和冠状面中部区域，患者生存率很低。
- 在后续的复查中，需使用 CT 定位像来评估金属碎片移位情况。
- 如果怀疑患者颅内存在木质异物，应扩展 CT 窗宽窗位，以避免误诊为颅内积气。

参考文献

[1] Ratiu P, Talos IF.Images in clinical medicine: the tale of Phineas Gage, digitally remastered. N Engl J Med, 2004, 351: e21

[2] Neuroimaging in the management of penetrating brain injury, J Trauma,2001, 51 Suppl: S7–S11

[3] Kazim SE,Shamim MS, Tahir MZ, et al. Management of penetrating brain injury. J Emerg Trauma Shock,2011, 4:395–402

[4] Davis PC, Brunberg JA, De La Paz RL, et al. American College of Radiology Appropriateness Criteria: Head Trauma. http://www.acr.org/ac/. Published 2008. Accessed

[5] Offiah C, Twigg S. Imaging assessment of penetrating craniocerebral and spinal trauma. Clin Radiol,2009, 64:1146-1157

[6] Greenberg MS. Handbook of Neurosurgery. 6th ed. New York, NY: Thieme, 2006: 684–688

[7] Arabi B, Armonda R, Bell RS, et al. Traumatic and penetrating head Injuries//Winn HR, ed. Youman's Neurological Surgery. 6th ed. Philadelphia, PA: Elsevier Saunders, 2011, 4: 3453–3464

[8] Miner ME,Benzel EC, et al. Civilian cranial cerebral gunshot wounds. Neurosurgery,1991, 29: 71

[9] Kordestani RK, Counelis GJ, McBride DO, et al. Cerebral arterial spasm after penetrating craniocerebral gunshot wounds: transcranial Doppler and cerebral blood flow findings. Neurosurgery,1997, 41: 351–360

[10] Shindo ML,Fetterman BL, Shih L, et al. Gunshot wounds of the temporal bone: a rational approach to evaluation and management. Otolaryngol Head Neck Surg, 1995, 112: 533–539

[11] Eljamel MS, Foy PM. Acute traumatic CSF fistulae: the risk of intracranial infection. Br J Neumsurg, 1990, 4: 381–385

[12] Stone JA, Castillo M, Neelon B, et al. Evaluation of CSF leaks: high-resolution CT compared with contrast-enhanced CT and radionuclide cisternography. AJNR Am J Neuroradiol, 1999, 20: 706–712

[13] Ali SA, Cesani E,Zuckermann Jh, et al. Spinal-cerebrospinal fluid leak demonstrated by radiopharmaceutical cisternography. Clin Nucl Med, 1998, 23:152–155

[14] Nasr AM, Haik BG, Fleming JC,et al. Penetrating orbital injury with organic foreign bodies. Ophthalmology,1999,106:523–532

[15] Turbin RE, Maxwell DN, Langer PD,et al. Patterns of transorbital intracranial injury: a review and comparison of occult and non-occult cases. Surv Ophthalmol, 2006, 51: 449–460

[16] Orszagh M, Zenmer J, Pollak S. Transorbital intracranial impalement injuries by wooden foreign bodies: clinical, radiological and forensic aspects. Forensic Sci Int, 2009, 193: 47–55

[17] Aarabi B, Taghipour M, Alibaii E, et al. Central nervous system infections after military missile head wounds. Neurosurgery, 1998, 42: 500–509

[18] Kaufman HH. Civilian gunshot wounds to the head. Neurosurgery, 1993, 32: 962–964

[19] Jandial R, Reichwage B, Levy M, et al. Ballistics for the neurosurgeon. Neurosurgery, 2008, 62: 472–480

[20] Demuren OA, Mehta DS. Spontaneous gun pellet migration in the brain. West Afr J Med, 1997, 16: 117–120

[21] Zafonte RD, Watanabe T, Mann NR. Moving bullet syndrome: a complication of penetrating head injury. Arch Phys Med Rehabil, 1998, 79: 1469–1472

[22] Toutant SM, Klauber MR, Marshall LF, et al. Absent or compressed basal cisterns on first CT scan: ominous predictors of outcome in severe head injury. J Neurosurg, 1984, 61: 691–694

[23] Kim KA, Wang MY, McNatt SA,et al. Vector analysis correlating bullet trajectory to outcome after civilian through-and-through gunshot wound to the head: using imaging cues to predict fatal outcome. Neurosurgery, 2005, 57: 737–747

[24] Armonda RA, Bell RS, Critides S, et al. Wartime Penetrating Injuries//Jallo J, Loftus CM, eds. Neurotrauma and Critical Care of the Brain. 1st ed. New York, NY: Thieme Medical Publishers, 2009, 238–254

[25] Hollerman JJ, Fackler ML, Coldwell DM, et al. Gunshot wounds: 2. Radiology. AJR Am J Roentgenol,1990, 155: 691–702

[26] Bayston R, de Louvois J, Brown EM, et al. Use of antibiotics in penetrating craniocerebral injuries: "Infection in Neurosurgery" Working Party of British Society for Antimicrobial Chemotherapy. Lancet, 2000, 355: 1813–1817

[27] Liebenberg WA, Demetriades AK, Hankins M,et al. Penetrating civilian craniocerebral gunshot wounds: a protocol of delayed surgery. Neurosurgery, 2007, 61(Suppl): 242–248

[28] Aarabi B, Taghipour M, Haghnegahdar A, et al. Prognostic factors in the occurrence of posttraumatic epilepsy after penetrating head injury suffered during military service. Neurosnrg Focus, 2000, 8: e1

[29] Sherman WD, Apuzzo MLJ, Heiden JS, et al. Gunshot wounds to the brain-a civilian experience. West J Med, 1980, 132:99-105

[30] Matsuyama T, Okuchi K, Nogami K, et al. Transorbital penetrating injury by a chopstick-case report. Neurol Med Chir (Tokyo), 2001, 41: 345–348

[31] Balasubramanian C, Kaliaperumal C, Jadun CK, et al. Transorbital intracra nial penetrating injury-an anatomical classification. Surg Neurol, 2009, 71: 238–240

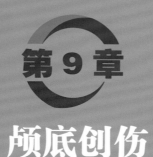

第 9 章

颅底创伤

Shivani Gupta, Kathleen R. Fink

9.1 概　述

　　颅底创伤是头颅创伤患者出现永久性神经系统后遗症、神经功能障碍和死亡的重要原因之一。由于颅底解剖结构复杂，颅底创伤可以导致许多并发症，包括脑神经损伤和致死性血管损伤[1]。近年来，随着医学影像技术的迅速发展，越来越多的颅底创伤患者可以通过迅速并且无创的影像学检查确诊。

　　据文献报道，3.5%~24% 的头颅创伤患者会伴有颅底骨折[2]。在颌面创伤患者中，有 25% 的患者会伴有颅底损伤[3]。在高位颈椎创伤患者中，有 23% 的患者会伴有颅底骨折[4]。由此可见，颈椎和颌面创伤患者出现颅底骨折的风险较高。

　　CT 是初步评估患者颅底损伤的主要影像学方法。患者需要行颅底高分辨 CT 横断面成像，并结合冠状面和矢状面成像的结果。医生须根据头颅创伤患者的临床症状和体征，决定是否需要进行影像学检查。这些影像学检查包括头颈部 CT 和颅颈交界区 MRI。MRI 可以检查颅脑创伤的合并伤，例如脊髓损伤和 CT 难以诊断的颅脑损伤（弥散性轴索损伤，脑干损伤，小的脑皮质挫裂伤）。同时，MRI 也可以用于脑外伤后遗症患者（脑神经损伤）的影像学检查。

　　颅底创伤患者不用常规进行介入血管造影，但是如果患者 CT 血管造影（CTA）结果怀疑存在血管损伤，或者患者无法行 CTA 检查，需要进一步行介入血管造影检查。介入血管造影是检测颅脑创伤患者血管损伤的金标准（如动静脉瘘），也可以通过介入手术对血管病灶进行治疗。颅底 X 线检查对颅底损伤的评估价值有限[5]。X 线检查不能作为脑实质损伤和血管损伤的诊断检查。大多数颅底骨折患者是无症状的。

9.2 影像学技术

　　CT 是诊断患者颅底损伤的主要影像学方法。颅底创伤患者除了行普通 CT（5mm 层厚横断面扫描），还需行高分辨颅底薄层扫描（1~3mm 层厚横断面扫描）。结合冠状面扫描成像有助于进一步诊断 1~2mm 的轻度颅底骨折，另外冠状面扫描对眶上壁和颞骨岩部骨折的诊断较为敏感。如果患者有颞骨骨折的临床体征，或者 CT 结果怀疑存在颞骨骨折（例如乳突积液），建议行颞骨部薄层 CT 扫描（1~2mm 层厚冠状面和矢状面扫描），必要时可采用颅骨三维重建协助诊断。使用 CT 增强扫描无法诊断颅底骨折。

　　一般情况下，如果非增强 CT 结果怀疑患者存在血管损伤，需进一步进行 CTA 检查。CTA 需要同时进行冠状面和矢状面重建成像，这样有助于检测出小的血管损伤。

9.3 临床表现

头颅外伤根据受伤部位的不同，可有各自的特征性临床表现。患者的一些临床表现可有助于判断颅骨骨折的部位。前颅底骨折可表现为脑脊液鼻漏、熊猫眼征（眶周皮下和球结膜皮下紫蓝色瘀斑）、嗅觉和视觉障碍。中颅底骨折（尤其是颞骨岩部骨折）可表现为鼓室积血、外耳道出血、前庭系统症状、Battle 征（乳突部皮下淤血）、面瘫、脑脊液耳漏、斜视。斜坡和后颅底骨折可表现为颅颈关节脱位或脑干功能障碍。颅底骨折会导致脑神经功能障碍或血管损伤（尤其是颞骨岩部和海绵窦段的颈内动脉）。

颅骨凹陷性骨折患者可表现为骨折处明显的局部下陷或血肿。颅骨开放性骨折患者在受伤处存在软组织撕裂伤。

9.4 正常解剖结构

9.4.1 颅　窝

颅底解剖非常复杂，是由筛骨、蝶骨、额骨、颞骨、枕骨组成[6]。这些颅骨有着各自的复杂形状，相互连接形成稳固的整体。可以把颅底比喻成为一个摇篮，承载着颅内结构。这个摇篮可分为 3 个部分：颅前窝、颅中窝、颅后窝。这种分区方法可以帮助我们准确描述颅内血肿位置。例如：

● 颅前窝：前界为额窦内板；后界为前床突和蝶骨体平台；颅前窝侧界由额骨构成。

● 颅中窝：前界为前床突和蝶骨小翼后缘；后界为颞骨岩部上缘和鞍背；颅中窝侧界由颞骨鳞部、顶骨、蝶骨大翼构成。

● 颅后窝：主要由枕骨构成；前界为鞍背和斜坡，侧界由颞骨岩部后面和枕骨侧面构成。有些分区方法单独将斜坡列为颅底中央区，在此章节将单独介绍颅底中央区。

另外一种分区方法将颅底分为：前颅底、中颅底、颅底中央区和后颅底。颅底骨折可以涉及 1 个以上的颅底分区，因此描述患者颅底损伤时需要观察受到影响的颅底分区。

9.4.2 前颅底

前颅底是由鸡冠、筛状板、筛窦顶板，额骨的眶板构成[7]。筛状板是前颅底重要的解剖结构，位于前颅窝底的下面，此处没有硬脑膜覆盖。因此，筛状板骨折很容易导致脑脊液鼻漏。与前颅底毗邻的解剖结构为上鼻旁窦（蝶窦、额窦后壁、筛窦上板）。

9.4.3 中颅底

中颅底由蝶鞍、颅中窝底构成。中颅底有许多重要的小孔，包括：眶上裂、卵圆孔、圆孔、棘孔、破裂孔、翼管。

9.4.4 颅底中央区

颅底中央区主要是由斜坡构成，而斜坡是由蝶底骨和枕底骨构成。

9.4.5 后颅底

后颅底是由枕骨和两侧的颞骨岩脊构成。后颅底中的重要孔裂包括：枕骨大孔、舌下神经管、颈静脉孔、颈动脉管和内听道。

9.5 正常颅裂和颅缝

颅缝是颅骨之间借少量结缔组织相连形成的缝隙[8]。颅缝对颅骨的生长发育起重要作用。医生需要掌握颅缝的 CT 影像，以免误诊为颅骨骨折。颅缝包括以下几种（图 9.1）。

● 额骨缝：两额骨之间的骨缝，儿童时期已闭合。

● 矢状缝：两顶骨之间的骨缝。

● 冠状缝：额骨与顶骨之间的骨缝。

● 人字缝：枕骨与顶骨之间的骨缝。

● 鳞缝：顶骨、颞骨和蝶骨之间的骨缝。

● 蝶鳞缝：蝶骨大翼后外侧缘与颞骨鳞部前缘之间的骨缝。

● 枕乳缝：枕骨外侧面与颞骨乳突上部之间的骨缝。

颅裂也是颅底重要的解剖结构，容易误诊为颅骨骨折。颅底正常颅裂包括岩蝶裂和岩枕裂。

颅底损伤常常会伤及颅底小孔，导致孔内

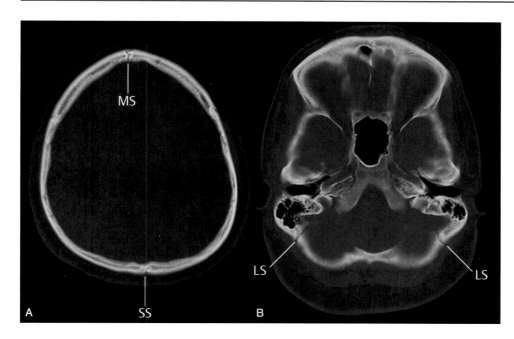

图 9.1　颅缝。颅骨横断面 CT（A）可见额骨缝（MS），矢状缝（SS）；B. 可见两侧人字缝（LS）

脑神经损伤（图 9.2）。患者最初会表现为相应的脑神经麻痹症状。医生需要掌握颅底所有孔裂的位置及孔内通过的解剖结构，才能准确判断患者脑神经损伤情况（表 9.1）。

由于儿童的颅骨正处于生长发育期，颅缝尚未闭合，因此颅脑创伤后容易误诊为颅骨骨折。医生需要掌握小儿不同生长发育期的颅骨形态，避免误诊。小儿颅底骨主要是以软骨内骨化的方式发育成形[9]。骨化一般从枕骨开始逐渐向前进展[10]。颅底骨的骨化呈对称性，这有助于与创伤性颅底骨折区分。

婴幼儿的颅底骨存在许多软骨联合（图9.3）。主要的软骨联合为蝶骨间软骨联合、蝶枕间软骨联合、额蝶间软骨联合、枕后部软骨联合。在婴幼儿颅缝中同样也存在软骨。除此之外，新生儿和婴幼儿的颅骨存在囟门（前囟、后囟、外侧囟）。

在颅底创伤的诊断中，对蝶枕间软骨联合（在蝶骨和枕骨之间）和颅底骨折的鉴别非常重要。蝶枕间软骨联合通常在 18 岁时骨化融合[11]。成年人蝶枕间软骨联合在骨化融合后，常常残留有非常细小的骨痕。也有部分人蝶枕间软骨联合闭合不完全，很容易误诊为颅底骨折。

9.6　前颅底骨折

前颅底骨折常常合并颌面部创伤。前颅底骨折可波及筛板、筛窦顶（图 9.4）、蝶窦（图9.5）、额骨眶板或额窦骨壁（图 9.6）。额窦骨折将在本书第 10 章颌面部创伤中详细讨论。如果患者合并眼眶损伤，不论眶内损伤、眶外损伤或相关脑损伤，关键需要诊断是否存在视神经管损伤。眼眶损伤将在第 11 章创伤性眼眶损伤中详细讨论。

9.6.1　分　类

针对前颅底骨折的诊断最好进一步描述骨

表 9.1　颅底孔裂和通过结构

孔裂	通过结构
视神经管	视神经、眼动脉
眶上裂	动眼神经、滑车神经、眼神经，外展神经、眼上静脉
圆孔	上颌神经
卵圆孔	下颌神经、岩小神经
棘孔	脑膜中动脉
翼管	岩浅大神经和岩深神经
颈静脉孔	舌咽神经、迷走神经、副神经
内耳道	面神经、前庭蜗神经
舌下神经管	舌下神经
枕骨大孔	脑干、椎动脉

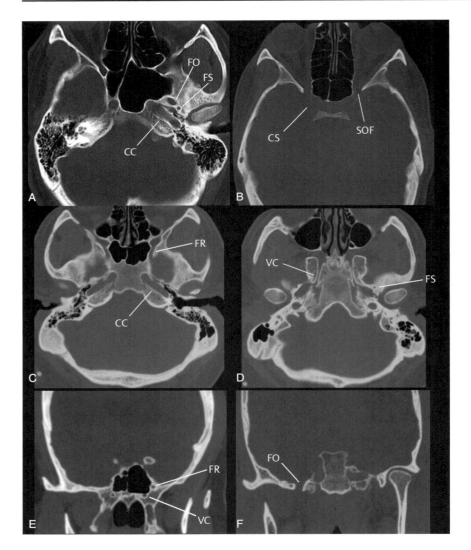

图 9.2 颅骨 CT 影像上的颅底骨裂。颅骨 CT 横断面成像（A~D）和冠状面成像（E，F）。FO，卵圆孔；FS，棘孔；CC，颈动脉管；SOF，眶上裂；CS，海绵窦；FR，圆孔；VC，翼管

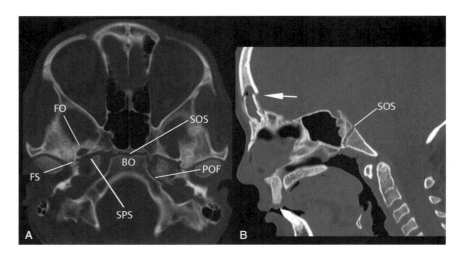

图 9.3 小儿颅骨。A. 颅底轴位 CT 扫描，B. 矢状位 CT 扫描发现额窦骨折（箭头）。SOS，蝶枕间软骨联合；BO，枕骨基底；POF，岩枕裂；FO，卵圆孔；FS，棘孔；SPS，碟岩间软骨联合

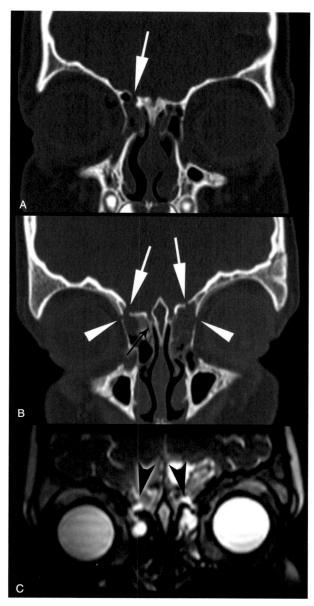

图 9.4　筛窦顶骨折。A. 冠状位 CT 成像显示右侧筛窦顶骨折（白箭头），合并右侧眶顶骨折（未显示）。B. 另一患者的冠状位 CT 成像显示双侧筛窦顶骨折（白长箭头），合并双侧眶内侧壁骨折（白短箭头）。筛板未出现骨折（黑箭头）。C. T2 核磁成像提示存在脑脊液漏（黑粗箭头），T2 成像中在双侧筛窦顶骨折线周围出现高信号脑脊液

折具体部位和损伤程度。在神经外科领域的文献中，Sakas 等人描述了一种分类方法，这种分类方法有助于医生理解前颅底不同类型的损伤。尽管这种分类方法没有针对前颅底骨折进行影像学分类，但是可以为医生诊断前颅底骨折提供框架。该方法将前颅底骨折分为 4 种类型 [12]。

- I 型：筛板骨折。单纯筛板骨折，不累

及筛窦和额窦。

- II 型：额筛窦骨折。该类型骨折可累及筛窦壁、额窦的内侧壁和前颅底的中间部分。

- III 型：外侧额底骨折。该类型骨折可累及额窦的外侧部，眼眶的上部。

- IV 型：复杂性骨折。该类型骨折可同时伴有 I ~ III 型骨折（图 9.7）。

9.6.2　合并伤

诊断患者前颅底骨折时，需要仔细观察患者是否存在继发性损伤表现。例如，如果患者颅底骨折累及岩骨颈动脉管，则需要检查患者是否存在颈动脉损伤（图 9.5）。如果患者颅底骨折累及眼眶，则需要评估患者是否存在眶内并发症（图 9.6）。特殊部位的前颅底骨折（筛板，筛窦顶）很容易导致脑脊液漏（图 9.4）。额窦的内板、外板骨折也可导致脑脊液漏。此外，额窦的内板骨折如果导致颅内和鼻旁窦沟通，存在颅内感染、颅内出血和迟发性黏液囊肿形成的风险，则需要及时进行外科手术干预。这一点将在第 10 章颌面部创伤中详细讨论。对于严重的颅底骨折患者，尽管没有直接伤及岩骨颈动脉管，也需要重点排除血管损伤的可能性（图 9.8）。

9.6.3　治　疗

前颅底骨折的治疗需根据患者颅底损伤程度制订个体化的治疗方案。对于开放性骨折、明显压迫脑组织的骨折、存在异物，或者视神经管损伤需及时减压的创伤患者，则需要急诊手术治疗 [13]。严密修复硬脑膜可以避免创伤后脑脊液漏，并阻止颅内感染。脑脊液漏也可以通过脑脊液引流（腰大池 – 腹腔分流）治愈。血管损伤则需要血管内介入手术或外科手术干预。在患者长期的治疗中也需要考虑美容手术的应用。

9.7 颅底中央区骨折

斜坡骨折

随着 CT 等影像学技术的发展，越来越多的斜坡骨折得到诊断。斜坡骨折患者常常合并

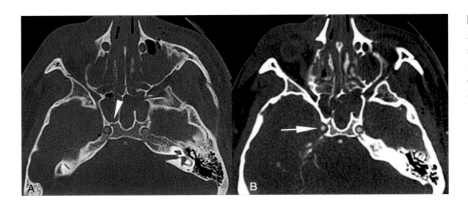

图9.5 蝶窦骨折。A.轴位CT成像显示右侧蝶窦后壁骨折，累及临近的颈动脉管前壁（白短箭头）。此外，患者还存在颌面部损伤。B.CTA成像显示右侧颈内动脉轻度狭窄（白长箭头）

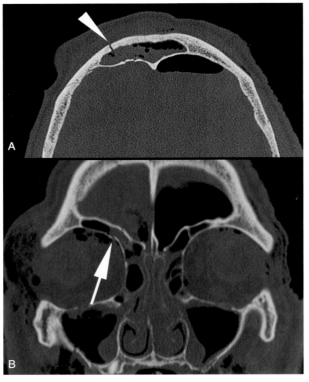

图9.6 前颅底骨折累及眼眶。A.轴位CT成像显示右侧额窦内板和外板骨折（白短箭头），伴颅内积气。B.冠状位CT成像显示骨折累及右侧眶顶（白长箭头），伴有窦内、皮下和眶内气肿

颅面部创伤。并且患者预后很差，死亡率高达24%[14]。一般很严重的创伤才会导致斜坡骨折，患者的预后可以通过格拉斯哥昏迷评分和合并伤情况评估[15]。

分　类

斜坡骨折可以根据骨折位置分为3种类型。

● 纵向骨折，从蝶骨体到枕骨大孔呈前后方向走行。

● 横向骨折，呈左右方向走行（常见从一侧颈动脉管向另一侧颈动脉管走行）。

● 斜向骨折，成角度穿过斜坡，经鞍背外侧面向对侧岩斜裂走行（图9.9）。

合并伤

斜坡骨折患者有较高的并发症发生率和死亡率，因为斜坡周围有许多重要的神经血管结构。斜坡纵向骨折会导致严重的合并伤，死亡率最高。斜坡骨折导致血管损伤（血管夹层和假性动脉瘤）的发生率高达46%，可能会影响到椎基底循环（纵向骨折）和颈动脉循环（横向骨折）[16]。斜坡骨折也可引起急性或迟发性颈动脉海绵窦漏。斜坡纵向骨折可以导致基底动脉闭塞，但是比较罕见[17]。

斜坡骨折还会引起垂体功能紊乱、脑干损伤、脑脊液漏和脑神经麻痹。外展神经的走行穿过斜坡的Dorello管，因此斜坡骨折很容易导致外展神经损伤。此外，由于动眼神经、滑车神经、三叉神经、面神经均在斜坡周围走行，因此斜坡骨折也会导致上述神经损伤。

治　疗

斜坡骨折常常伴有合并伤，并且导致多种并发症。因此斜坡骨折常需要多学科合作治疗，优先处理最危及生命的并发症，如血管损伤。

9.8 后颅底骨折

9.8.1 枕骨骨折

枕骨骨折可以表现为无移位性、移位性和粉碎性；也可以分为开放性和闭合性（图9.10）。枕骨骨折也可以表现为环形骨折，一般出现在

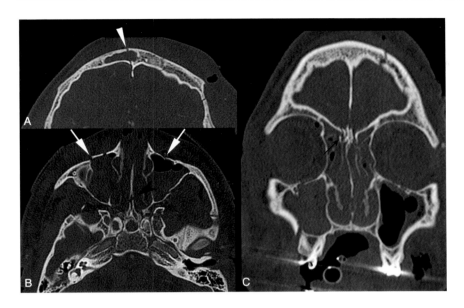

图 9.7　前颅底复杂性骨折。A. 轴位 CT 成像显示额窦内板和外板骨折（白短箭头）。B. 轴位 CT 成像显示双侧下颌窦骨折（白长箭头），伴有鼻中隔骨折（黑粗箭头）。C. 冠状位 CT 成像显示右侧筛板骨折（黑细箭头）

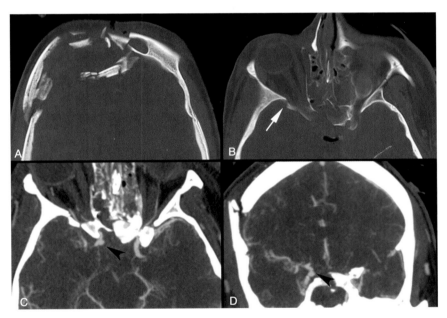

图 9.8　前颅底骨折合并血管损伤。A. 轴位 CT 成像显示严重的右侧额骨粉碎性骨折，压迫脑组织。B. 右侧蝶骨大翼骨折（白箭头），伴筛实和蝶窦骨折。C，D. 轴位和冠状位 CTA 成像显示右侧颈内动脉假性动脉瘤（黑箭头），该假性动脉瘤随后扩大，最终完成栓塞手术

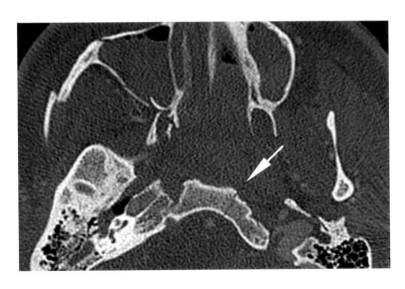

图 9.9　斜坡骨折。轴位 CT 成像显示左侧斜坡无移位的斜向骨折（箭头）。合并颅面部骨折（右侧翼突内侧板，右侧颧弓，右侧上颌窦骨壁）

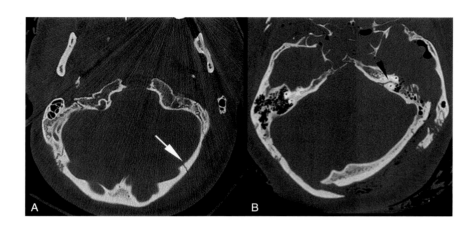

图 9.10 枕骨骨折。A. 颅后窝轴位CT 成像显示左侧无移位的枕骨骨折（白箭头）。该患者无其他颅内合并伤。B. 另一患者的颅后窝轴位CT成像显示左侧明显的枕骨骨折，并压迫脑组织，骨折延伸至左侧颞骨岩部。需要高度注意并评估患者的静脉损伤和耳软骨囊骨折（黑箭头）

摩托车交通事故导致头颅创伤的患者中[18]。枕骨骨折常见于颅骨的横断面，并围绕在枕骨大孔周围。该患者一般病情较重，常合并血管和脑实质损伤。

合并伤

一部分枕骨骨折患者仅表现为单纯的枕骨骨折。还有一部分枕骨骨折患者伴有其他骨质损伤，包括枕骨髁损伤、颈椎损伤和颅底中央区损伤。针对这类患者，医生需要仔细排除轴外血肿的存在。如果骨折出现在静脉窦附近，医生需要谨慎排查硬脑膜静脉窦损伤和血栓形成的可能性（图 9.11）。

颅后窝轴外血肿会压迫邻近的硬脑膜静脉窦。CT 静脉成像可以帮助医生诊断是否存在硬脑膜静脉窦的压迫和直接性损伤。如果患者临床症状稳定，也可以考虑行 MRI 静脉成像检查。颅后窝脑实质内或轴外出血的占位效应会导致小脑扁桃体下疝和小脑幕上疝。如果脑干受到压迫，则需要及时行减压手术。当四脑室受到压迫时，会导致患者形成脑积水。

枕骨骨折常合并额颞叶对冲伤。存在额颞叶对冲伤的患者有较高的死亡率和并发症发生率（图 9.12）。医生需要仔细检查易出现对冲伤的部位，排除较小的隐蔽性损伤的存在，包括对冲部位的脑实质内和轴外血肿。易出现对冲伤的部位包括下额叶的内侧部和颞叶的前部。

治 疗

针对没有合并伤的无移位的线性枕骨骨折，可以给予保守治疗。开放性或压迫脑组织的枕骨骨折，常需要手术干预联合抗生素预防。

9.8.2 枕骨髁骨折

枕骨髁骨折常常由于高能量的钝性伤导致[19]。枕骨髁骨折患者常伴随其他损伤，例如脑损伤和颅颈交界处软组织伤。对枕骨髁骨折及时准确的诊断可以减少患者死亡率和改善患者预后。CT 是诊断常用检查，同时联合矢状位和冠状位重建成像技术可以更好地评估枕骨髁骨折情况[20]。MRI 检查可以用于评估颅颈交界区脊髓或韧带损伤情况[21]。

分 类

Anderson & Montesano 分类系统广泛应用于枕骨髁骨折的分类[22]。该分类方法根据患者的受伤机制和形态，将枕骨髁骨折分为 3 种类型（图 9.13）。

- Ⅰ型：枕骨髁粉碎性骨折和嵌入性骨折，伴骨折移位或无移位，受伤机制为头颅轴向受力，导致间接性损伤。
- Ⅱ型：延伸至枕骨髁的颅底骨折，受伤机制为颅骨受力点的直接性损伤。
- Ⅲ型：枕骨髁撕脱性骨折，受伤机制为头颅旋转性和侧向弯曲性受力，导致间接性损伤。

Ⅲ型骨折患者常伴有颅颈交界区韧带撕裂，导致颅颈关节脱位。脱位的关节常向内侧移位。

合并伤

枕骨髁骨折常由于高能量创伤导致，并同时伴有颅内和颅外结构的损伤。颅脑结构损伤（颅内出血，其他部位的骨折和颌面部创伤）和相关血管损伤在枕骨髁骨折患者中非常常见

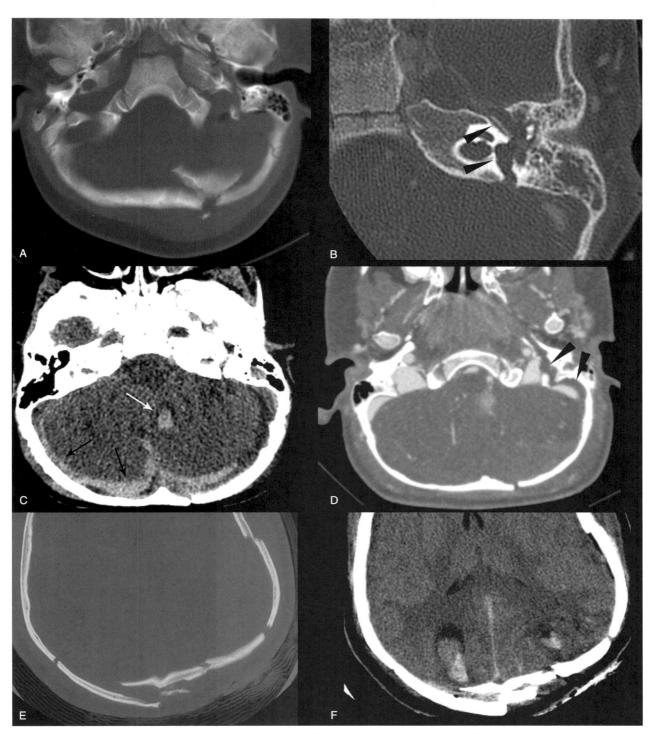

图 9.11　枕骨骨折的并发症。A. 颅后窝轴位 CT 成像显示枕骨粉碎性骨折。B. 合并左侧颞骨横向骨折（黑箭头）。C. 脑实质出血（白箭头）和硬膜下出血（黑箭头）。D. 左侧乙状窦受到压迫（黑箭头）。E. 另一患者枕骨粉碎性骨折，并压迫脑组织。F. 伴有出血性脑挫伤

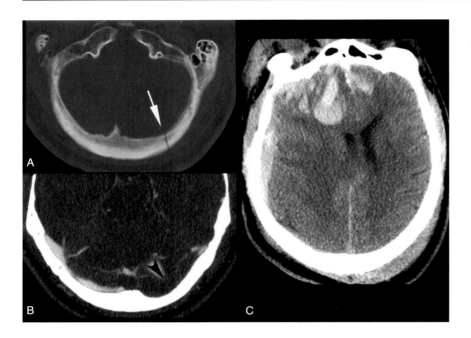

图 9.12 枕骨骨折后额颞叶对冲伤。A. CT 显示左侧枕骨无移位性骨折（白箭头）。B. CT 静脉成像显示左侧横窦血栓形成（黑箭头）。C. 在枕骨骨折的反方向处发现大面积额叶出血性脑挫伤，伴右侧硬膜下出血

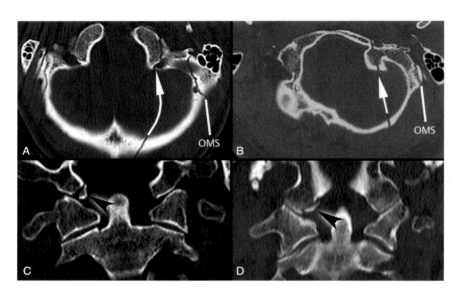

图 9.13 枕骨髁骨折。A，B. 两位患者的轴位 CT 显示 Ⅱ 型枕骨髁骨折，枕骨骨折延伸至枕骨髁（白箭头）。OMS，枕乳突缝。C，D. 另两位患者的冠状位 CT 成像显示 Ⅲ 型枕骨髁骨折，颅颈关节撕脱（黑箭头）

（图 9.14）。也有部分患者伴有颈椎损伤[23]。Ⅲ 型枕骨髁骨折常合并颅颈关节韧带损伤，包括翼状韧带和盖膜。在一些严重的 Ⅲ 型枕骨髁骨折病例中，可看到颅颈关节脱位或脊髓损伤（图 9.15）。上颈段的 MRI 检查可以有助于诊断韧带或脊髓损伤。

治　疗

　　Ⅰ 型和 Ⅱ 型的枕骨髁骨折均属于稳定型损伤，因为颅颈关节韧带是完整的。这两类患者可以给予保守治疗[22]。Ⅲ 型枕骨髁骨折根据颅颈关节韧带损伤情况，可分为不稳定型和稳定型。患者是否需要手术干预目前还没有明确标准，需根据患者神经血管损伤情况和颅颈关节不稳定的程度具体分析患者手术的必要性[24]。

9.9 中颅底骨折

9.9.1 蝶鞍骨折

　　蝶鞍的上缘是鞍膈，下缘是蝶窦顶。前缘以前床突、视神经管和视神经束为界。后缘以后床突和鞍背为界。

　　蝶鞍骨折比较罕见，一旦出现经常伴随蝶

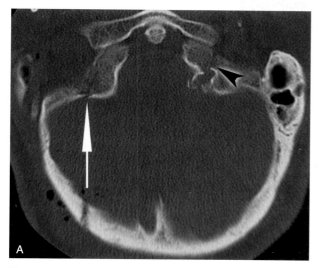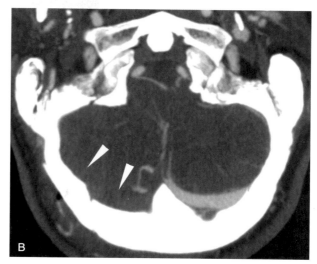

图 9.14　枕骨髁骨折合并静脉窦损伤。A.轴位 CT 成像显示右侧Ⅱ型枕骨髁骨折（白长箭头），左侧Ⅲ型枕骨髁骨折（黑箭头）。B. 颅后窝轴位 CT 静脉成像显示右侧横窦闭塞（白短箭头）

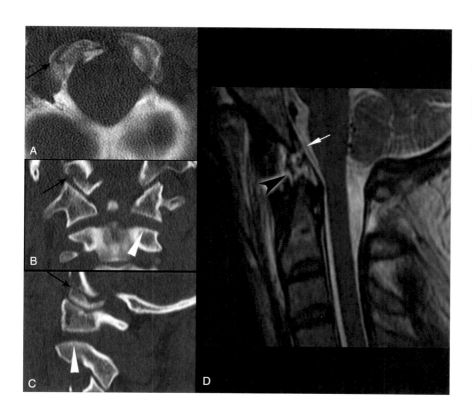

图 9.15　枕骨髁骨折合并颅颈关节韧带损伤。A~C.轴位，冠状位，矢状位 CT 成像显示移位的Ⅲ型枕骨髁骨折（黑箭头），C1~C2 关节间隙增宽（白箭头）。D. 矢状位 T2 加权 MRI 成像显示斜坡和 C2 之间的组织出血（黑箭头），盖膜被拉伸、变薄，且不延续（白箭头）

窦、额骨和颌面部损伤（图 9.16）[25]。蝶鞍骨折患者死亡率较高。影像学表现隐蔽，常通过神经内分泌紊乱的临床症状诊断。蝶窦内的气液平面表现也可以帮助诊断。

合并伤

　　蝶鞍骨折患者死亡率较高。会引起的并发症包括血管损伤、脑神经麻痹、脑垂体损伤导致的内分泌紊乱和视交叉损伤。患者也可出现脑脊液漏。在影像学上，脑脊液漏可以表现为持续性或迟发性的颅内积气，并且常表现为大面积的颅内积气。

　　如果损伤到下丘脑－垂体轴，会导致内分

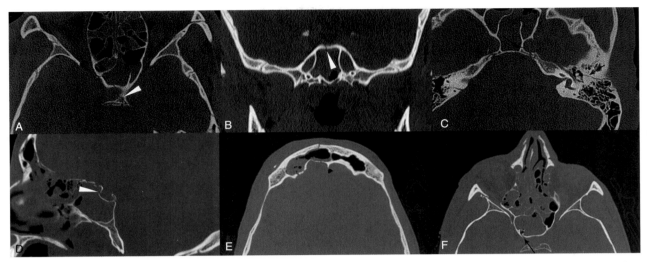

图 9.16　蝶鞍骨折。A,B.颅底轴位和冠状位的 CT 影像显示蝶鞍骨折（白箭头）。C.该患者合并其他外伤,如左侧颞骨纵行骨折（黑箭头）。D.另一患者 CT 显示蝶鞍前壁骨折。E.合并额窦骨折。F.合并右侧眼眶外侧壁、蝶窦（黑箭头）、右侧鼻骨骨折

泌异常，如前垂体功能紊乱联合尿崩症[26]。蝶鞍骨折常会伴随垂体功能紊乱，但是蝶鞍骨折在影像学表现上较为隐匿，很难发现。所以蝶鞍骨折的诊断通常依靠患者的临床症状和垂体功能的血液检测。

9.9.2　颞骨骨折

当头部受到高能量的钝性创伤时，容易导致颞骨骨折[27]。医生应高度重视患者颞骨岩部的骨折，因为有许多重要组织结构穿过或位于该区域。高分辨率的头颅 CT（薄层扫描联合重建成像）是诊断颞骨骨折的首选检查，但在急性创伤中也有部分颞骨骨折患者 CT 结果为阴性。如果患者出现乳突气房内出血，则高度提示颞骨骨折。另外，隐匿性听小骨脱位很容易在影像学上漏诊。

解　剖

掌握颞骨复杂的解剖结构是评估该区域创伤的关键（图 9.17）。颞骨参与构成中颅窝底的后外侧部，主要由 5 部分构成：鳞部、乳突、岩部、鼓部和茎突。在创伤患者中，常见岩部和乳突部位的损伤。部分患者也会出现外耳、中耳或内耳的损伤。中耳内存在听小骨链，内耳内存在耳软骨囊（包含耳蜗和前庭器官）。针对颞骨骨折患者，医生还需重点评估是否存

在颈内动脉、颈静脉球、乙状窦和脑神经损伤。下面我们重点讨论针对颞骨骨折患者需要关注哪些重要结构。

听骨链

位于中耳内的听骨链主要由锤骨、砧骨、镫骨组成。锤骨一边与鼓膜密接，另一边以砧锤关节与砧骨相连接。在轴位 CT 成像中，正常的砧锤关节表现为典型的"甜筒冰淇淋"形状（砧骨形成圆锥桶，锤骨头形成冰淇淋头）。如果影像上出现该关节间隙增宽，则提示存在砧锤关节脱位。

面神经

面神经可分为 6 段：颅内段（从脑桥到内听道）、管内段（内听道内）、迷路段（面神经管到膝神经节）、乳突段（膝神经节到茎乳孔）、颅外段（面神经出茎乳孔后）。针对颞骨骨折患者，医生需要重点关注颞骨内的面神经骨管情况。

内　耳

骨迷路，也被称为耳软骨囊，主要由耳蜗、前庭和半规管组成。耳蜗由三个内部充满淋巴液的空腔组成（前庭阶、蜗管、鼓阶）。耳蜗是一螺旋形骨管，绕蜗轴卷曲约两周半。前庭连接耳蜗和半规管，内藏椭圆囊和球囊。

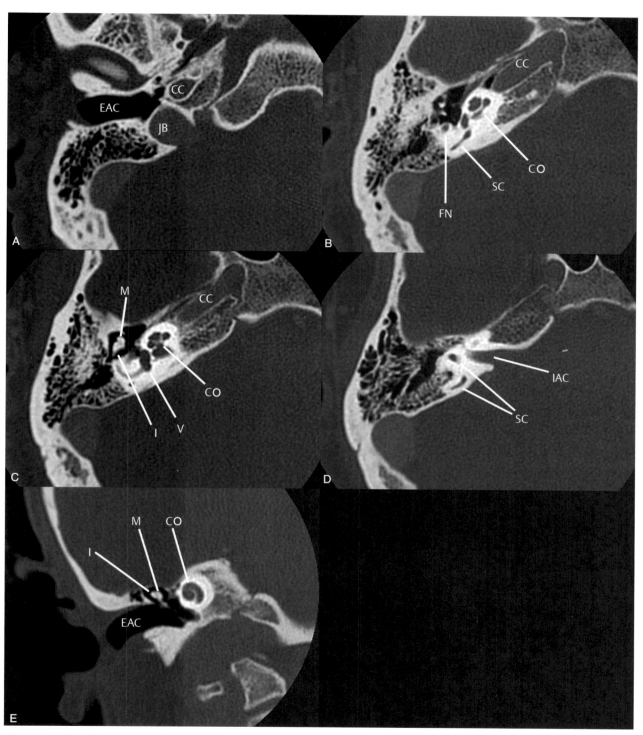

图 9.17　正常颞骨解剖。A~D. 高分辨率轴位 CT 成像。E. 冠状位 CT 成像。CC，颈动脉管；JB，颈静脉球；EAC，外耳道；IAC，内耳道；CO，耳蜗；SC，半规管；V，前庭；FN，面神经管；M，锤骨；I，砧骨

分 类

常规的分类方法把颞骨岩部骨折分为两种类型[28]。但更加重要的是对相关重要结构损伤的评估。常规的分类系统根据骨折线与颞骨岩部长轴关系将颞骨岩部骨折分为纵向型和横向型（图9.18）[29]。

纵向型骨折的骨折线与颞骨岩部长轴平行（发生率占颞骨骨折的70%~90%）[30]。横向型骨折的骨折线与颞骨岩部长轴垂直（发生率占颞骨骨折的10%~30%）。但是很多颞骨岩部骨折患者很难分类，因为骨折线既有纵向部分也有横向部分。因此将这类患者归类为第三种类型：混合型[31]。混合型颞骨岩部骨折常常伤及耳软骨囊，导致感觉神经性听力损失[32]。尽管混合型颞骨岩部骨折在临床上并不罕见，但是在之前的研究中并没有将混合型作为一种单独的分类报道其相对的发生率。

横向型颞骨岩部骨折常波及内耳道和耳软骨囊。横向型颞骨岩部骨折会导致耳软骨囊损伤，耳蜗神经横断，镫骨或迷路结构的损伤，感觉神经性听力损失。与纵向型相比，横向型颞骨岩部骨折更容易引起面神经瘫。膝状窝很容易在横向型或纵向型颞骨岩部骨折中受损，从而导致面神经损伤。

横向型颞骨岩部骨折可以进一步分为内侧亚型和外侧亚型。内侧亚型骨折线可穿过内耳道底（内耳道的最外侧）向面神经膝走行，涉及面神经管的迷路段。外侧亚型骨折线可穿过骨迷路，常导致外淋巴瘘。在影像学成像上，外淋巴瘘表现为在前庭器官内出现气液平面（下文详述）。

纵向型颞骨岩部骨折会导致鼓膜破裂，听骨链损伤，传导性耳聋和鼓室积血。面神经损伤相对少见[33]。纵向型颞骨岩部骨折很少伤及耳软骨囊。纵向型颞骨岩部骨折可以进一步分为前亚型和后亚型。前亚型骨折线可穿过颞骨

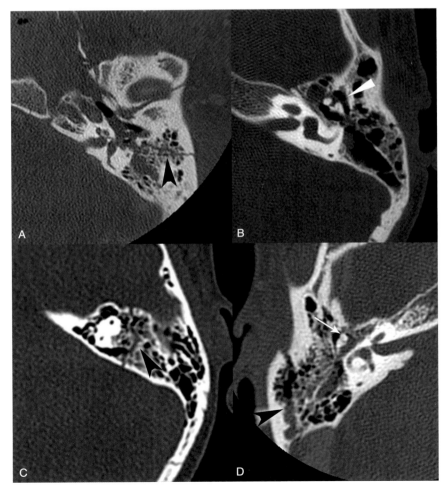

图9.18　颞骨岩部骨折。A. 纵向型颞骨岩部骨折（黑箭头），骨折伤及关节窝。B. 另一患者听骨链损伤，砧锤关节间隙增宽（白粗箭头）。C，D. 两位不同患者的横向型颞骨岩部骨折（黑箭头），未伤及耳软骨囊和听骨链。正常的砧锤关节表现为典型的"甜筒冰淇淋"形状，砧骨形成圆锥桶，锤骨头形成冰淇淋头（白细箭头）

鳞部、鼓室盖、关节窝和面神经。后亚型骨折线可穿过颞骨乳突、听骨链和面神经。

合并伤

颞骨骨折可能会损伤相关重要结构，导致许多并发症，例如血管损伤，面神经瘫，感觉神经性听力损失或传导性耳聋。针对颞骨骨折患者，医生需要仔细排查是否伴有相关并发伤。

血管损伤

颞骨骨折可能会损伤颈内动脉岩骨段。颈动脉管的骨折可能会导致血管并发伤，包括夹层、横断、假性动脉瘤、闭塞和动静脉瘘的形成[34]。如果发现骨折线已延伸至颈动脉管，需要及时行 CTA 检查。少部分患者骨折线延伸至硬脑膜静脉窦附近，可以导致假性静脉瘤或硬脑膜静脉窦内血栓形成（图 9.19）。

外耳道损伤

颞骨骨折会伤及外耳道前壁和后壁（图 9.20）。外耳道前壁构成关节窝的后部，因此外耳道前壁骨折会影响颞颌关节活动。移位的骨折片段长期在外耳道内会造成外耳道狭窄，需要及时诊断和处理。

听骨链损伤

听骨链损伤常表现为听小骨脱位，听骨骨折相对少见（图 9.21）[35]。砧骨关节脱位最常见，75% 的听骨链损伤患者均表现为砧骨关节脱位[36]。在听骨骨折患者中，最常见的是砧骨长脚骨折[37]。听骨链损伤患者会表现为前庭症状和中耳损伤症状（传导性耳聋）。

面神经损伤

7% 的颞骨骨折患者会出现面神经损伤，大部分面神经损伤患者是由于膝神经节区域（迷路段）损伤导致的[38]。面神经损伤可以是骨折直接导致的（例如移位的骨折碎片直接损伤面神经），也可以是其他损伤的继发性结果（临近组织水肿或血肿的压迫）。如果患者受创伤后立即出现面神经瘫，提示为骨折导致的直接性面神经损伤。如果患者受创伤后面神经瘫症状出现延迟，则提示为继发性面神经损伤。

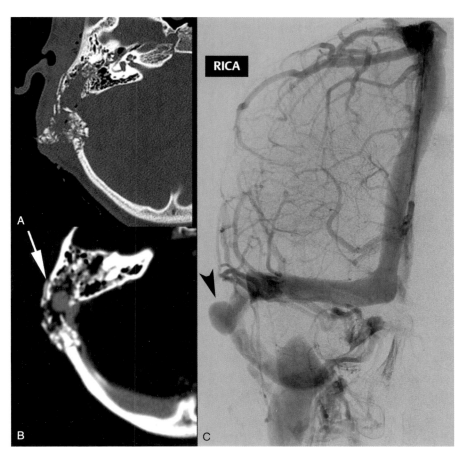

图 9.19　颞骨骨折导致横窦假性静脉瘤形成。A. 头部轴位 CT 成像显示右侧颞骨粉碎性骨折。B. CTA 成像经最大信号强度投影（MIP）后处理显示异常血管结构凸向骨折处，并且与横窦沟通（白箭头）。C. DSA 检查确诊右侧横窦的假性静脉瘤（黑箭头）。RICA，右侧颈内动脉

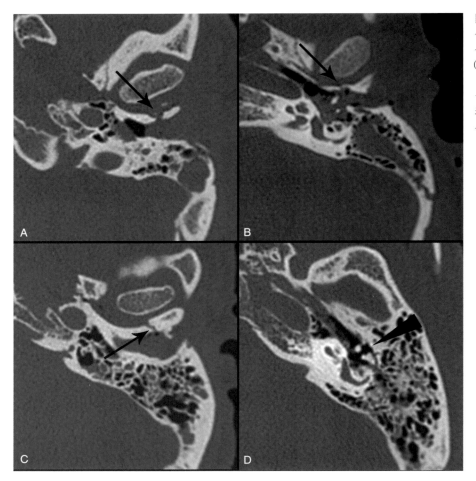

图 9.20　颞骨骨折导致外耳道损伤。A. 轴位 CT 成像显示左侧混合型颞骨骨折，伤及外耳道前壁（黑细箭头）。B. 纵向型颞骨骨折，同时伤及外耳道前壁和后壁（黑长箭头）。C, D. 另一患者外耳道前壁骨折（黑长箭头），合并砧锤关节脱位（黑粗箭头）

内耳损伤

　　耳蜗损伤会导致感觉神经性听力损失。半规管连接前庭，如果损伤会引起眩晕症状。前庭损伤也会引起眩晕症状。横向型和混合型颞骨骨折常损伤内耳结构。这些患者需行高分辨率影像学检查，医生需要仔细评估内耳结构（耳蜗、前庭和半规管）的损伤情况。如果患者耳蜗和前庭内出现气体，则高度提示内耳结构损伤（图 9.22）。

治　疗

　　颞骨岩部骨折的治疗需要根据合并伤的不同，制订个体化治疗方案。例如，如果患者出现感觉神经性听力损失，则需要行人工耳蜗植入术[39]。如果患者出现面神经损伤，则需要行药物治疗（激素治疗）或手术干预。其他的合并伤也需要个体化处理。

9.10 颅缝和颅裂损伤

　　颅缝分离与颅底骨折一样常见。颅缝分离常常伴发颅底骨折。成年人中，最常见的是人字缝分离（图 9.23）。诊断人字缝分离的标准包括：颅缝分离间隙大于 1.5mm，或者左右侧颅缝间隙差异大于 1mm[40]。颅缝分离会导致其他合并伤，尤其是硬膜外血肿，因此需要引起足够重视。另外，颅缝分离也可伤及临近硬脑膜静脉窦。

9.11 并发症和合并伤

　　不同位置、形态和严重程度的颅底骨折会导致不同的并发症。如上所述，每种类型的颅底骨折根据其相关解剖位置，会导致特定的并发症。前、中、后颅底骨折都会引起特定的并发症和合并伤。

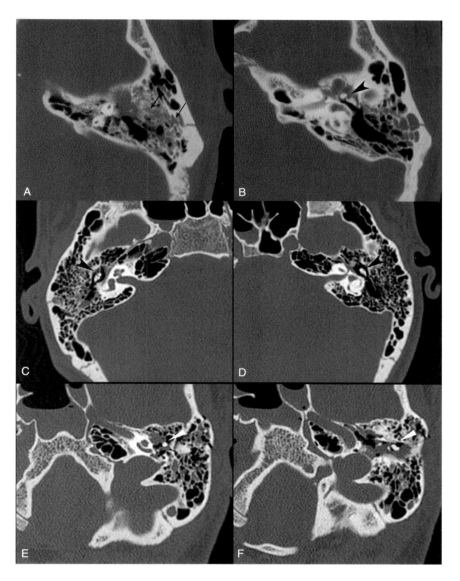

图 9.21　颞骨骨折导致听骨链损伤。
A. 轴位 CT 成像显示纵向型颞骨骨折
（黑细箭头）。B. 合并砧锤关节脱位
（黑粗箭头）。C. 另一患者轴位 CT
成像显示隐匿性右侧砧骨脱位，砧锤
关节间隙轻度增宽（黑粗箭头）。D. 左
侧正常砧锤关节间隙（黑粗箭头），
可与右侧对比。E. 第三位患者轴位
CT 成像显示明显的听骨链破坏，砧
骨形成的"圆锥桶"消失（白箭头）。
F. 听小骨出现在外耳道内（白箭头）

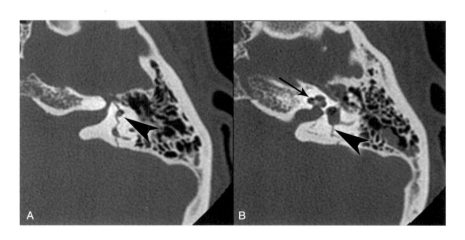

图 9.22　颞骨骨折导致耳软骨囊损
伤。A. 轴位 CT 成像显示横向型颞
骨岩部骨折，伤及半规管（黑粗箭
头）。B. 骨折线穿过前庭（黑粗箭头），
耳蜗和前庭内出现气体（黑细箭头）

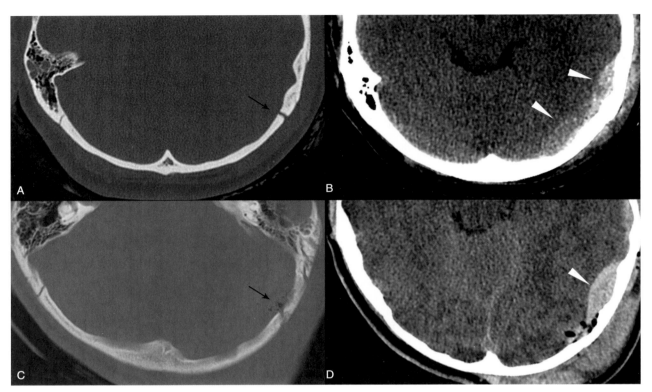

图 9.23　外伤导致的颅缝分离。A.轴位 CT 成像显示外伤导致颅骨左侧人字缝分离（黑箭头）。B.合并硬膜外血肿（白箭头）。
C，D.另一位患者有相似的影像学表现，左侧人字缝分离合并硬膜外血肿

9.11.1 动脉损伤

　　颅底骨折可能会导致颅内动脉的损伤。动脉损伤包括血栓形成、闭塞、夹层、创伤性动脉瘤、嵌顿和动静脉瘘[41]。颈内动脉是颅底骨折最常损伤的动脉，尤其是岩骨段和海绵窦段的颈内动脉（图 9.24）。颈内动脉岩骨段损伤的患者也有出现脑缺血的风险。Denver 分级系统将脑血管损伤进行分类[42]，已在第 7 章钝性脑血管损伤中详细讨论过。CTA 对脑血管损伤诊断较为敏感，但是一般不常规使用[43]。

　　针对创伤性脑血管闭塞的治疗，主要采用药物抗凝治疗[44]。其他辅助治疗手段（例如升血压）也有助于患者康复。创伤性动脉瘤可分为真性、混合性和假性。创伤性动脉瘤一般常见于颈内动脉，但也可见于其他动脉。动脉瘤不会自主消失，因此常需要外科手术或血管内介入治疗干预。

9.11.2 脑脊液漏

　　硬脑膜与颅底连接紧密，因此颅底骨折容易引起硬脑膜破裂。硬脑膜破裂会导致脑脊液漏，颅内感染风险增高。硬脑膜破裂会使颅底蛛网膜下腔与鼻旁窦、中耳腔或乳突气房沟通。这时不论患者有没有出现鼻液溢症状，都有可能发展成脑膜炎、脑炎、脑脓肿。肺炎球菌是导致脑脊液漏患者出现脑膜炎最常见的细菌[45]。脑脊液漏症状常在患者受伤后 48h 出现。"双环征"是可以在患者床旁施行的诊断脑脊液鼻漏的方法。该方法是将患者鼻腔血性分泌物滴在纸巾上，由于脑脊液在纸巾上扩散较血液快，因此在中央血液区周围会出现更大的脑脊液环。这种方法可以初步判断在鼻腔血性分泌物中是否含有脑脊液成分。另一种判断血性或非血性分泌物中是否存在脑脊液成分的方法是检测 β-2-转铁蛋白，这种蛋白只存在于脑脊液和外淋巴中。

　　影像学检查可以作为脑脊液漏诊断的辅助方法。放射性核素脑室造影术对脑脊液鼻漏的诊断较为敏感。简易的方法是将脱脂棉放置于鼻腔中，然后经腰椎穿刺鞘内注射放射性示踪物。最后检测脱脂棉上是否存在放射性示踪物，

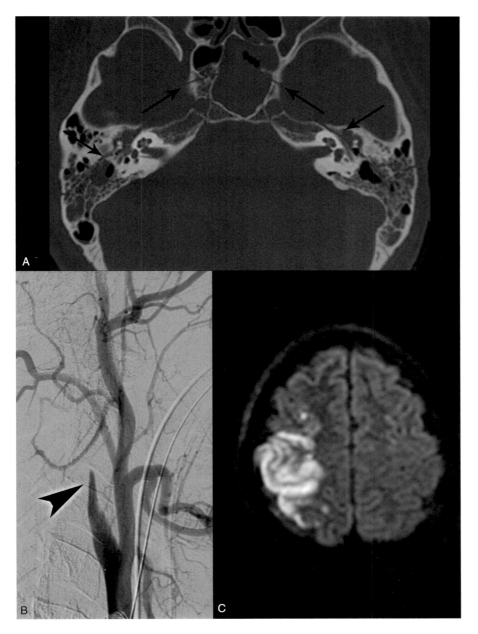

图 9.24 颅底骨折导致钝性脑血管损伤。A. 头颅轴位 CT 成像显示多发性颅底骨折，包括蝶窦、双侧颞骨岩部（黑长箭头）。B. DSA 检查显示右侧颈内动脉夹层，从颈内动脉远端到起源处。C. DWI 显示右侧大脑中动脉供血区域急性梗死

从而诊断脑脊液鼻漏。CT 对比增强脑池造影可以用于脑脊液漏口的定位（图 9.25）。这种技术是经腰椎穿刺鞘内注射对比剂后，采用高分辨率的 CT 扫描成像。MRI 也有助于诊断脑脊液漏，尤其是 T2 加权成像（图 9.4）。

针对脑脊液漏的治疗包括保守治疗和外科手术治疗[46]。大部分的脑脊液漏患者可自主愈合。因此一般在手术治疗之前（脑脊液外引流术或硬脑膜修补术），先进行一段时间的保守治疗。针对脑脊液漏患者是否预防性使用抗生素，目前还存在很大争议。一些研究报道指出，对脑脊液漏患者预防性使用抗生素不会减少脑膜炎的发生率。脑脊液漏的手术指征包括持续性脑脊液漏，已进展为脑膜炎的脑脊液漏，脑脊液漏导致持续性或逐渐恶化的颅内积气。

9.11.3 创伤性颈内动脉海绵窦瘘

颈内动脉海绵窦瘘是指颅内海绵窦段的颈内动脉破裂，与海绵窦之间形成异常的动、静脉沟通。颈内动脉海绵窦瘘常继发于颅底骨折[47]。患者的初始症状一般为视力下降、眼球突出、头

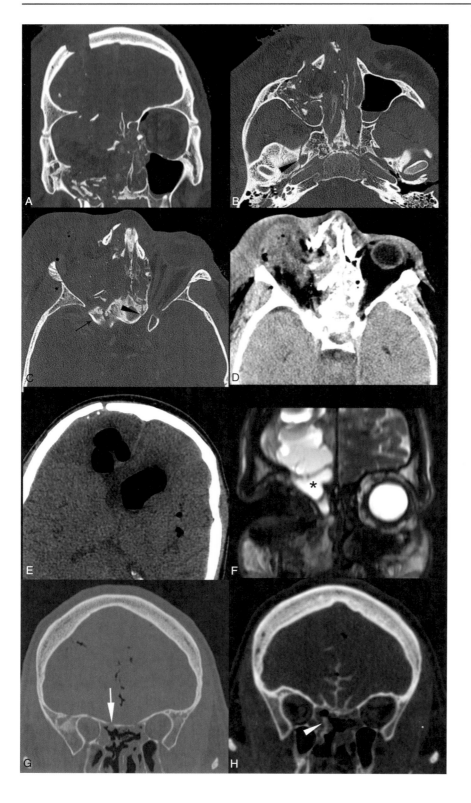

图 9.25　两侧复杂性颅底骨折患者伴发脑脊液漏。A. 冠状位 CT 成像显示严重的颅面部骨折，包括右侧顶骨、右侧眶顶、筛骨、上颌窦和上颌骨。B. 轴位 CT 成像显示右侧卵圆孔骨折（黑粗箭头）。C. 左侧视神经管骨折（黑粗箭头），右侧视神经管内有移位的骨折碎片（黑细箭头）。D. 右侧眼球破裂。E. 随后该患者出现脑脊液鼻漏和逐渐加重的颅内积气。F. MRI T2 加权成像显示高信号的脑脊液经前颅底漏口漏出（＊），确诊为脑脊液漏。G. 另一位脑脊液漏患者，冠状位 CT 重建成像显示右侧前颅底漏口（白长箭头）。H. 冠状位 CT 对比增强脑池造影确诊脑脊液漏（白短箭头）

痛或脑神经麻痹。CT 或 MRI 影像上可表现为眼球凸起、眼眶水肿、眼外肌肥大、眼上静脉和海绵窦扩张。MRI 影像上会出现异常的海绵窦留空效应。血管造影是诊断颈内动脉海绵窦瘘的主要方法。当颈内动脉注入造影剂后，造影剂会迅速充盈海绵窦和眼静脉，这些静脉都在扩张状态（图 9.26）。颈内动脉海绵窦瘘的治疗包括介入栓塞或外科手术。颈内动脉海绵窦瘘造成的长期后遗症包括视力丧失和眼缺血性坏死。

9.11.4 颅内出血

颅底损伤患者常常合并颅内出血，包括硬膜外和硬膜下血肿，蛛网膜下腔出血和出血性脑挫伤（图 9.27）。如果患者表现为颅后窝硬

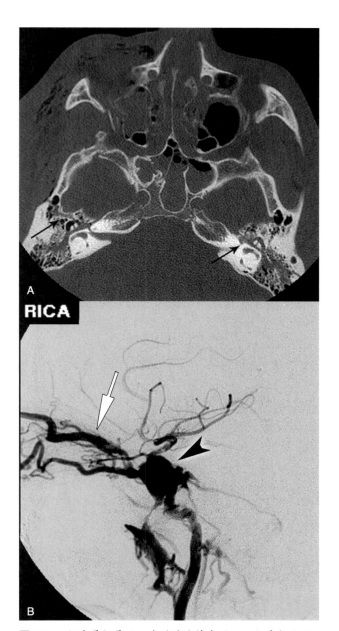

图 9.26　颅底骨折导致颈内动脉海绵窦瘘。A. 颅底轴位 CT 成像显示双侧颞骨骨折（黑细箭头）、颌面部骨折。另外还伴有双侧砧锤关节间隙增宽，提示听骨链损伤。颈动脉管周围未见骨折损伤。B. 右侧颈内动脉 DSA 结果显示动脉期造影剂流入海绵窦（黑粗箭头），伴眼静脉扩张（白箭头），确诊为颈内动脉海绵窦瘘。RICA，右侧颈内动脉

膜下血肿，一般是由于后颅底或枕骨髁骨折导致 [48]。如果患者颅后窝有明显的占位效应，则需要急诊减压手术干预。CT 是诊断颅内出血的首选检查。MRI 也可作为辅助手段，MRI 对较小的脑挫伤和弥散性轴索损伤的诊断较为敏感。

9.11.5 脊柱损伤

医生需要根据患者的受伤机制和影像学资料评估脊柱损伤。可选的影像学检查包括 X 线、CT 和 MRI。颅颈交界创伤患者常常合并颅底骨折，MRI 有助于评估患者韧带和软组织的损伤。

9.11.6 颌面部损伤

颅底骨折一般合并颌面部损伤，尤其是颅前窝骨折。高分辨率轴位影像可以排查颌面部骨折，同时也是颅底骨折的重要检查手段，尤其是针对头部高能量创伤的患者。

9.11.7 脑神经功能障碍

脑神经穿过颅底神经孔，颅底损伤容易导致脑神经功能障碍。脑神经损伤可以是外力的直接作用导致（完全或部分的横断和挫伤），也可以是颅底神经孔骨折碎片的压迫导致 [49]。外展神经（第Ⅵ脑神经）是颅底骨折最易损伤的眼外神经 [50]。

嗅神经是最容易受到损伤的脑神经。前颅底骨折常常会损伤嗅神经，导致嗅觉缺失症。脑神经损伤一般给予保守治疗。

前颅底骨折如果伤及视神经管，会导致视神经损伤。颅底骨折（尤其是中颅底骨折）容易损伤视交叉，导致失明或双颞侧偏盲。如果患者受伤后出现视力迅速下降，则提示视神经管受压迫。如果患者视力变化较缓慢或视力仅轻度下降，可以考虑给予激素治疗。

额部的钝性创伤会导致动眼神经损伤。眶上裂骨折会损伤第Ⅲ、Ⅳ、Ⅵ脑神经和第Ⅴ脑神经的眼神经分支。眶上裂综合征患者初始检查常表现为瞳孔散大、上睑下垂、眼外肌功能异常。如果患者同时伴有失明（视神经管损伤），则被称为眶尖综合征。

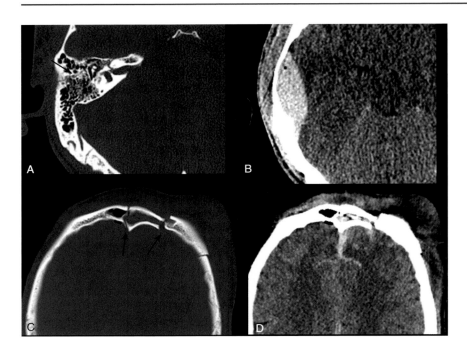

图 9.27　颅底骨折导致颅内出血。A. 轴位 CT 成像显示右侧颞骨岩部非移位性纵向型骨折（箭头）。B. 伴硬膜外血肿。C. 另一患者额窦内板和外板粉碎性骨折（箭头）。D. 合并蛛网膜下腔出血和额窦内出血

斜坡骨折常常会导致外展神经损伤[51]。外展神经损伤也常见于眶上裂骨折，但经常伴有其他脑神经麻痹症状（第Ⅲ和Ⅳ脑神经）。三叉神经有 3 条分支，任何一条分支损伤都会导致相关面部区域感觉功能障碍。眶上分支（三叉神经眼神经的分支）的损伤在颅脑创伤中较常见。

颞骨骨折（尤其是横向型）常常会导致面神经和前庭蜗神经损伤。针对面神经瘫患者的治疗，需要根据患者初始临床症状制订个体化治疗方案。如果患者受伤后立即出现重度面神经瘫，则一般需要外科减压手术干预[52]。如果患者受伤后面神经瘫出现延迟或症状轻微，一般症状可以自愈，并考虑给予激素辅助治疗。晚期的面神经减压手术也有益于患者的恢复[53]。如果面神经损伤发生在膝神经节近端，则需要外科手术治疗。

颈静脉孔区域的创伤可以损伤舌咽神经、迷走神经、副神经。舌下神经穿过舌下神经管，该区域的创伤可损伤舌下神经。

9.11.8 颅骨生长性骨折

颅骨生长性骨折是儿童颅骨骨折后的并发症，1.6% 的儿童颅骨骨折会出现颅骨生长性骨折[54]。颅骨生长性骨折常见于 3 岁以下的儿童，并且在伤后 6 个月内出现。儿童在额骨、顶骨、枕骨骨折或颅底创伤后都可能出现颅骨生长性骨折。

颅骨生长性骨折常继发于颅骨线性骨折，并且未压迫脑组织。颅骨骨折时常合并硬膜撕裂，以后骨折裂隙会不断增宽[55]。头颅创伤导致大于 4mm 的骨折裂隙是发生颅骨生长性骨折的主要风险因素。骨折后，骨折裂隙长期受脑搏动的冲击，因而使骨折线不断增宽。在增宽的骨折线间，可触及软脑膜囊肿。因此，颅骨生长性骨折也被称为软脑膜囊肿或创伤后脑膜膨出。如果创伤导致的颅骨骨折较为严重，在骨折裂隙间有形成脑组织疝的风险。外科手术修复是治疗颅骨生长性骨折的常用方法，手术可以预防进一步的神经损害和癫痫持续发作[56]。手术需要修复硬脑膜和骨折裂隙。

9.11.9 医源性损伤

颅底骨折患者应尽量避免使用鼻饲管。有文献报道，对严重颅底骨折患者插入鼻饲管，有置入颅内的风险[57]。因此，灌食管尽量选择口胃途径。

9.12 关键点

- 颅前窝骨折常常合并颌面部损伤，医生

需要仔细评估患者面部组织结构的损伤情况。医生需要谨慎创伤后脑脊液漏的发生，尤其是针对筛板和筛窦顶骨折患者。

- 斜坡骨折常常伴发严重的合并伤，包括血管损伤和脑实质损伤。

- 枕骨髁骨折常由于高能量创伤导致，分为三种类型。MRI 常用于评估颅颈交界区和颈髓损伤情况。

- 颞骨骨折分为纵向型、横向型和混合型。常采用轴位影像学成像进行评估。需要评估的临近组织包括：耳软骨囊、面神经、颈动脉管和听骨链。

- 蝶鞍骨折影像学表现较为隐匿，常导致内分泌紊乱。

- 创伤性颅缝分离的并发症与颅骨骨折相似。在成人中，最常见的是人字缝分离。

参考文献

[1] Muñoz-Sánchez MA, Murillo-Cabezas F, Cayuela-Domínguez A, et al. Skull fracture, with or without clinical signs, in mTBl is an independent risk marker for neurosurgically relevant intracranial lesion: a cohort study. Brain Inj, 2009, 23: 39–44

[2] Slupchynskyj OS, Berkower AS, Byrne DW,et al. Association of skull base and facial fractures. Laryngoscope,1992,102:1247–1250

[3] Mulligan RP, Friedman JA, Mahabir kC. A nationwide review of he associations among cervical spine injuries, head injuries, and facial fractures. J Trauma, 2010, 68: 587–592

[4] Iida H, Tachibana S, Kitahara T, et al. Association of head trauma with cervical spine injury, spinal cord injury, or both. J Trauma, 1999, 46: 450–452

[5] Lloyd DA, Carty H, Patterson M, et al. Predictive value of skull radiography for intracranial injury in children with blunt head injury. Lancet, 1997, 349: 821–824

[6] Laine FJ, Nadel L, Braun IFCT. CT and MR imaging of the central skull base.Part 1: Techniques, embryologic development, and anatomy. Radiographics, 1990, 10: 591–602

[7] Parmar H, Gujar S, Shah G, et al. Imaging of the anterior skull base. Neuroimaging Clin N Am, 2009, 19: 427–439

[8] Opperman LA. Cranial sutures as intramembranous bone growth sites. Dev Dyn, 2000, 219: 472–485

[9] Nemzek WR, Brodie HA, Hecht ST, et al. MR,CT, and plain film imaging of the developing skull base in fetal specimens. AJNR Am J Neuroradiol, 2000, 21: 1699–1706

[10] Mann SS, Naidich TP. Towbin RB, et al. Imaging of postnatal maturation of the skull base. Neuroimaging Clin N Am, 2000, 10: 1–21, vii

[11] Bassed kB, Briggs C, Drummer OH. Analysis of time of closure of the spheno occipital synchondrosis using computed tomography. Forensic Sci Int, 2010, 200: 161–164

[12] Sakas DE, Beale DJ, Ameen AA,et al. Compound anterior cranial base frac-tures: classification using computerized tomography scanning as a basis for selection of patients for dural repair. J Neurosurg, 1998, 88: 471–477

[13] Asano T, Ohno K, Takada Y, et al. Fractures of the floor of the anterior cranial fossa. J Trauma, 1995, 39: 702–706

[14] Ochalski PG, Spiro RM, Fabio A,et al. Fractures of the clivus: a contemporary series in the computed tomography era. Neurosurgery, 2009, 65: 1063–1069

[15] Menktü A, Koç RK, Tucer B, et al. Clivus fractures: clinical presentations and courses. Neurosurg Rev, 2004, 27: 194–198

[16] Ochalski PG, Spiro RM, Fabio A,et al. Fractures of the clivus: a contemporary series in the computed tomography era. Neurosurgery, 2009, 65: 1063–1069

[17] Taguchi Y, Matsuzawa M, Morishima H,et al. Incarceration of the basilar artery in a longitudinal fracture of the clivus: case report and literature review. J Trauma, 2000, 48: 1148–1152

[18] Young HA, Schmidek HH. Complications accompanying occipital skull fracture. J Trauma,1982, 22: 914–920

[19] Alcelik l, Manik KS, Sian PS, et al. Occipital condylar fractures. Review of the literature and case report. Neurologist, 2012, 18: 152–154

[20] Raila FA, Aitken AT, Vickers GN. Computed tomography and three-dimensional reconstruction in the evaluation of occipital condyle fracture. Skeletal Radiol,1993, 22: 269–271

[21] Hanson JA, Deliganis AV, Baxter AB,et al. Radiologic and clinical spectrum of occipital condyle fractures: retrospective review of 107 consecutive fractures in 95 patients. AJR Am J Roentgenol,2002,178:1261–1268

[22] Anderson PA, Montesano PX. Morphology and treatment of occipital condyle fractures. Spine, 1988, 13: 731–736

[23] Leone A, Cerase A, Colosimo C, et al. Occipital condylar fractures: a review. Radiology, 2000, 216: 635–644

[24] Young WF, Rosenwasser RE, Getch C,et al. Diagnosis and management of occipital condyle fractures. Neurosurgery, 1994, 34: 257–26l

[25] Dublin AB, Pointer VC. Fracture of the sella turcica. AJR Am J Roentgenol, 1976, 127: 969–972

[26] Kusanagi H, Kogure K, Teramoto A. Pituitary insufficiency after penetrating injury to the sella turcica.J Nippon Med Sch, 2000, 67: 130–133

[27] Brodie HA, Thompson TC. Management of complications from 820 temporal bone fractures. Am J Otol, 1997, 18: 188–197

[28] Little SC, Kesser BW. Radiographic classification of temporal bone fiactures: clinical predictability using a new system. Arch Otolaryngol Head Neck Surg, 2006, 132: 1300–1304

[29] Gurdjian ES, Lissner HR. Deformations of the skull in head injury studied by the stresscoat technique, quantitative determinations. Surg Gynecol Obstet, 1946, 83: 219–233

[30] Swartz JD. Trauma//Swartz JD, Harnsberger HR, eds. Imaging of the Temporal Bone. 3rd ed. New York, NY: Thieme, 1997: 318–344

[31] Ghorayeb BY, Yeakley JW. Temporal bone fractures: longitudinal or oblique? The case for oblique temporal bone fractures. Laryngoscope, 1992, 102: 129–134

[32] McHugh HE. The surgical treatment of facial paralysis and traumatic conductive deafness in fractures of the temporal bone. Ann Otol Rhinol Laryngol, 1959, 68: 855–889

[33] Lambert PR, Brackmaon DE. Facial paralysis in longitudinal temporal bone fractures: a review of 26 cases. Laryngoscope, 1984, 94: 1022–1026

[34] Resnick DK, Subach BR, Marion DW. The significance of carotid canal involvement in basilar cranial fracture. Neurosurgery, 1997, 40: 1177–1181

[35] Meriot P, Veillon E, Garcia JF,et al, CF appearances of ossicular injuries. Radiographics, 1997, 17: 1445–1454

[36] Swartz JD. Temporal bone trauma// Sore PM, Curtin HD. Head and Neck Imaging. 3rd ed. St Louis, Mo: Mosby, 1995: 1425–1431

[37] Kollias SS. Temporal bone trauma// Lemmerling M, Kollias SS. Radiology of the Petrous Bone. Berlin: Springer, 2003:49–58

[38] Brodie HA, Thompson TC. Management of eomplications from 820 temporal bone fractures. Am J Otol, 1997, 18: 188–197

[39] Hagr A. Cochlear implantation in fractured inner ears. J Otolaryngol Head Neck Surg,2011, 40: 281–287

[40] Grossart KW, Samuel E. Traumatic diastasis of cranial sutures. Clin Radiol, 1961, 12: 164–170

[41] Feiz-Erfan I, Horn EM. Theodore N,et al. Incidence and pattern of direct blunt neurovascular injury associated with trauma to the skull base. J Neurosurg, 2007, 107: 354–369

[42] Biffl Wk. Moose EE, Offner PJ,et al. Blunt carotid and vertebral arterial injuries. World J Surg, 2001, 25: 1036–1043

[43] Bub LD, Hollingworth W, Jarvik JG, et al. Screening for blunt cerebrovascular injury: evaluating the accuracy of multidetector computed tombographic angiograpby. J Trauma,2005,59: 691–697

[44] Miller PR, Fabian TC, Bee TK,et al. Blunt cerebrovascular injuries: diagnosis and treatment. J Trauma, 2001, 51: 279–286

[451 Brings M. Traumatic pneumocephalus. Br J Surg, 1974, 61: 307–312

[46] Bell RB, Dierks EJ, Homer L, et al. Management of cerebrospinal fluid leak associated with craniomaxillofacial trauma, J Oral Maxillofac Surg, 2004, 62: 676–684

[47] Liang W, Xiaofeng Y, Weiguo L,et al. Traumatic carotid cavernous fistula accompanying basitar skull fracture: a study on the incidence of traumatic carotid cavernous fistula in the patients with basilar skull fracture and the prognustic analysis about traumatic carotid cavernous fistula.J Trauma,2007, 63: 1014–1020

[48] Takeuchi S, Takasato Y,Wada K,et al. Traumatic posterior fossa subdural hem aromas. J Traurua Acute Care Surg, 2012, 72: 480–486

[49] Lehn AC, Lettieri J, Grimley R. A case of bilateral lower cranial nerve palsies after base of skull trauma with complex management issues: case report and review of the literature. Neurologist, 2012, 18: 152–154

[50] Kapila A, Chakeres DW. Citrus fracture: CT demonstration. J Comput Assist Tomogr, 1985, 9: 1142–1144

[51] Katsuno M, Yokota H, Yamamoto Y, et al. Bilateral traumatic abducens nerve palsy associated with skull base fracture-case report. Neurol Med Chir (Tokyo) , 2007, 47: 307–309

[52] Hato N, Nota J, Hakuba N, et al.Facial nerve decompression surgery in patients with temporal bone trauma: analysis of 66 cases. J Trauma, 2011, 71: 1789–1793

[53] Sanuş GZ, Tanriöver N, Tanriverdi T, et al. Late decompression in patients with acute facial nerve paralysis after temporal bone fracture. Turk Neurosurg, 2007, 17: 7–12

[54] de P Djienteheu V, Njamnshi AK, Ongolo-Zogo P, et al. Growing skull fractures. Childs Nerv Syst, 2006, 22: 721–725

[55] Ciurea AV, Corgan MR, Tascu A, et al. Traumatic brain injury in infants and toddlers, 0-3 years old. J Mod Life, 2011, 4: 234–243

[56] Holsti M, Kadish HA, Sill BE, et al. Pediatric closed head injuries treated in an observation unit. Pediatr Emerg Care, 2005, 21: 639–644

[57] Fremstad JD, Martin SH. Lethal complication from insertion of nasogastric tube after severe basilar skull fracture. J Trauma, 1978, 18: 820–822

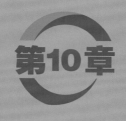

第10章

颌面部外伤

Jayson L. Benjert, Kathleen R. Fink, and Yoshimi Anzai

10.1 概　述

在美国，头颅创伤发病率逐年增加，在这些创伤中大部分损伤发生在颌面部，造成沉重的医疗负担。每年都会有 300 万以上的患者被诊断为颌面部创伤[1]。许多颌面部创伤患者需要住院治疗。2007 年，美国急诊救治面部骨折患者的医疗费用已高达 1 亿美元[2]。

影像学检查在颌面部创伤患者的救治中起到非常重要的作用。采用合适的影像学检查有助于快速诊断颌面部骨折及合并伤。横断层面 CT 成像（尤其是三维重建）是制订手术方案的必要检查。采用术中 CT 扫描，可以提供最接近实际解剖情况的导航图像，做到"实时"导航下手术。此章节将重点讨论导致颌面部外伤的因素，面部骨折的主要表现和用于诊断颌面部创伤的影像学检查。

10.2 流行病学

在美国，颌面部创伤患者人数比例逐年增加，花费着大量的医疗资源。颌面部创伤患者平均住院日为 6d，平均每位患者花费 60 000 美元[2]。颌面部创伤多为突发事件所致，常见于交通事故和暴力打击。在一些工业化国家中，导致颌面创伤最常见的原因为暴力打击[3]。在发展中国家中，交通事故是颌面创伤的主要原因[3]。在一个国家内，不同区域的颌面创伤患者，其致伤因素也不相同。在城市中，导致颌面创伤的常见因素是暴力打击，而农村地区则常见于交通事故或坠落伤[4]。坠落伤、运动伤和工伤也是导致颌面部创伤的常见原因。在老年患者中，颌面部创伤常见于坠落伤[5]。

30 多岁的男性是颌面创伤的多发人群。男性发病率大于女性，据文献报道男女比例最高可达到 11∶1，但大部分文献估计的男女比例在 2∶1~4∶1[6-8]。饮酒史与颌面创伤的发生率高度相关，据文献报道 87% 的颌面创伤患者有饮酒史[9]。

随着汽车内安全带和安全气囊的广泛使用，交通事故中面部骨折和撕裂伤的发生率显著下降[10]。一项针对汽车安全设备的研究分析发现，在交通事故导致面部骨折的患者中，有 59% 的患者未使用任何安全设备[11]。简而言之，不使用安全带或安全气囊会增加交通事故中面部骨折的发生率[11]。

10.3 正常解剖结构

面颅骨及相关肌肉和组织，构成了颅腔和

颜面的基础，以容纳、保护脑和眼球。面颅骨容纳视觉、嗅觉和味觉的感受器。同时面颅骨也为人体呼吸、咀嚼和发音功能提供骨性框架。最后一点，面部是人与外界沟通的门户，是一种社交器官。针对先天性或创伤性颌面畸形患者的治疗，颜面整形的重要性被列入第五位，排在呼吸、视力、言语和饮食功能之后[12]。

了解面部的骨性支柱有助于理解面颅骨解剖，同时也有助于手术方案的制订。面部支柱区域的骨质较厚，用于保护面部重要的生理功能，如咀嚼功能[13]。手术中可以选择在这些骨性支柱上固定金属材料。

人体面部在纵向上，有 4 对骨性支柱（图10.1）。

● 鼻颌 / 上颌骨内侧支柱，起自上颌骨前部的牙槽突，向上沿上颌骨额突至眉间。

● 颧上颌 / 上颌骨外侧支柱，起自上颌骨外侧部的牙槽突，穿过颧弓和眶外侧缘。此支柱在颧弓处分叉，一支沿颧弓向后方走行。

● 翼上颌 / 上颌骨后部支柱，起自上颌骨后部的牙槽突，沿上颌窦后壁至翼突。此支柱在手术中很少被利用。

● 下颌骨纵向支柱，沿下颌骨升支部向上至髁突和颞颌关节窝。

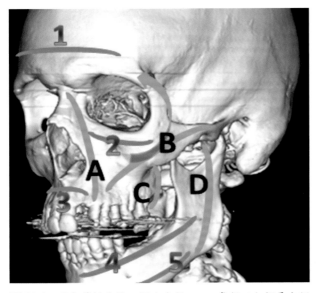

图 10.1　面部骨性支柱。纵向支柱：A，鼻颌 / 上颌骨内侧支柱；B，颧上颌 / 上颌骨外侧支柱；C，翼上颌 / 上颌骨后部支柱；D，下颌骨纵向支柱。横向支柱：1，额骨支柱；2，上颌骨上缘横向支柱；3，上颌骨下部横向支柱；4，下颌骨上部横向支柱；5，下颌骨下部横向支柱

骨性鼻中隔也可以被认为是面部中央较脆弱的骨性支柱。人体面部在横向上，也有 4 对骨性支柱（图 10.1）。

● 额骨支柱，沿前额下部眉弓向两侧延伸至额颧缝，此处骨质较厚。

● 上颌骨上缘横向支柱，起自内眦韧带附着处的眶内侧缘，沿眶下缘向外走行。此支柱常用于评估鼻眶筛骨折，下文详述。

● 上颌骨下部横向支柱，起自面部中央的硬腭牙槽突复合体，沿上颌骨向两侧走行。

● 下颌骨上部和下部横向支柱，是面部最低的骨性支柱。下颌骨上部横向支柱起自下颌骨中央部，沿下颌牙槽弓向两侧走行。下颌骨下部横向支柱走行于下颌骨下缘。

10.4 影像学检查

CT 是评估颌面部创伤的首选检查。CT 检查速度快，应用广泛，并且对颌面部创伤诊断有高度的敏感性和特异性[14]。因此已替代了传统的 X 线检查。对于重型创伤患者，CT 可以同时检查头部和颈椎。近年来 64 排和 128 排多层螺旋 CT 的使用，能在头部和颈椎源图像上进行颌面部的重建，如此可减少患者的辐射暴露和辐射时间。

目前的多层螺旋 CT 可以分析得到物体的立体数据，重建出高质量的三维图像。使用 CT 评估颌面部创伤，必须进行轴位成像，层间距不能超过 1mm，扫描需上至额窦顶部，下至下颌骨底部。如需要进行冠状位和矢状位重建，CT 扫描层间距需达到 0.5~1mm。随着多层螺旋 CT 技术的发展，针对颌面部创伤患者进行三维重建，已经是越来越普遍了。

CT 三维重建成像能更清晰地显示骨折粉碎程度和碎骨移位情况，有助于定位碎骨片，可用于评估多重平面的复杂性颌面部骨折[15]。三维图像可以指导外科医生制订手术固定和重建的方案[16-17]，同时也可清晰显示整体结构，便于从多角度对面部损伤进行分析。

CT 诊断面部骨折的敏感度达 45%~97%，特异度接近 100%。敏感度的波动范围较大，可能是因为一些单平面的骨折很难被发现，如轴位成像下的眶顶骨折。冠状位重建成像有助于

提高 CT 诊断面部骨折的敏感度。有研究表明，与单纯使用 CT 轴位成像或 CT 轴位成像 + 多平面重建成像相比，CT 轴位成像 + 多平面重建 + 三维成像可以明显提高诊断的准确率[15]。CT 三维重建成像可以将诊断颌面部骨折的敏感度提高至 95.8%，特异度达 99%[15]。

目前，越来越多的外科医生在手术过程中使用术中 CT，实时评估骨折复位和材料固定效果，以便及时进行手术调整[18]。术中 CT 可以在最早期鉴别内固定植入物位置的偏差。

CT 可以明确诊断出移位性或粉碎性骨折，但是针对一些非移位性或隐匿性骨折有时很难鉴别。对于一些难以辨认的骨折，可以通过临近软组织损伤表现和继发性损伤表现间接地做出诊断。在钝性损伤部位，常会出现软组织水肿和皮下气肿、血肿。如果咀嚼肌间隙、颧弓或眼眶部位出现皮下气肿，伴颅内积气，则表明鼻旁窦骨壁存在骨折。鼻旁窦内血性积液在 CT 上可表现为高密度影，有分层液面。鼻旁窦内血性积液高度提示面部骨折，需要仔细寻找骨折部位。

10.5 面部骨折

10.5.1 鼻骨骨折

鼻骨是面部骨折最常见的部位[19]。鼻骨骨折多由直接暴力引起，如交通事故、斗殴、运动时外伤等[20]。鼻骨与额骨鼻部、上颌骨额突、筛骨、犁骨共同构成外鼻的骨部支架（图 10.2）。鼻骨下端宽而薄，容易骨折。

鼻骨骨折的症状包括外鼻触痛，外鼻畸形、错位，皮下血肿，鼻出血，脑脊液鼻漏。一些学者认为轻度鼻骨骨折患者不需要行影像学检查，可通过患者临床症状和病史明确诊断，并及时处理[21]。如果怀疑患者还存在其他面部骨折，或伴有大量鼻出血、脑脊液鼻漏，则需要行 CT 扫描评估。

鼻骨骨折可根据病情严重程度进行分类（表 10.1）。Ⅰ型：单纯软组织损伤，无骨性结构骨折。Ⅱa 型：单纯的单侧鼻骨骨折，无移位；Ⅱb 型：单纯的双侧鼻骨骨折，无移位。Ⅲ型：移位性鼻骨骨折。Ⅳ型：闭合性粉碎性骨折。Ⅴ型：

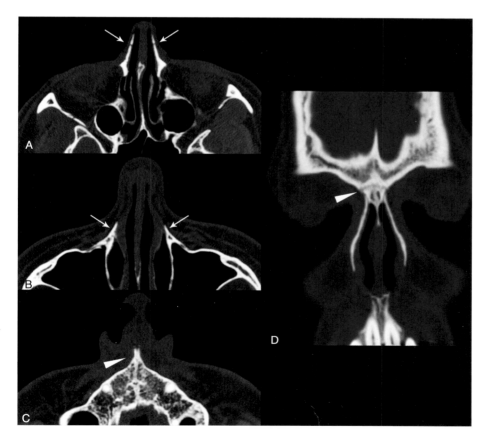

图 10.2　CT 影像上正常的鼻骨解剖。A. 轴位 CT 显示鼻骨筛骨沟（白细箭头），容易误诊为骨折。B. 上颌骨额突（长白箭头）。C. 前鼻棘（白粗箭头）。D. 冠状位重建成像显示鼻骨的鼻额缝（白粗箭头）

表 10.1　鼻骨骨折分型

分型	表现
Ⅰ型	软组织损伤，无骨性结构骨折
Ⅱa型	单纯的单侧鼻骨骨折，无移位
Ⅱb型	单纯的双侧鼻骨骨折，无移位
Ⅲ型	单纯的移位性鼻骨骨折
Ⅳ型	闭合性粉碎性骨折
Ⅴ型	开放性粉碎性骨折或任何上述类型的鼻骨骨折伴气道堵塞、鼻中隔血肿、脑脊液鼻漏、挤压损伤、鼻眶筛骨折

引自 Higuera S, Lee EI, Cole P, et al. Nasal trauma and the deviated nose. Plast Reconstr Surg, 2007, 120(7, Suppl 2): 64S-75S

开放性粉碎性骨折或任何上述类型的鼻骨骨折伴气道堵塞、鼻中隔血肿、脑脊液鼻漏、挤压损伤、鼻眶筛骨折[22]。

　　重型鼻骨骨折可影响面部的外形及鼻腔的通气功能。对于无移位的单纯性鼻骨骨折，不需要特殊处理，待其自然愈合。对于移位性鼻骨骨折可采用闭合式复位法或开放式复位法进行复位。治疗方案需根据患者鼻骨骨折类型和程度，以及鼻畸形情况具体制订[22]。

　　许多鼻骨骨折患者会伴随鼻中隔骨折（图10.3）。鼻中隔前下部主要由四边形软骨组成。此处黏膜内有丰富的血管吻合丛，易出血，因此排除鼻中隔血肿非常重要（图10.4）。鼻中隔血肿会导致鼻中隔软骨坏死和鞍鼻畸形。小儿鼻中隔损伤会影响鼻腔发育，导致面部畸形。

10.5.2 鼻眶筛骨折

　　鼻眶筛区又称为鼻眶筛复合体，其骨性结构由鼻骨、眼眶、上颌骨构成。当外力作用于鼻眶筛前部的支架时，会导致鼻眶筛骨折。鼻眶筛骨折患者常常合并其他面中部骨折和颅面损伤。鼻眶筛区内重要的解剖结构是内侧眶区，该区域有内眦韧带附着。

　　鼻眶筛骨折有许多种复杂的分类方法。Markowitz 等人根据骨折程度和内眦韧带的损伤情况，将鼻眶筛骨折简化地分为 3 型[23]（图10.5）。Ⅰ型：中央骨段整块骨折，无移位或轻度移位，内眦韧带未损伤（图10.6）。Ⅱ型：中央骨段部分粉碎、移位，但内眦韧带未损伤。Ⅲ型：中央骨段粉碎性骨折，内眦韧带断裂。Ⅱ型和Ⅲ型骨折有时很难在影像学上进行分辨，下文详述。

　　根据患者的临床表现，结合影像学检查，可以对鼻眶筛骨折进行诊断。双手触诊鼻眶筛区如果出现异常活动和骨擦感，则提示不稳定性骨折，需要开放性手术复位固定[24]。CT 是评估鼻眶筛骨折的首选检查。轴位和冠状位 CT 成像可以评估骨折和软组织损伤情况[25]。多平面重建联合三维成像技术，可以更加精确地评估鼻眶筛骨折[26]。CT 检查无法评估内眦韧带损伤情况，只有在手术中才能明确内眦韧带是否完整。但是在 CT 影像上，可以通过观察中央骨段粉碎和移位程度，推断内眦韧带是否存在损伤（图10.7）。

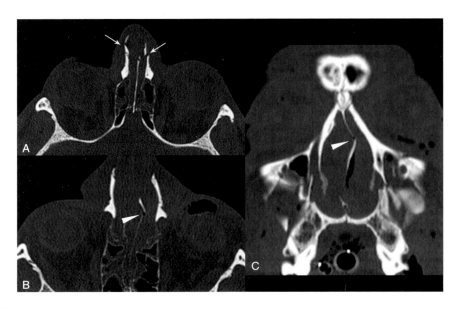

图 10.3　双侧鼻骨骨折伴鼻中隔骨折。A. 轴位 CT 成像显示双侧移位性鼻骨骨折（白细箭头）。轴位（B）和冠状位（C）CT 成像显示该患者合并鼻中隔骨折（白粗箭头）

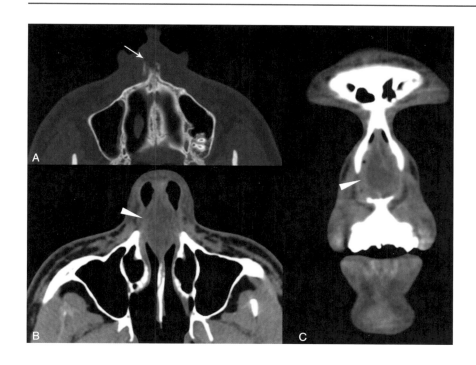

图 10.4　一位 16 岁患者鼻部受暴力打击。A.轴位CT显示前鼻棘骨折(细箭头)。轴位（B）和冠状位（C）CT 软组织成像显示鼻中隔血肿（粗箭头）

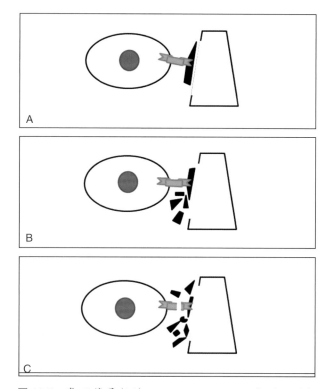

图 10.5　鼻眶筛骨折的 Markowitz-Manson 分型。眼虹膜以蓝色表示。内眦韧带以绿色表示。骨折碎片以黑色表示。A. Ⅰ型：中央骨段整块骨折，无移位或轻度移位，内眦韧带未损伤。B. Ⅱ型：中央骨段部分粉碎、移位，但内眦韧带未损伤。C. Ⅲ型：中央骨段粉碎性骨折，内眦韧带断裂

10.5.3　颧上颌骨骨折

面两侧的颧骨是面中部的重要组成部分。颧骨共有 4 个突起，分别是：额蝶突、颌突、颞突和眶突。4 个突起连接上颌骨、颞骨、额骨和蝶骨。颧骨构成眼眶大部分的外侧壁和一部分的眶底。颧骨是面部重要的骨性支柱，分为纵向的颧上颌支柱和横向的上颌骨上部支柱。

颧骨复合体或颧上颌骨复合体骨折过去被称为三脚骨折或三体骨折。这种称谓并不准确，因为颧上颌骨骨折可累及 4 个骨性支撑结构，包括颧颌、额颧、颧蝶和颧颞的连接部。颧上颌骨骨折在颌面部外伤中非常常见，仅次于鼻骨骨折。颧上颌骨骨折患者常表现为牙关紧闭，颧面部塌陷畸形，单侧鼻出血，眶下神经分布区域感觉异常或麻痹，瞳孔水平改变和复视[27]。三维重建成像有助于评估患者颧上颌骨骨折的整体情况和骨折移位程度，帮助医生术前制订手术方案。

颧上颌骨骨折有许多种分型方法[28]。Zingg 等人归纳了一种简化的分型方法，将颧上颌骨骨折分为 3 种类型[29]（表 10.2）。A 型骨折，颧弓骨折及颧骨部分骨折，仅 1 条骨性支撑结构出现骨折；A 型骨折可进一步分为 3 种亚型：

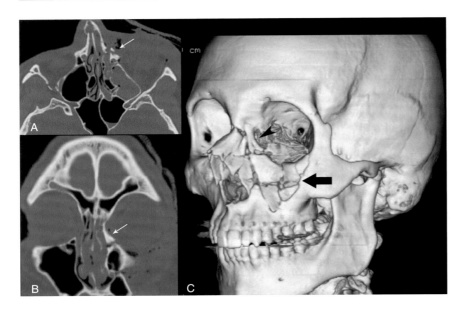

图 10.6 Ⅰ型鼻眶筛骨折。A. 轴位 CT 成像显示内眦韧带附着处中央骨段整块骨折（白箭头）。B. 冠状位 CT 成像显示中央骨段整块骨折（白箭头）。C. 三维 CT 重建成像更清晰地显示中央骨段整块骨折（黑短箭头），符合Ⅰ型鼻眶筛骨折。同时伴有左侧上颌窦前壁粉碎性骨折，左侧眶下缘骨折（黑长箭头）

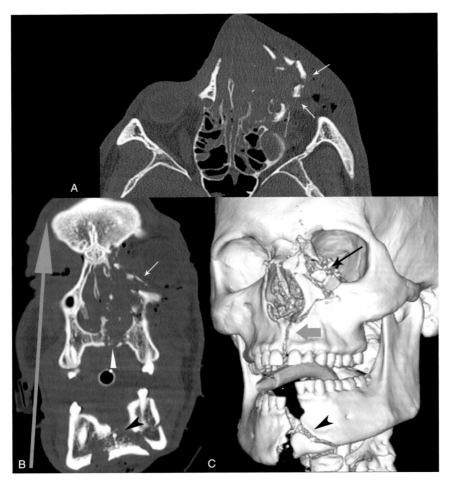

图 10.7 一位患者开枪误伤自己，造成Ⅲ型鼻眶筛骨折。A. 轴位 CT 成像显示左侧鼻眶筛区，严重的粉碎性骨折，伴骨碎片移位（白细箭头）。通过粉碎和移位的碎骨片可以推断内眦韧带已损伤。B. 冠状位 CT 成像显示该患者还伴有左侧鼻腔骨壁骨折，左侧眶内壁骨折，左侧眶下缘骨折（白细箭头），硬腭骨折（白粗箭头），下颌骨骨折（黑粗箭头）。红箭头表示子弹的弹道方向。C. 三维重建成像显示粉碎性和移位性鼻眶筛骨折（黑细箭头），上颌骨前部骨折累及眶下孔（红箭头），粉碎性下颌骨骨折伴骨折移位（黑粗箭头）

表 10.2　颧上颌骨骨折分型

分型	表现
A 型	颧弓骨折及颧骨部分骨折
A1	单纯的颧弓骨折
A2	眶外侧壁骨折
A3	眶下缘骨折
B 型	完全型单发颧骨骨折（四脚骨折）
C 型	多发性颧骨骨折（B 型骨折 + 颧骨粉碎性骨折）

引自 Zingg M, Laedrach K, Chen J, et al. Classification and treatment of zygomatic fracture: a review of 1025 cases. J Oral Maxillofac Surg. 1992;50(8):778-790

单纯的颧弓骨折（A1），眶外侧壁骨折（A2），眶下缘骨折（A3）。A 型骨折无移位，因为其他骨性支撑结构保持完整。B 型骨折，完全型单发颧骨骨折，颧骨复合体与周围骨分离移位，4 条骨性支撑结构均骨折。再次强调，该骨折更准确的描述应该是四脚骨折。C 型骨折，多发性颧骨骨折，即颧骨粉碎性骨折，4 条骨性支撑结构均骨折。

B 型骨折在颧上颌骨骨折类型中相对最常见[29]（图 10.8，图 10.9）。该类型骨折需要尽快手术复位固定，一般须在伤后 2 周内进行[30]。如果颧上颌骨骨折患者合并其他面部骨折、粉碎性骨折、咬合不正、下眶神经分布区域感觉异常，可能需要手术治疗[31]。

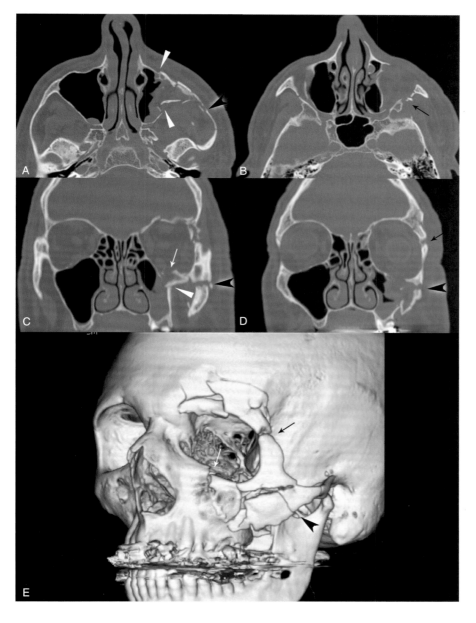

图 10.8　左侧颧上颌骨复合体骨折。轴位（A，B）和冠状位（C，D）CT 成像，联合（E）三维重建成像显示左侧颧上颌骨骨折。左侧颧弓多发性骨折（黑粗箭头），上颌窦前壁和外侧壁骨折（白粗箭头）。左侧眶外侧壁骨折（黑细箭头）、眶底骨折（白细箭头）

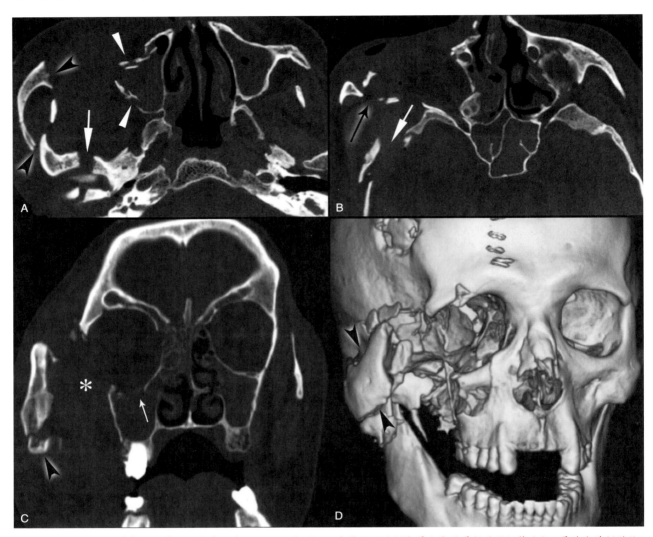

图 10.9　右侧颧上颌骨复合体骨折，向外侧移位。A，B. 轴位 CT 成像显示右侧颧骨和颧弓骨折（黑短箭头），骨片向外侧移位。右侧上颌窦骨壁骨折（白短箭头），眶外侧壁粉碎性骨折（黑长箭头）。骨折累及右侧颞颌关节窝（图 A，白长箭头），并向右侧蝶骨大翼和颞骨鳞部延伸（图 B，白长箭头）。C. 冠状位成像显示右侧颧骨和眶外侧壁向外侧移位（黑短箭头），伴咬肌内血肿（＊）、眶底骨折（白长箭头）。D. 三维重建成像显示颧骨和眶外侧壁骨折，骨片移位（黑短箭头）

10.5.4　面中部骨折

　　大部分的面中部骨折可以归类于 Le Fort 骨折。1901 年，Le Fort 通过观察发现钝性创伤常导致面中部最薄弱的部位出现骨折，表现为 3 条特殊的骨折线。同时根据骨折线的高低位置，将面中部骨折分为 3 型[32]。CT 是评估面中部骨折的首选检查。CT 可以在复杂的面中部解剖结构中，清晰地显示面中部骨折情况。针对面中部骨折患者，常规需行轴位和冠状位的薄层 CT 扫描。三维 CT 对于制订手术方案很有价值。

　　Le Fort 骨折最重要的特点是翼突的骨折。如果患者出现翼突骨折，则高度提示 Le Fort 骨折。有时候翼突下方的骨折也会累及翼突，如下颌骨骨折会合并翼突外侧板骨折。但这种骨折不属于 Le Fort 骨折范畴。Rhea 和 Novelline 研究出一种简化的方法，可以在 CT 影像上，根据患者骨折位置，确定 Le Fort 骨折分型[33]。

　　Le Fort Ⅰ型骨折，即上颌骨牙槽突基部水平骨折，硬腭与颌骨分离，导致硬腭游离（图 10.10）。该骨折会累及梨状孔，骨折线可横跨上颌骨内侧和外侧支柱。Le Fort Ⅰ型骨折最重要的特点是骨折穿过梨状孔[33]。

　　Le Fort Ⅱ型骨折，也可称为上颌中央锥形骨折，骨折形状类似三角形，以上颌牙为底部，鼻弓为尖部。Le Fort Ⅱ型骨折线自鼻额缝向两

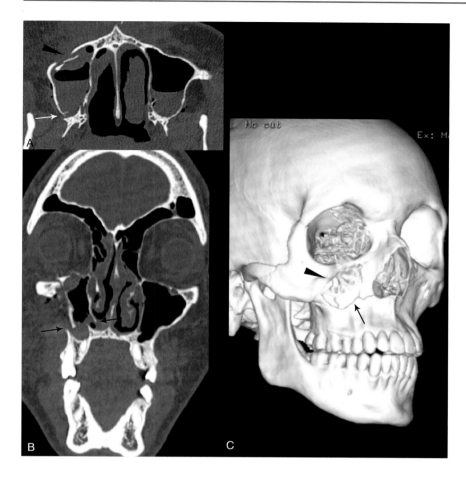

图 10.10　右侧面中部 Le Fort Ⅰ 型骨折。A. 轴位 CT 成像显示骨折累及右侧翼突基底部（白箭头），右侧下颌窦前壁粉碎性骨折（黑箭头）。B. 冠状位 CT 成像显示上颌骨内侧和外侧骨性支柱下端骨折（黑箭头）。C. 三维 CT 重建成像更清晰地显示 Le Fort Ⅰ 型骨折的水平骨折线（细箭头）。下颌窦前壁粉碎性骨折，并下陷（粗箭头）

侧横过鼻梁、眶内侧壁、眶下缘，再沿上颌窦后外侧壁至翼突（图 10.11）。Le Fort Ⅱ 型骨折独有的特点是眶下缘骨折，有助于诊断分型[33]。该类型骨折可导致上颌部、鼻部与颅骨及其他面部结构分离。

Le Fort Ⅲ 型骨折，即颅面分离性骨折，可导致上颌部、鼻部和颧骨部与颅骨分离。Le Fort Ⅲ 型骨折线经过鼻梁，向外侧伸展至眶内侧壁、眶后部的蝶骨大翼，经上颌骨后部的上端、眶外侧壁、颧弓，最后通过蝶骨翼突，出现完全的颅面分离（图 10.11）。颧弓骨折是该类型骨折独有的特点，有助于诊断分型[33]。单独的颧弓骨折可以合并 Le Fort Ⅰ、Ⅱ 型骨折。

Le Fort 骨折常合并眼眶、鼻骨和颧骨骨折。在一些重型创伤患者中，各型的 Le Fort 骨折可同时存在。面部的一侧可以同时出现 Le Fort Ⅰ、Ⅱ、Ⅲ 型骨折（图 10.11）。另外，患者面部两侧可以分别出现不同类型的 Le Fort 骨折（图 10.11）。

Le Fort 骨折需要手术治疗。手术目标是骨折片复位，恢复其正常的咬合关系、咀嚼功能和面貌。手术需要重点评估面部骨性支柱的粉碎性骨折程度，因为面部骨性支柱是面部重建的关键[34]。

10.5.5 下颌骨骨折

下颌骨解剖位置突出，是颌面部唯一能动的大骨，且相对缺乏骨性支撑，在直接或间接暴力的打击下，容易发生骨折。骨折可发生在下颌骨的任何部位，可按骨折部位分类[35]。正中联合部骨折是指穿过中切牙根部的骨折。正中联合旁骨折是指中切牙远中至尖牙远中之间的牙根部骨折。下颌体骨折常发生在尖牙远中和第二磨牙之间的牙根部骨折（无牙颌的患者为下颌孔前 4mm 处）。下颌角骨折是指位于下颌体之后的骨折，但不累及下颌骨升支部。下颌升支部上方有两个骨性突起，在后方者称为髁突，在前方者称

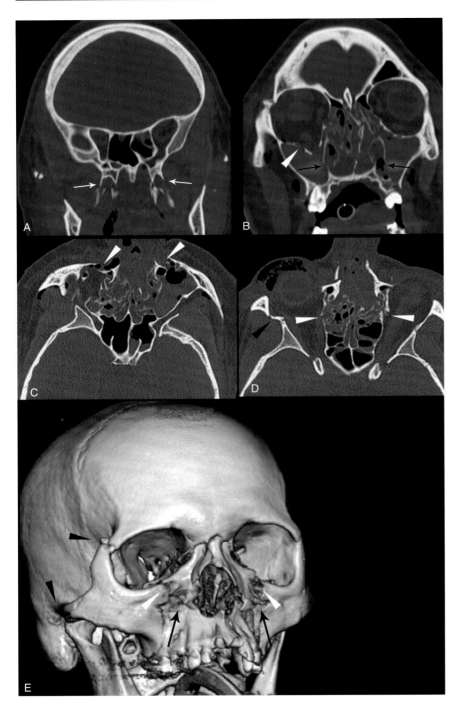

图 10.11　双侧面中部 Le Fort Ⅰ和Ⅱ型骨折，右侧面中部合并 Le Fort Ⅲ型骨折。A，B.冠状位 CT 成像显示双侧翼突骨折（A，白细箭头），高度提示 Le Fort 骨折。该患者双侧下颌骨内侧骨性支柱骨折（B，黑细箭头）、右侧眶底骨折（B，白粗箭头）。C，D.轴位 CT 成像显示双侧眶下缘骨折（C，白粗箭头）、右侧眶外侧壁骨折（D，黑粗箭头）、双侧眶内侧壁骨折（D，白粗箭头）。E.三维 CT 成像确诊了 3 种骨折类型，双侧面中部 Le Fort Ⅰ型骨折累及双侧上颌骨前部和梨状孔（黑细箭头），双侧面中部 Le Fort Ⅱ型骨折累及双侧眶下缘（白粗箭头），右侧面中部 Le Fort Ⅲ型骨折累及颧弓和眶外侧壁（黑粗箭头）。三维成像清晰地显示面中部粉碎性骨折，并下陷

为冠突。髁突由头部和颈部组成。

下颌骨骨折最常见的部位是下颌髁突骨折（36%）、下颌体骨折（21%）和下颌角骨折（20%）[36]。在斗殴外伤中，下颌角骨折较常见[37]。50%~60% 的下颌骨骨折患者为多发性骨折[38]。因此医生在诊治下颌骨骨折患者时，需警惕其他骨折的存在。

医生在诊断下颌骨骨折时，需注意骨折是否累及下颌孔、下颌管或颏孔。因为这些部位的骨折会损伤下牙槽神经。同时也要注意骨折是否累及牙槽嵴和牙槽。谨慎评估牙槽骨骨折和牙齿脱位情况是非常必要的，因为这决定手术是进行牙齿修复，还是牙齿拔除。

下颌骨骨折也可按骨折性质分类，分为简

单骨折、粉碎性骨折、开放性骨折和闭合性骨折。开放性骨折是指骨折表面软组织损伤，使骨折部位与外界相通；外部的皮肤裂伤，内部的牙槽损伤都会使骨折部位与外界沟通。下颌骨骨折也可根据骨折片是否被肌肉牵拉发生移位，分为良性骨折和恶性骨折。良性下颌骨骨折无骨片移位。一些颏正中骨折和颏旁骨折患者，由于舌骨上肌群的牵拉，可引起骨折片向下移位，归类于恶性骨折（图 10.12）。下颌角骨折由于咀嚼肌的牵拉，可引起骨折片水平移位；高位的髁突骨折由于翼肌的牵拉，可引起骨折片内侧移位（图 10.13）。

对下颌骨骨折的评估，CT 检查已经取代了其他放射学检查。CT 检查能够迅速地鉴别下颌骨骨折和其他面部骨折及合并伤。三维重建成像有助于制订手术方案。据文献报道，CT 诊断下颌骨骨折的敏感度高达 100%，而 X 线检查仅为 86%[39]。多系统损伤或重型颌面部创伤患者不适合行 X 线检查，因为检查需要正姿坐位。

下颌骨骨折根据伤情可采取保守治疗，闭合式复位固定或切开复位内固定。大部分的颏正中骨折、颏旁骨折、下颌体与下颌角移位性骨折，以及一些髁突骨折需要手术切开复位[36]。感

染是开放性骨折最常见的并发症。咬合不正和下牙槽神经分布区域感觉异常也比较常见[40]。

10.5.6 额窦骨折

额窦骨折占面部骨折的 5%~15%，一般由高速物体撞击导致[41]。额窦骨折可累及额窦前壁（外板）或后壁（内板），也可同时累及。穿刺性创伤可以穿透额窦，同时伤及皮肤、额窦前后壁、硬膜和额叶。2/3 的额窦骨折患者表现为内外板同时骨折[42]（图 10.14）。额窦前壁骨折会累及前额和眉弓，导致患者外观畸形。额窦后壁与硬脑膜毗邻，因此非常重要。针对额窦骨折患者，需要谨慎评估额隐窝和额窦开口损伤情况，因为此处闭塞会导致额窦引流不畅，会引起一系列临床症状（下文详述）。

额窦骨折可分为简单骨折、移位性骨折、粉碎性骨折和内陷性骨折（图 10.15）。高达 56%~87% 的额窦骨折患者合并颅面损伤[34,42-43]。CT 是评估额窦骨折的首选检查。同时 CT 还可以鉴别其他面部骨折，评估颅内的合并伤，例如：脑挫伤、硬脑膜损伤和轴外出血。额窦骨折患者常规须行轴位和冠状位薄层 CT 扫描。矢状位 CT 成像可以用于评估额窦引流和鼻额隐窝损伤

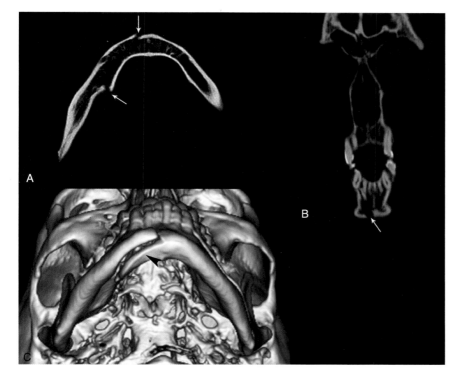

图 10.12　下颌骨右侧颏旁斜行骨折。A. 轴位 CT 成像显示下颌骨斜行骨折（白箭头）。B. 冠状位 CT 成像显示骨折位于下颌骨右侧颏旁区域（白箭头）。C. 三维重建成像更清晰地显示骨折移位程度（黑箭头）

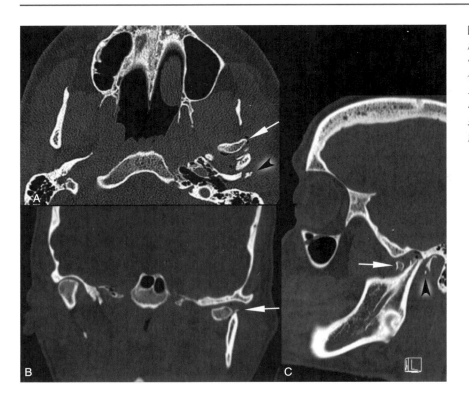

图 10.13 左侧下颌骨髁突低位骨折。A. 轴位 CT 成像显示左侧下颌骨髁突骨折,骨片向前脱位(白箭头)。左侧外耳道前壁骨折(黑箭头),伴外耳道内出血。B. 冠状位成像显示髁突骨折片段向内侧脱位(白箭头)。C. 矢状位 CT 成像显示髁突骨折片段向前脱位(白箭头),伴外耳道前壁骨折(黑箭头)

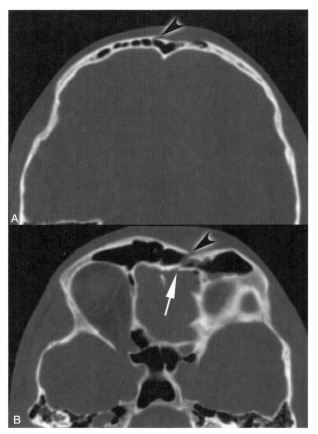

图 10.14 额窦骨折。轴位 CT 成像显示额窦前壁(外板)内陷性骨折(黑箭头),额窦后壁(内板)轻度内陷性骨折(白箭头)

情况。鼻额隐窝由额窦漏斗、额隐窝和额窦开口组成,形状类似沙漏杯[44]。

治疗方案需根据患者额窦骨折的累及范围和骨片移位程度具体制订。额窦前壁骨折,无移位,额窦引流通畅,可采取保守治疗。如果患者出现小的脑脊液漏口,可先行保守治疗。因为大部分的小漏口可在保守治疗的第 7~10 天愈合[45]。额窦前壁的粉碎性骨折和内陷性骨折会导致患者外观畸形,需要外科手术复位固定。

如果额隐窝或额窦开口堵塞,导致额窦引流不畅,可能会引起许多并发症,如黏液囊肿(图 10.16)。额窦骨折患者如果出现额窦引流不畅(鼻额管堵塞),需及时行额窦清创,清除额窦黏膜,封闭鼻额管。对于重型额窦后壁骨折伴持续性脑脊液漏的患者,可行去后壁额窦颅腔化手术。该手术需去除额窦后壁,清除额窦黏膜,封闭鼻额管[46]。

一些额窦骨折患者伤后会出现迟发性并发症。黏液囊肿是最常见的迟发性并发症之一,通常是由于患者额窦骨折后额窦引流不畅,并且未能及时治疗导致的。额窦骨折手术后,额窦黏膜的残留也会形成黏液囊肿。额窦骨折的另一个常见并发症为脑脊液漏。脑脊液漏

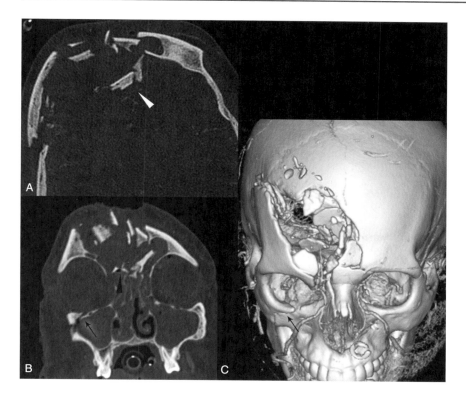

图 10.15　严重的粉碎性和内陷性额窦骨折。A. 轴位 CT 成像显示额窦和额骨出现明显的粉碎性和内陷性骨折。骨折片段插入脑实质内(白箭头）。B. 冠状位 CT 成像显示严重的额窦骨折，伴筛顶骨折（黑粗箭头）和眶下缘骨折（黑细箭头）。C. 三维 CT 成像更清晰地显示额窦和额骨骨折片段的移位情况。右侧眶下缘骨折累及右侧颧骨（黑细箭头）

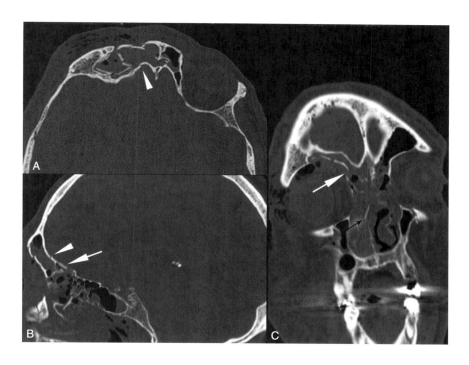

图 10.16　额窦骨折伴鼻额管堵塞。A. 轴位 CT 成像显示右侧额窦前壁粉碎性和内陷性骨折；额窦后壁骨折，无骨折移位（白短箭头）。额窦内有骨折碎片。B. 矢状位 CT 成像显示额窦骨折（白短箭头），额隐窝 / 鼻额管被骨折碎片堵塞（白长箭头）。C. 冠状位 CT 成像显示眶顶骨折，骨折碎片进入额窦内（白长箭头），伴鼻中隔骨折（黑箭头）

可以是短暂性的，也可以是持续性的。持续性脑脊液漏会引起脑膜炎或脑脓肿，需要手术治疗。针对脑脊液漏患者，需要使用抗生素预防感染。慢性额窦疼痛会出现在一部分额窦骨折患者中。目前无法预测哪些额窦骨折患者会出现慢性额窦疼痛，但是多发性骨折患者的发病率较高[47]。

10.6 合并伤

25% 的颌面部骨折患者伴有合并伤[48]。不同的受伤机制可引起不同的合并伤。高能量的撞击可导致面部骨折，同时也会累及身体的其他部位引起额外的损伤。交通事故是导致全身损伤的主要原因。一项研究表明，在交通事故导致的面部骨折患者中，70%的患者伴随其他损伤[49]。

创伤性脑损伤是颌面部骨折患者的主要合并伤，其发生率为5.4%~85%[50-52]。发生率的统计数据波动较大，可能是因为不同研究的筛选标准存在差异。一项研究结果表明，脑创伤是颌面部骨折最常见的合并伤，其中以脑血肿最为常见，44%的面部骨折患者会出现脑血肿[53]。因此，针对面部骨折患者，需要仔细排查颅内损伤。如果需要，可行5mm层厚轴位CT扫描评估脑损伤情况。

颌面部创伤患者也常合并颈椎损伤。一项研究发现颌面部骨折合并颈椎骨折的发生率达6.28%[54]。因此，针对颌面部骨折患者，医生需要仔细检查颈椎，通过临床或影像学检查方法排除颈椎损伤的可能性。

急性视力丧失是面部骨折最严重的并发症之一，常出现于眼眶或眶尖骨折患者，例如：Le Fort Ⅲ型骨折和颧上颌骨骨折。面部骨折并发视力丧失的发生率为1.7%[55]。眼球和眼眶损伤将在下一章节详细讨论（见第11章）。

10.7 关键点

- 在美国，颌面部创伤患者人数比例逐年增加，造成很大的医疗负担。颌面部创伤多由于交通事故和暴力打击引起。饮酒史与颌面创伤的发生率高度相关。20~40岁的男性是颌面外伤的多发人群。

- 薄层CT扫面 + 多层面重建成像（尤其是冠状位成像）被推荐联合使用，用于评估颌面部骨折。CT轴位成像 + 多平面重建 + 三维成像可以明显提高颌面部骨折诊断的准确率。CT三维重建成像能更清晰地显示骨折粉碎程度和碎骨移位，有助于定位碎骨片，可用于评估多重平面的复杂性颌面部骨折。三维图像可以指导外科医生制订手术固定和重建的方案。

- 对于一些隐匿性骨折，可以根据继发性损伤表现间接地做出诊断。若出现皮下血肿、气肿，鼻旁窦积血，伴颅内积气，则提示颌面部存在隐匿性骨折。

- 了解面部的骨性支柱有助于评估颌面部骨折的特点。面部骨性支柱是稳定面部结构和制订手术方案的关键。

- 颌面部创伤患者常合并身体其他部位的损伤。医生需要仔细排查面部骨折患者的合并伤，尤其是脑和颈椎创伤。

参考文献

[1] Roden KS, Tong W, Surrusco M, et al.Changing characteristics of facial fractures treated at a regional, level 1 trauma center, from 2005 to 2010: an assessment of patient demographics, referral patterns, etiology of injury, anatomic location, and clinical outcomes. Ann Plast Surg, 2012, 68: 461–466

[2] Allareddy V, hllareddy V, Nalliah RP. Epidemiology of facial fracture injuries. J Oral Maxillofac Surg, 2011, 69: 2613–2618

[3] Kostakis G, Stathopoulos R, Dais R, et al. An epidemiologic analysis of 1142 maxillofacial fractures and concomitant injuries. Oral Surg Oral Med Oral Pathol Oral Radiol, 2012: 114

[4] Smith H, Peek-Asa C, Nesheim D, et al. Etiology, diagnosis, and characteristics of facial fracture at a midwestern level I trauma center. J Trauma Nurs, 2012, 19: 57–65

[5] AI-Qamachi LH, Laverick S, Jones DC. A clinico-demographic analysis of maxillofacial trauma in the elderly. Gerodontology, 2012, 29: e147–e149

[6] Hwang K, You SH. Analysis of facial bone fractures: An 11-year study of 2094 patients. Indian J Plast Surg, 2010, 43: 42–48

[7] Kapoor R Kalra N. A retrospective analysis of maxillofacial injuries in patients reporting to a tertiary care hospital in East Delhi. Int J Crit Illn Inj Sci, 2012, 2: 6–10

[8] Naveen Shankar A, Naveen, Shankar V, et al. The pattern of the maxillofacial fractures: a multicentre retrospective study. J Craniomaxillofac Surg, 2012

[9] Lee KH. Interpersonal violence and facial fractures. J Oral Maxillofac Surg, 2009, 67: 1878–1883

[10] Murphy RX Jr, Birmingham KL, Okunski WJ, et al. The influence of airbag and restraining devices on the patterns of facial trauma in motor vehicle collisions. Plast Reconstr Surg, 2000, 105: 516–520

[11] Stacey DH, Doyle JE, Gutowski KA. Safety device use affects the incidence patterns of facial trauma in motor vehicle collisions: an analysis of the National Trauma Database from 2000 to 2004. Plast Reconstr Surg, 2008, 121: 2057–2064

[12] Borah GL, Rankin MK. Appearance is a function of the face. Plast Reconstr Surg, 2010, 125: 873–878

[13] Linnau KE , Stanley RB Jr, Hallam DK, et al. Imaging of high-

energy midfacial trauma: what the surgeon needs to know. Eur J Radiol, 2003, 48: 17–32

[14] Tanrikulu R, Erol B. Comparison of computed tomography with conventional radiography for midfacial fractures. Dentomaxillofac Radiol, 2001, 30: 141–146

[15] Dos Santos DT, Costa e Silva AP, Vannier MW, et al. Validity of multislice computerized tomography for diagnosis of maxillofacial fractures using an independent workstation. Oral Surg Oral Med Oral Pathol Oral Radiol Endod, 2004, 98: 715–720

[16] Mayer JS, Wainwright DJ, Yeakley JW, et al. The role of three-dimensional computed tomography in the management of maxillofacial trauma. J Trauma, 1988, 28: 1043–1053

[17] Saigal K, Winokur RS, Finden S, et al. Use of three-dimensional computerized tomography reconstruction in complex facial trauma. Facial Plast Surg, 2005, 21: 214–220

[18] Rabie A, Ibrahim AM, Lee BT, et al. Use of intraoperative computed tomography in complex facial fracture reduction and fixation. J Craniofac Surg, 2011, 22: 1466–1467

[19] Hussain K, Wijetunge DB, Grubnic S, et al. A comprehensive analysis of craniofacial trauma. J Trauma, 1994, 36: 34–47

[20] Rennet GJ. Management of nasal fractures. Otolaryngol Clin North Am, 1991, 24: 195–213

[21] Logan M, O'Driscoll K, Masterson J. The utility of nasal bone radiographs in nasal trauma. Clin Radiol, 1994, 49: 192–194

[22] Higuera S, Lee El, Cole R, et al. Nasal trauma and the deviated nose. Plast Reconstr Surg, 2007, 120 (Suppl 2): 64S–75S

[23] Markowitz BL, Manson PN, Sargent L, et al. Management of the medial canthal tendon in nasoethmoid orbital fractures: the importance of the central fragment in classification and treatment. Plast Reconstr Surg, 1991, 87: 843–853

[24] Paskert Jp, Manson PN. The bimanual examination for assessing instability in naso-orbitoethmoidal injuries. Plast Reconstr Surg, 1989, 83: 165–167

[25] Daly BD, Russell JL, Davidson MJ, et al. Thin section computed tomography in the evaluation of naso-ethmoidal trauma. Clin Radiol, 1990, 41: 272–275

[26] Remmler D, Denny A, Gosain A, et al. Role of three-dimensional computed tomography in the assessment of nasoorbitoethmoidal fractures. Ann Plast Surg, 2000, 44: 553–563

[27] Gerlock AJ, Sinn DP. Anatomic, clinical, surgical, and radiographic correlation of the zygomatic complex fracture. AJR Am J Roentgenol, 1977, 128: 235–238

[28] Jackson IT. Classification and treatment of orbitozygomatic and orbitoethmoid fractures: the place of bone grafting and plate fixation. Clin Plast Surg, 1989, 16: 77–91

[29] Zingg M, Laedrach K, Chen J, et al. Classification and treatment of zygomatic fractures: a review of 1025 cases. J Oral Maxillofac Surg, 1992, 50: 778–790

[30] Kelley P, Hopper R, Gruss J. Evaluation and treatment of zygnmatic fractures. Plast Reconstr Surg, 2007, 120 Supp(2): 55–155

[31] Olate S, Lima SM Jr, Sawazaki R, et al. Variables related to surgical and nonsurgical treatment of zygomatic complex fracture. J Craniofac Surg, 2011, 22: 1200–1202

[32] Tessier P. The classic reprint: experimental study of fractures of the upper jaw. Ⅰ and Ⅱ. René Le Fort, M.D. Plast Reconstr Surg, 1972, 50: 497–506

[33] Rhea JT, Novelline PA. How to simplify the CT diagnosis of Le Fort fractures. AJR Am J Roentgenol, 2005, 184: 1700–1705

[34] Fraioli RE, Branstetter BE Ⅳ, Deleyiannis FW. Facial fractures: beyond Le Fort. Otolaryrlgol Clin North Am, 2008, 41: 51–76, vi

[35] Follmar KE, Baccarani A, Das RR, et al. A clinically applicable reporting system for the diagnosis of facial fractures. Int J Oral Maxillofac Surg, 2007, 36: 593–600

[36] Stacey DH. Doyle JF, Mount DL, et al. Management of mandible fractures. Plast Reconstr Surg, 2006, 117: 48e–60e

[37] van den Bergh B, van Es C, Forouzanfar T. Analysis of mandibular fractures, J Craniofac Surg, 2011, 22: 1631–1634

[38] Rhea JT, Ran PM, Novelline PA. Helical CT and three-dimensional CT of facial and orbital injury. Radiol Clin North Am, 1999, 37: 489–513

[39] Wilson IF, Lokeh A, Benjamin Q, et al. Prospective comparison of panoramic tomography (zonography) and helical computed tomography in the diagnosis and operative management of mandibular fractures. Plast Reconstr Surg, 2001, 107: 1369–1375

[40] Shankar DP, Manodh P, Devadoss P, et al. Mandibular fracture scoring system: for prediction of complications. Oral Maxillofac Surg, 2012, 16(4): 355–360

[41] Yavuzer R, Sari A, Kelly CP, et al. Management of frontal sinus fractures. Plast Reconstr Surg, 2005, 115: 79e–95e

[42] Strong EB, Pahlavan N, Saito D. Frontal sinus fractures: a 28-year retrospective review. Otolaryngol Head Neck Surg, 2006, 135: 774–779

[43] Wallis A, Donald Pi. Frontal sinus fractures: a review of 72 cases. Laryngo-Scope, 1988, 98: 593–598

[44] Jain SA, Manchio JO, Weinzweig J. Role of the sagittal view of computed tomography in evaluation of the nasofrontai ducts in frontal sinus fractures. J Craniofac Surg, 2010, 21: 1570–1673

[45] Tedaldi M, Ramieri V, Foresta E, et al. Experience in the management of frontal sirius fractures. J Craniofac Surg, 2010, 21: 208–210

[46] Echo A, Troy JS, Hollier LH Jr .Frontal sinus fractures. Semin Plast Surg, 2010, 24: 375–382

[47] Metzirlger SE, Metzinger RC. Complications of frontal sinus fractures. Craniomaxillofac Trauma Reconstr, 2009, 2: 27–34

[48] Thorén H, Snäll J, Salo J, et al. Occurrerlce and types of associated injuries in patients with fractures of the facial bones. J Oral Maxillofac Surg, 2010, 68: 805–810

[49] Follmar KE, Debruijn M, Baccarani A, et al. Concomitant injuries in patients with panfacial fractures. J Trauma, 2007, 63: 831–835

[50] Lim EH, Lam LK, Moore MH, et al. Associated injuries in facial fractures: review of 839 patients. Br J Plast Surg , 1993, 46: 635–638

[51] Lute EA, Tubb TD, Moore AM. Review of 1000 major facial fractures and associated injuries. Plast Reconstr Surg, 1979, 63: 26–30

[52] Sinclair D, Schwartz M, Gruss J, et al. A retrospective review of the relationship between facial fractures, head injuries, and cervical spine injuries. J Emerg Mod, 1988, 6: 109–112

[53] Alvi A, Doherty T, Lewerl G. Facial fractures and concomitant injuries in trauma patients. Laryngoscope, 2003, 113: 102–106

[54] Jamal BT, Diecidue R, Qutab A, et al. The pattern of combined maxillofacial and cervical spine fractures. J Oral Maxillofac Surg, 2009, 67: 559–562

[55] Magarakis M, Mundinger GS, Kelamis JA, et al. Ocular injury, visual impairment, and blindness associated with facial fractures: a systematic literature review. Plast Reconstr Surg, 2012, 129: 227–233

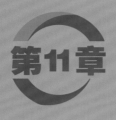

第11章

眼眶和眼外伤

Roberta W. Dalley; Sarah J. Foster

11.1 概　述

　　眼眶和眼创伤在颅脑创伤中很常见。眼眶和眼创伤患者会出现复视、视野缺损、一侧或双侧的视力丧失。骨折、撕裂伤或眼球损伤导致的面部毁容常常需要进行面部重建手术或义眼植入。患者需要进行高质量的、精确的、完整的影像学检查，才能准确评估眼眶和眼的损伤程度，有助于计划急诊手术入路和后期面部重建。

11.2 眼眶和眼的解剖

　　掌握眼眶和眼的相关解剖，可以更准确地诊断眼眶和眼的损伤部位。眼球可以分为前段和后段，前段内含眼房水，后段内含更黏稠的玻璃体液（图11.1）。眼球前段可以进一步分为前房和后房，并由虹膜隔开。晶状体位于虹膜的后方，周缘由晶状体悬韧带连于睫状体上。眼球壁分3层，由外向内顺次为巩膜纤维层、脉络膜血管层和神经层（视网膜）。巩膜在眼球前方与结膜延续。脉络膜前起于锯齿缘，和睫状体扁平部相连。眼肌通过各自的肌腱附着于眼球上，肌腱在附着处深深地嵌入巩膜中。视神经鞘内包含视神经、静脉和淋巴管。视神

经鞘由硬脑膜反折形成。视网膜中央动脉位于视神经鞘外。

11.3 影像学检查

11.3.1 容积 CT

　　CT 是急诊评估眼眶软组织和骨质损伤的常用检查手段。眼眶 CT 扫描可以迅速完成，这样可以明显减少运动伪影。容积 CT 与普通 CT 相比，采用的是多探测器扫描。容积 CT 可以根据

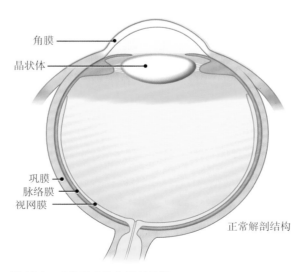

图 11.1　正常眼球结构解剖图解

需要进行多平面重建。CT 可以鉴别各种眼眶软组织损伤，包括异物、气体、水肿、出血和眼球损伤。CT 检查也有助于评估骨质厚度、骨折、骨折移位和颅内并发症。眼眶 CT 扫描需要注意的是针对眼晶状体的辐射剂量。目前新型的 CT 与过去的 CT 相比，辐射剂量已减少了 50% 以上。此外，容积 CT 扫描一次可以直接重建冠状位和矢状位成像，不必行直接性冠状位扫描联合轴位扫描，这样更能减少晶状体的辐射剂量。直接性冠状位眼眶扫描还会被患者牙齿金属材料影响，形成条状假影。CT 血管造影（CTA）可以迅速评估颈内动脉和颈外动脉分支的损伤情况。

11.3.2 MRI

在创伤诊断中，与 CT 检查相比，眼眶 MRI 的使用相对较少。眼眶 NRI 检查会花费更多的时间，并且需要患者配合，保持眼睛制动状态。在急性眼眶创伤患者中，如果怀疑眼眶内有异物，需要先行 CT 检查，排除眼眶内金属异物的可能性。如果 CT 确诊患者眼眶内无金属异物，可以使用 MRI 检查评估眼眶软组织损伤和颅内并发伤。

超 声

在美国，针对眼眶创伤患者很少使用超声检查。有时眼科医生会使用超声检查快速定位眼球内异物，快速诊断视网膜脱离或脉络膜脱离。如果眼底镜检查发现眼球内出血，直视下无法诊断伤情，可使用超声辅助检查。眼眶超声检查对眼球损伤诊断很敏感，可以急诊使用。但是如果患者明确或怀疑有眼球破裂时，不能使用超声检查，因为超声检查会加重破裂眼球的损伤。

11.4 眼眶骨折

与眼眶临近的骨质都可能会在创伤中出现骨折。这些骨质包括额骨、颧骨、泪骨、筛骨和蝶骨。眼眶骨折可以作为创伤后单独的骨折（如眼眶爆裂性骨折、眶缘骨折），也可以作为复杂性颌面部骨折和颅底骨折的一部分（如颧骨上颌骨骨折，Le Fort Ⅱ 型和 Ⅲ 型骨折，鼻眶筛骨折）。头部创伤可以同时导致多种类型

的骨折。针对眼眶骨折的分类可以简化眼眶骨折的描述，易于理解。

11.4.1 眼眶爆裂性骨折

眼眶爆裂性骨折一般是指眼眶最薄弱部分的骨折，常见骨折部位是眶内壁和眶下壁。①眶内壁是由非常薄的筛骨纸板组成，易于骨折（图 11.2）；②眶下壁的眶下沟较为薄弱，下壁骨折位置多在此处（图 11.3）。眼眶爆裂性骨折患者眶缘一般是完整的。眼眶爆裂性骨折通常是由于体积大于眼眶的物体造成的钝性创伤导致，如拳头和球。常见的并发症为内直肌功能障碍（眶内壁骨折）和下直肌功能障碍（眶下壁骨折）（图 11.4，图 11.5）。该骨折会导致眼外肌水肿或肌内血肿。

除此之外，眶壁骨折会导致眼肌移位，或者眼肌嵌顿于骨折裂隙（图 11.6，图 11.7）。眼眶爆裂性骨折很少引起骨膜下血肿。骨膜下脓肿也是很罕见的并发症（图 11.8）。如果骨折累及下眶沟，可造成上颌神经（三叉神经第二分支）损伤，导致上颌神经支配区域感觉丧失。针对眼眶爆裂性骨折患者，建议在伤后 1~2 周内行外科手术，修复眶下壁或眶内壁，预防纤维化和瘢痕形成导致的永久性眼肌功能障碍（图 11.9）。

11.4.2 眶顶骨折

线形额骨骨折常累及眶上壁，导致眶顶骨折。此外，眶顶骨折还常见于复杂性颅面部骨折，如 Le Fort Ⅲ 型骨折、鼻眶筛骨折、前颅底骨折。眶上血肿和骨膜下血肿是眶顶骨折的常见并发症（图 11.10，图 11.11），会导致急性眼球突出。大部分眶顶骨折患者可以保守治疗。但如果骨折碎片旋转或移位，压迫眼上肌复合体和视神经时，则需要手术干预。

11.4.3 击入性骨折

击入性骨折是比较罕见的眶顶骨折亚型。高速抛射物体击穿颅骨，进入脑组织，可以导致击入性骨折。抛射物体引起的冲击波作用于前颅底，形成向下向后的直接力，会导致一侧或双侧眶顶出现严重移位的粉碎性骨折（图 11.12）。

11.4.4 颧上颌骨骨折

　　颧上颌骨骨折是相对常见的面部骨折，过去也称之为三脚骨折、三体骨折。颧上颌骨骨折通常是由于颧骨体的颧隆凸受到钝性暴力打击导致的。骨折可穿过颧骨缝，累及临近骨质，如额颧缝、颧颌缝和颧颞缝。颧上颌骨骨折可以表现为非移位性，但也有部分患者出现骨折

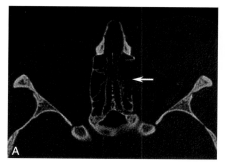
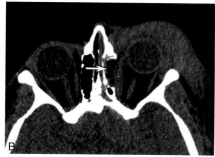
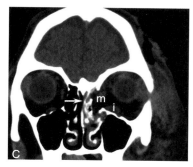

图 11.2　眼眶爆裂性骨折，眶内壁骨折。A. 轴位 CT 骨窗成像。B. 轴位 CT 成像。C. 冠状位 CT 成像。CT 结果提示左侧眶内壁爆裂性骨折（白箭头），内直肌经骨折缺损疝入筛窦内。中度眶周软组织肿胀。冠状位 CT 成像显示左侧内直肌（m）和下直肌（i）扭曲肿胀

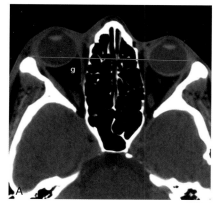
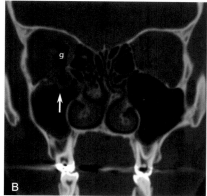
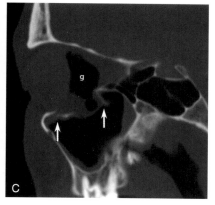

图 11.3　眼眶爆裂性骨折，眶下壁骨折。A. 轴位 CT 成像显示右侧眼球突出，眼球后积气（g）。B. 冠状位 CT 成像显示右侧眶下壁骨折，眼眶脂肪和球后气体疝入骨折缺损处（白箭头）。C. 矢状位 CT 成像显示眶下壁下陷前后范围（白箭头）

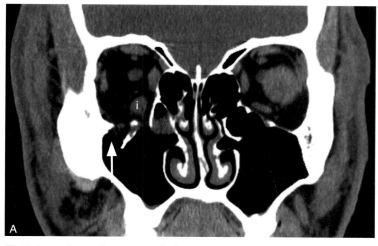
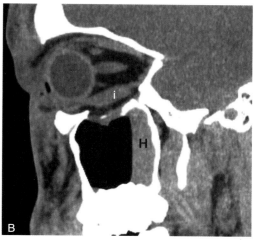

图 11.4　下直肌形变。冠状位（A）和矢状位（B）CT 成像显示眶内脂肪疝入眶下壁骨折缺陷处（白箭头），下直肌出现水肿形变（i）但未下疝。矢状位 CT 成像显示上颌窦内出现出血性气液平面

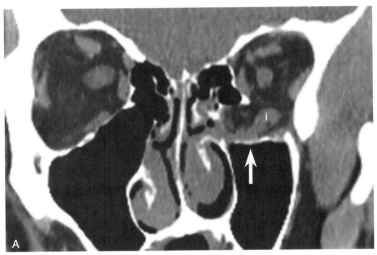

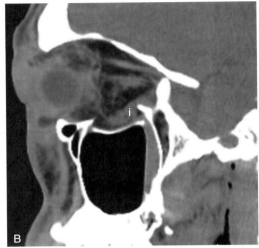

图 11.5 下直肌形变。冠状位（A）和矢状位（B）CT 成像显示下陷性左侧眶下壁骨折（白箭头），眶内脂肪和下直肌（i）均疝入骨折缺损处。尽管下直肌出现移位扭曲，但未嵌顿于骨折裂隙内

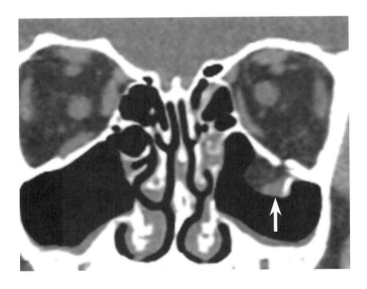

图 11.6 下直肌嵌顿。冠状位 CT 成像显示左侧眼眶爆裂性骨折，眶内脂肪和下直肌均下疝，嵌顿于骨折裂隙内（白箭头）

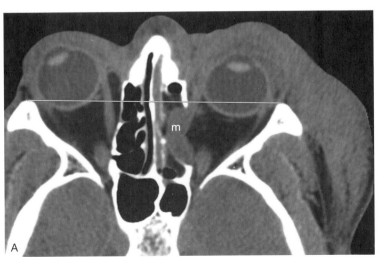

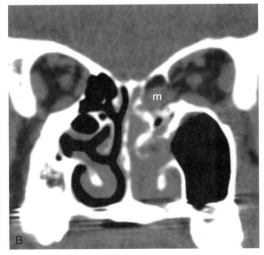

图 11.7 内直肌嵌顿。轴位（A）和冠状位（B）CT 成像显示左侧眶内壁骨折，水肿的内直肌（m）完全疝入骨折缺损处，并出现嵌顿，伴左侧眼球内陷

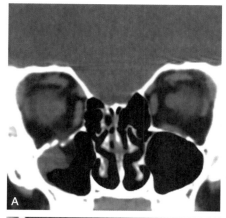

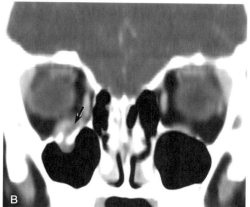

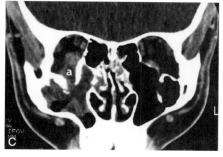

图 11.8　眼眶爆裂性骨折导致脓肿。A. 冠状位 CT 成像显示急性右侧眶下壁骨折。B. 3 个星期后该患者出现右侧眼球突出，伴疼痛症状，冠状位 CT 成像显示在下直肌和眶下壁之间，形成骨膜下脓肿（黑箭头）。C. 另一患者表现为右侧眼眶红肿入急诊就诊，1 周前有右测眼部外伤史，行冠状位 CT 成像显示右侧眶下壁骨膜下脓肿（a），抬高下直肌，合并下颌窦炎症

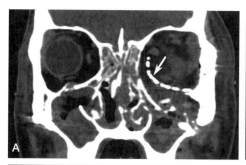

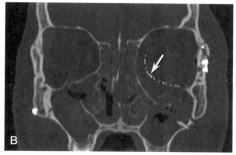

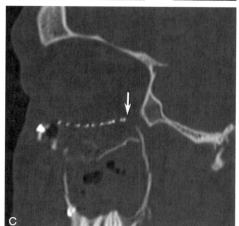

图 11.9　眼眶爆裂性骨折手术修复后。冠状位（A）CT 成像和冠状位（B）CT 骨窗成像显示左侧眼眶内壁和下壁缺损已被曲面网格材料修补（白箭头），下直肌位置基本正常。矢状位（C）CT 骨窗成像显示曲面网格材料修补的前后范围（白箭头）

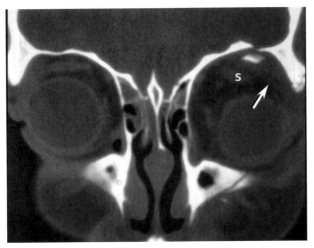

图 11.10 眶顶骨折。冠状位 CT 成像显示左侧眶顶骨折明显移位，合并骨膜下血肿（白箭头）、眼上肌复合体（s）和眼球移位

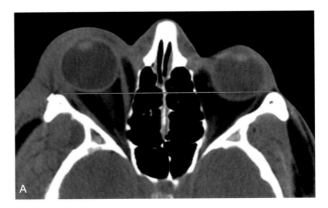

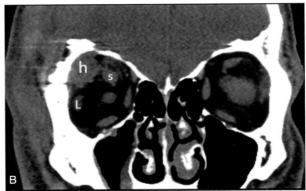

图 11.11 术后骨膜下血肿。A. 轴位 CT 成像显示右侧眼球突出。B. 冠状位 CT 成像显示翼点开颅术后右侧眼眶上外侧出现骨膜下血肿（h），导致眶内占位效应，眼上肌复合体（s）和外直肌（L）移位

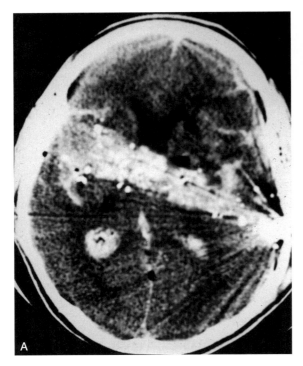

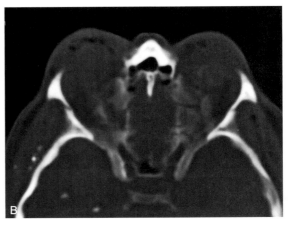

图 11.12 击入性骨折。A. 轴位 CT 成像显示枪击伤横跨额叶和基底节，弹道脑组织出血形成高密度影。B. 轴位 CT 骨窗成像显示子弹冲击波导致双侧眶顶粉碎性骨折，骨折碎片下陷入眼眶内

碎片移位或旋转。颧上颌骨骨折通常累及外侧
和下侧眶缘、眶顶和眶外侧壁（图 11.13）。
如果骨折累及眶底的眶下沟会损伤上颌神经，
导致该神经支配区域感觉障碍。颧上颌骨骨折
也会引起骨膜下血肿和窦内出血。骨折如果出
现移位，一般需要手术修复，修补眶缘的外侧
和下侧。

11.4.5 Le Fort Ⅱ 和 Le Fort Ⅲ 型骨折

Le Fort 骨折通常是由于受到高速度或高能
量钝性撞击造成的，常见于高速行驶的摩托车
事故中。Le Fort 骨折通常呈双侧性，累及翼突
内侧板和鼻中隔。在 Le Fort Ⅱ 型和Ⅲ型骨折
患者中，可见到眼眶骨折。Le Fort Ⅱ 型骨折线
可穿过眶下缘和眼眶内侧壁（图 11.14 A,B）。

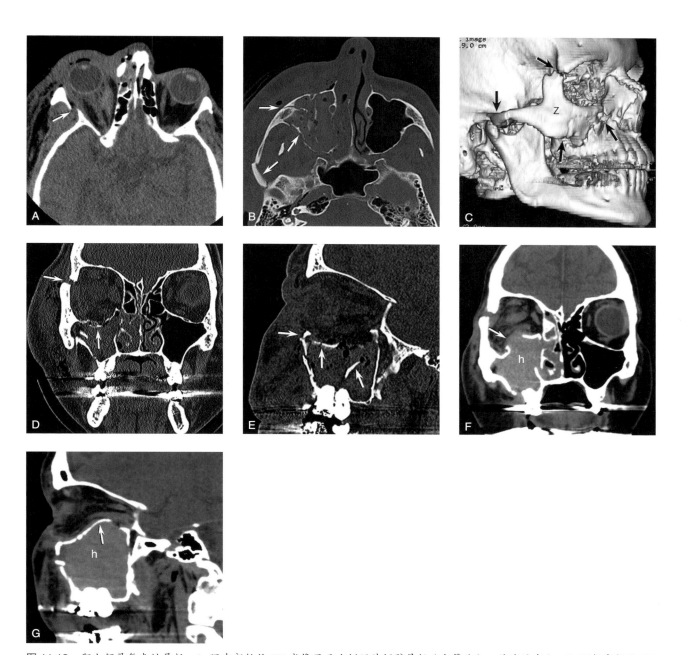

图 11.13　颧上颌骨复杂性骨折。A. 眶中部轴位 CT 成像显示右侧眶外侧壁骨折（白箭头），伴球后出血。B. 下颌窦轴位 CT 成像显示颧弓和下颌窦骨壁骨折（白箭头）。C. 三维 CT 重建成像显示颧上颌骨复杂性骨折（黑箭头），颧骨（Z）游离。冠状位（D）和矢状位（E）CT 成像显示眶底下陷，下眶缘骨折，额颧缝骨折（白箭头），下颌窦内出血。冠状位（F）和矢状位（G）CT 成像 4h 后复查，结果显示下颌窦内出血增加（h），血肿抬高眶底，疝入眼眶内（白箭头），导致眼球突出

该类型骨折如果伤及下眶沟或眶下孔，会损伤上颌神经。Le Fort Ⅲ型骨折线可穿过颧额缝，眼眶外侧壁、眶下壁和眶内侧壁（图11.14 C~F）。该类型骨折也可以造成上颌神经损伤，并常导致眶内和骨膜下血肿。患者也会表现为眼球损伤。Le Fort骨折一旦发生移位，通常需要手术切开复位。

11.4.6 鼻眶筛骨折

鼻眶筛骨折也可以被称为鼻眶额骨折。该类型骨折常由于面部中央偏上的鼻眶筛区受到钝性暴力打击造成的（图11.15 A,B）。鼻眶筛

骨折常表现为面部中央骨段骨折，面部外侧骨折较少见。当外力作用于鼻眶筛前部的骨性支柱时，支柱塌陷向后向外移位，会导致内眦距和瞳距增宽、鞍鼻畸形（图11.15 C~F）。骨折如果损伤鼻泪管，会导致溢泪症状。该类型骨折经常导致眼睛和眼眶软组织损伤。鼻眶筛骨折一旦发生移位，通常需手术复位，重建眶壁。

11.4.7 面内侧支柱骨折

面内侧支柱骨折可以被归类为单侧的鼻眶筛骨折。面内侧支柱骨折常累及上颌骨内侧，上颌骨额突和鼻骨。该类型骨折线通常向上到

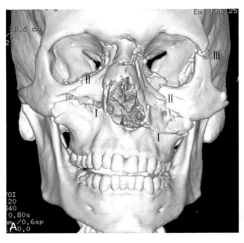
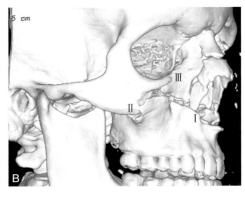
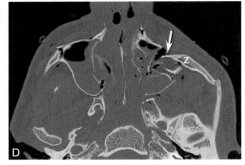
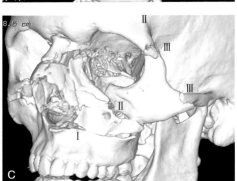
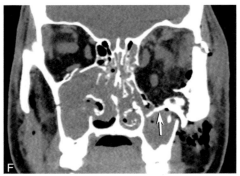
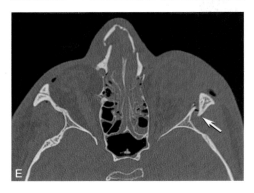

图11.14 Le Fort骨折。A.三维CT重建前后位成像显示复杂性Le Fort损伤，包括双侧Le Fort Ⅰ型骨折、右侧Le Fort Ⅱ型骨折和左侧Le Fort Ⅲ型骨折。B.三维右侧斜视成像显示Le Fort Ⅱ型骨折累及右侧眶下缘，下颌实前外侧和鼻弓；颧弓和额颧缝正常。C.三维左侧斜视成像显示Le Fort Ⅲ型骨折累及左侧眶下缘，鼻弓，额颧缝和颧弓，导致颧骨游离。D.轴位CT成像显示左侧复杂性Le Fort Ⅰ型和Ⅲ型骨折，游离的颧骨（z）向内后方向旋转移位（白箭头）。E.轴位CT成像显示左侧Le Fort Ⅲ型骨折累及左眼眶外侧壁（白箭头），鼻弓骨折和双侧前筛骨折。右侧Le Fort Ⅱ型骨折未累及右眼眶外侧壁。F.冠状位CT成像显示左侧眶底骨折移位（白箭头）是Le Fort Ⅲ型骨折的一部分

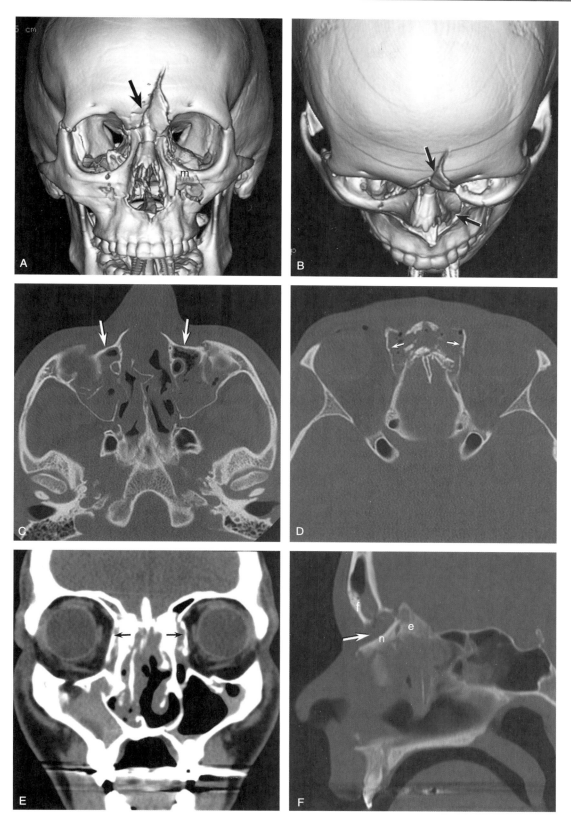

图 11.15　鼻眶筛骨折。A. 三维 CT 重建前后位成像显示额骨中央区域凹陷性骨折（黑箭头），骨折累及鼻骨和左侧上颌骨内侧（m）。
B. 三维 CT 重建上下位成像显示额骨、鼻弓骨折，并向后移位（黑箭头）。C. 颧弓平面的轴位 CT 成像显示面中部上颌骨额突骨折，
并向后移位（白箭头）。D. 鼻筛部轴位 CT 成像显示双侧筛骨纸板骨折，并向外侧移位（白箭头）。E. 冠状位 CT 成像显示双
侧筛骨纸板骨折，并向外移位（黑箭头），双侧筛骨纸板距离增宽。F. 矢状位 CT 成像显示鼻骨（n）和筛骨（e）相对于额骨（F），
向后移位 1cm

达眉间的额颌缝（图 11.16）。和鼻眶筛骨折类似，面内侧支柱骨折会损伤鼻泪管，导致溢泪症状。

11.4.8 眶尖骨折和视神经管骨折

前颅底骨折和颅底中央区骨折通常会累及眶尖。额骨骨折沿矢状面向后延伸，鼻眶筛骨折，一侧或两侧纵向型颞骨骨折沿冠状面向蝶窦延伸，蝶骨大翼复杂性骨折，这些类型的骨折都可能会累及眶尖。眶尖骨折碎片和眶尖血肿可能会压迫视神经，造成损伤（图 11.17 A,B）。

视神经管骨折是眶尖骨折的一种亚型。该类型骨折通常是由于蝶骨小翼和前床突汇合处骨折造成的，蝶骨小翼和前床突汇合处构成视神经管的外侧缘。视神经管内有视神经和眼动脉穿过，该处骨折碎片移位造成的剪切力会损伤视神经，导致失明（图 11.17 C~E）。

11.5 眼眶软组织伤

钝性创伤和穿透性创伤都会引起眼眶软组织损伤。针对眼眶软组织伤患者，医生需要重点排查是否存在视觉传导通路损伤和异物。并且仔细检查患者眼球和视神经。创伤性血肿和水肿一般会出现在眶前软组织、球后脂肪、骨膜下间隙。这些组织可通过容积 CT 技术排查。

11.5.1 占位效应

眼眶内的占位效应可以表现为眼球一侧的压迫，眼球轴性前突或眼球离轴性移位。创伤性眼眶软组织占位效应一般为单侧的，少数情况下为双侧的。

眼球突出程度可以通过眼球相对于眼眶缘的位置进行评估。在眼球中部平面的 CT 成像上，正常眼球的后 1/3 部分应位于双侧颧骨连线（双侧额颧缝连线，或双侧眼眶外侧缘连线）之后（图 11.18A）。也可以通过内外眦连线判断眼球位置，但是一般患者创伤后上颌骨额突的骨性标志很难辨认，所以内外眦连线很少使用（图 11.18B）。正常眼球的 1/2 应位于内外眦连线之后。如果患者一侧眼球或眼眶受到创伤，则需要评估眼球相对突出情况。颧上颌骨骨折、Le Fort Ⅲ 骨折和鼻眶筛骨折患者因为骨性标志损毁或移位，因此连线定位眼球位置较为困难。

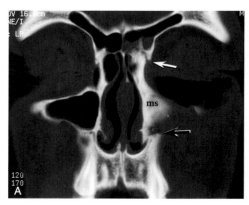
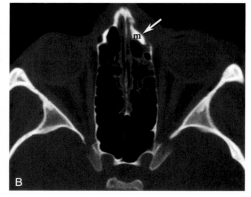
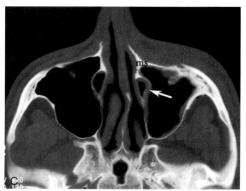

图 11.16 面内侧支柱骨折。A. 冠状位 CT 成像显示左侧上颌骨内侧（ms，上颌骨内侧支柱）内旋转性骨折，上骨折线位于鼻额缝（白箭头），下骨折线位于前上颌区（黑箭头），左侧下眼睑皮下气肿。B. 轴位 CT 成像显示上颌骨额突（m）骨折向后内侧移位（白箭头）。C. 轴位 CT 成像显示上颌骨内侧支柱（ms）内旋转性骨折，压迫鼻泪管（白箭头）

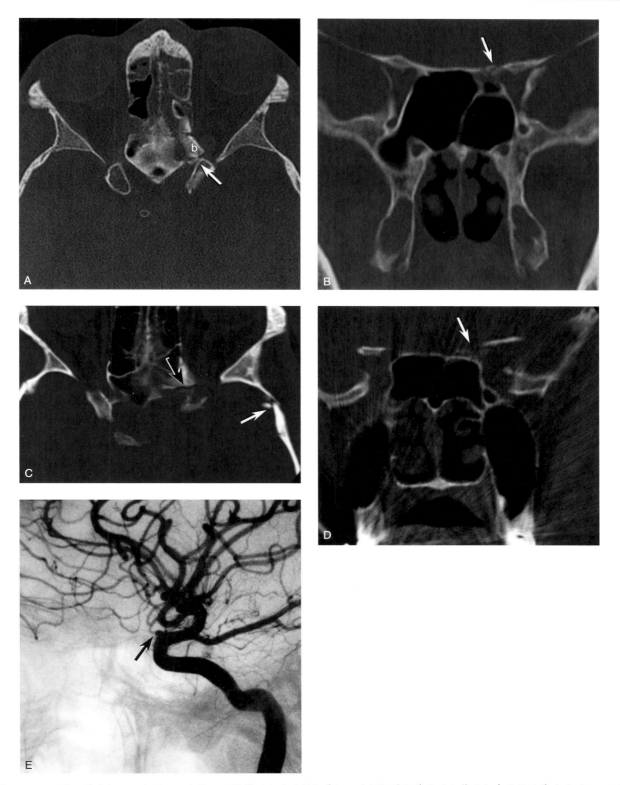

图 11.17　视神经管骨折。A. 轴位 CT 成像显示蝶筛联合处的斜行骨折，左侧视神经管内（白箭头）有移位的骨片（b）。B. 冠状位 CT 成像显示骨折穿过蝶骨小翼和左侧视神经管的上内侧壁（白箭头）。C. 另一位左侧视力丧失的患者行轴位 CT 成像显示骨折累及蝶骨大翼外侧（白箭头），延伸至前床突与蝶骨小翼汇合处（黑箭头）和视神经管。D. 冠状位 CT 成像显示左侧前床突结构紊乱，左侧视神经管内有碎骨片（白箭头）。E. 左侧颈内动脉造影侧位成像显示左侧眼动脉闭塞（黑箭头）

　　创伤性眶内压力增高导致的眼球轴性突出，也可以通过眼球后缘夹角评估。患者眼球前突后，眼球后部会由于视神经的牵引拉伸，导致变形呈圆锥状（帐幕征；图11.18C）。当患者眼球后缘夹角小于120°时（图11.18D,E），该

患者出现瞳孔传入障碍的风险很高[1]。眼球前突患者需要急诊手术进行减压，保护患者视力。

　　如果患者眼眶骨折后眶内体积较伤前增大（如眼眶下内侧爆裂性骨折，眼眶外侧颧上颌骨骨折），会导致眼球内陷（图11.19）。

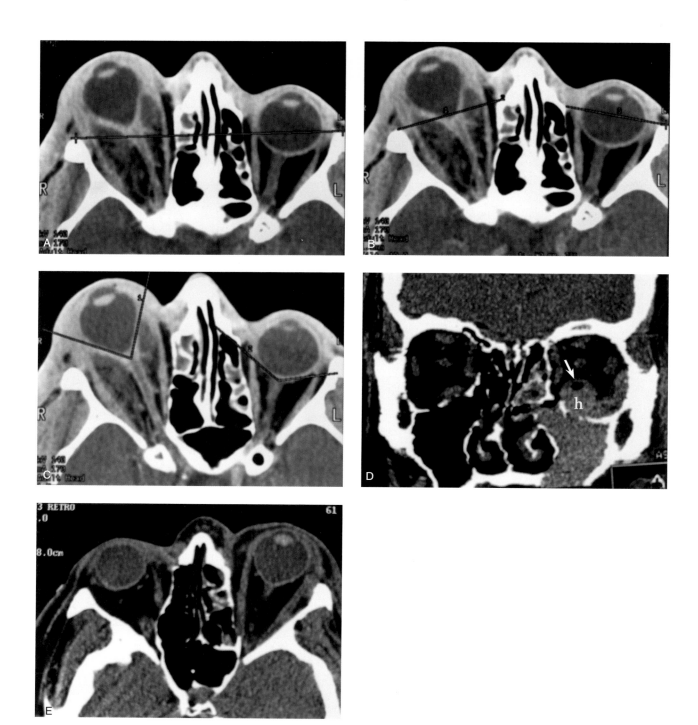

图11.18　眼眶占位效应的影像特征。A. 通过双侧颧骨连线证明患者右侧眼眶脓肿导致眼球前突。B. 通过内外眦连线证明右侧眼球前突。C. 右侧前突眼球后缘夹角为85°，而左侧正常眼球后缘夹角为135°。D. 另一眶下壁爆裂性骨折患者冠状位CT成像显示左侧眼眶骨膜下血肿（h）抬高下直肌。E. 该患者轴位CT成像证明左侧眼球前突，左侧眼球后缘夹角变小

11.5.2 钝性眼眶损伤

钝性眼球损伤

根据文献报道，急诊中眼外伤占严重创伤的 2%~3%。一半以上的眼外伤患者均由于摩托车交通事故导致。钝性眼损伤即由钝物造成眼组织的非穿透性伤害。根据文献报道，钝性眼损伤占所有眼外伤的 95%，眼穿刺性损伤只占很少的比例（眼穿刺伤在下文详述）[2]。眼外伤患者行影像学检查可以帮助医生制订治疗方案，目的是保护患者视力，并判断预后。

眼眶壁由 7 块骨头组成，因此外伤导致眼眶骨折的风险较高。随着汽车安全带的广泛应用，眼眶壁骨折的发生率减少了 50%。钝性眼球外伤可以由眼眶骨折的撕裂作用和冲击作用导致，也可以由创伤作用力本身或继发性血肿引起的眶内压增高或剪切力的传播导致。

最常见的钝性眼球损伤为晶状体脱位或半脱位，角膜磨损，前房血肿，后玻璃体积血，视网膜或脉络膜脱离，视神经损伤，眼外肌损伤或下陷，颈动脉海绵窦漏。眶周面部骨折是单独分类。

角膜撕裂

角膜撕裂会导致前房体积变小（图 11.20）。在 CT 影像上很难直接发现角膜撕裂伤，前房体积变小是角膜撕裂伤的继发性表现。但是针对前房缩小的患者，医生需要仔细评估晶状体情况，因为晶状体前滑脱也可以造成前房体积缩小。

眼球破裂

非穿刺性损伤也可以造成眼球破裂。外力的剪切作用导致巩膜撕裂会引起眼球破裂，另外外力的直接撞击，会使眼内压力骤然升高，也可导致眼球壁破裂（图 11.21）。破裂的眼球会表现为眼球变形和体积缩小（图 11.22A,B）。破裂眼球的经典影像学表现为"爆胎征"[3] 和"百合低垂征"（图 11.22C,D）。眼眶骨膜下血肿会引起占位效应，导致眼球前突和视神经牵拉，长此以往会导致慢性眼球破裂。慢性眼球破裂表现为眼球萎缩钙化，称为"眼球痨"（图 11.23）。晶状体、玻璃体或巩膜都有可能钙化。

前房血肿

如果外伤引起睫状体内小血管损伤，会导致前房积血。相比于正常眼球，眼球前房血肿会表现为高 CT 值（图 11.24），但 MRI 成像表现会根据血红蛋白的降解状态表现出不同的 T1 和 T2 信号。

晶状体损伤

当眼眶正前方受到暴力的撞击时（如拳头，汽车等的仪表板，球棒），眼球前后直径被压缩，眼球表面变形。由于压力作用，晶状体悬韧带会发生肿胀甚至断裂，导致晶状体脱位或半脱位（图 11.25A）。虹膜结构可以阻止晶状体向前脱位，因此在眼外伤患者中，晶状体后脱位最为常见[4]。晶状体囊破裂在穿刺性眼外伤患者中较为常见，在钝性眼外

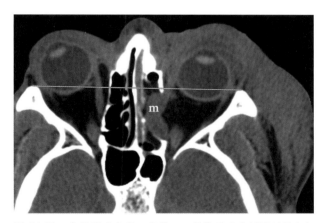

图 11.19　急性眼球内陷。轴位 CT 成像显示左侧眼眶软组织水肿和眼眶内侧骨折，内直肌（m）陷入骨折缺损。相对于右侧正常眼球，左侧眼球内陷

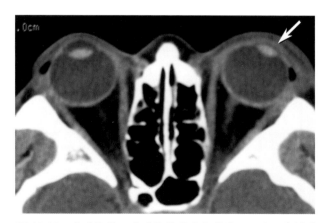

图 11.20　角膜撕裂。角膜撕裂患者行轴位 CT 显示左侧前房体积缩小（箭头），未见眼内出血

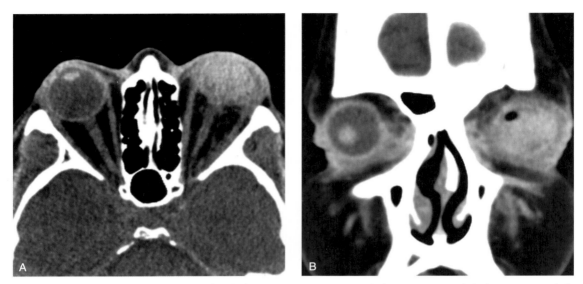

图 11.21　眼球破裂和玻璃体积血。A. 钝性眼外伤患者行轴位 CT 显示左侧眼球前后径缩小，眼球内出血；B. 同一患者冠状位 CT 成像显示左眼内出血、积气

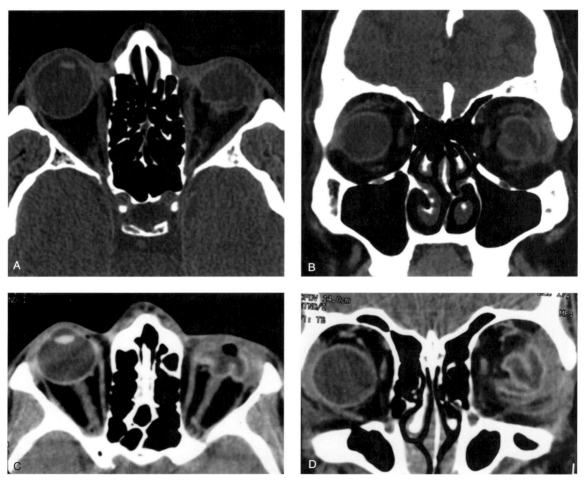

图 11.22　眼球破裂伴玻璃体挤压。轴位（A）和冠状位（B）CT 成像显示左侧眼球后部残破伴皱褶。外力挤压导致左侧晶状体缺失。另一位患者轴位（C）和冠状位（D）CT 成像显示左侧眼球整体塌陷，表现为"爆胎征"和"百合低垂征"，晶状体和玻璃体被挤出

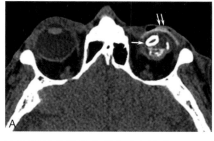
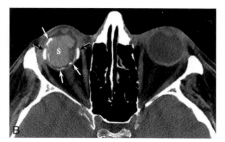
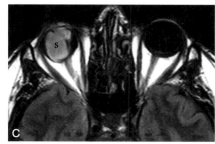
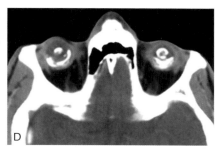

图 11.23　眼球痨。A. 轴位 CT 成像显示左侧眼球陈旧性损伤，导致眼球萎缩，晶状体和玻璃体钙化（单箭头）。左侧眼球表面佩戴玻璃假体。B，C. 轴位 CT 和轴位 MRI 成像显示右侧眼球巩膜后外侧钙化（白箭头），右侧眼球萎缩，玻璃体已手术切除，眼内填充硅油（s），并植入巩膜扩张带（黑箭头）。一位精神残疾患儿反复自我伤害造成双眼损伤，行轴位 CT 成像（D）显示双侧眼球萎缩，伴晶状体、巩膜钙化

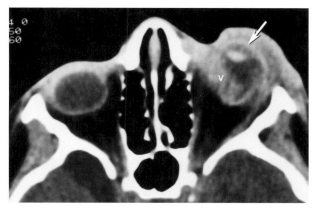

图 11.24　眼球前房血肿。一位患者左侧眼球被剪刀刺伤行轴位 CT 显示左侧前房积血，呈高密度影（箭头），伴眼球破裂，玻璃体（v）后部出血

伤患者中罕见（图 11.25B，C）。通常完全脱位的晶体会脱入玻璃体腔内（11.26A~C）。在眼外伤患者中，双侧晶状体脱位非常罕见。如果出现双侧晶状体脱位，医生需要警惕患者是否存在结缔组织病，如马方综合征（图 11.26D，E）[3]。

眼球后段血肿

　　眼球玻璃体积血在 CT 影像上会表现为高密度影（图 11.27A）。正常玻璃体在 T2 加权 MRI 成像上表现为高信号影，但比脑脊液信号弱。高铁血红蛋白在 T1 加权 MRI 成像上表现为稍高信号，CT 成像上呈高密度影（图 11.27B，C）。

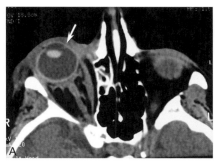
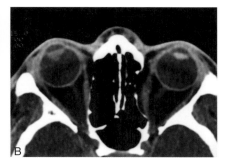
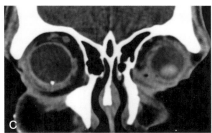

图 11.25　晶状体损伤。轴位（A）CT 成像显示钝性外伤造成右侧晶状体半脱位，晶状体脱离鼻侧（箭头），另一位眼穿刺伤患者行轴位（B）和冠状位（C）CT 显示右侧晶状体囊后侧边缘破坏，晶状体水肿导致密度降低。左侧眼眶内壁爆裂性骨折

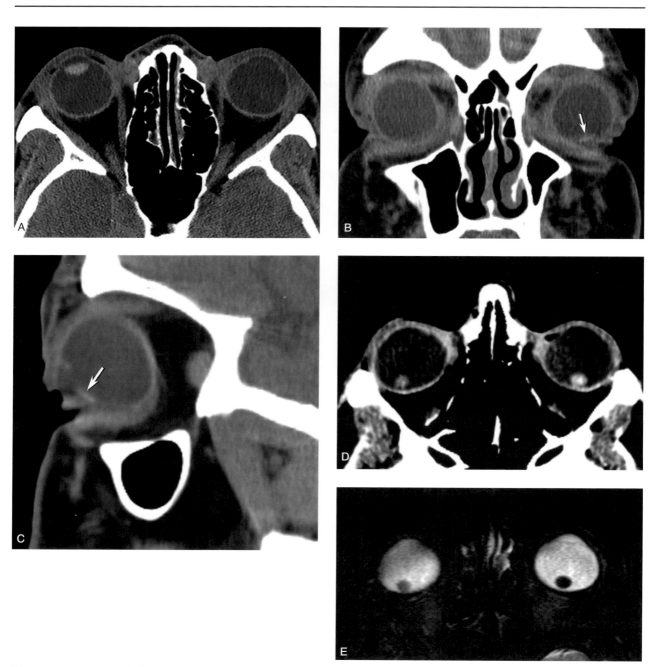

图 11.26　眼钝性损伤患者行轴位 CT。A. 显示左侧人工晶状体脱位,在正常解剖位置上缺失,冠状位(B)和矢状位(C)重建成像显示左侧人工晶状体脱位至眼球前下方。D, E. 轴位 CT 和 MRI 短反转回复序列成像显示双侧晶状体脱位至眼球后方

一些患者既往眼内填充硅油,用以治疗视网膜脱离,医生需要与玻璃体积血进行鉴别(图 11.27D)。医生需要仔细了解患者的病史和既往检查结果[3]。

脉络膜脱离

　　脉络膜上腔出血通常导致脉络膜与巩膜脱离,脉络膜脱离具有独特的表现,但需要与蛛网膜脱离相鉴别。一般脉络膜脱离的典型表现为眼底出现凸面隆起,形态与颅内硬膜外血肿类似。这种形态的脉络膜脱离隆起一般发生在涡静脉和锯齿缘的脉络膜附着处(图 11.28A)。双侧隆起甚高时,形态与棒球类似(图 11.28B)。外伤会导致急性脉络膜脱离,其脉络膜上腔积聚的液体常以血液为主,形成凸面隆起挤压玻璃体(图 11.28C~E)。长期的脉络

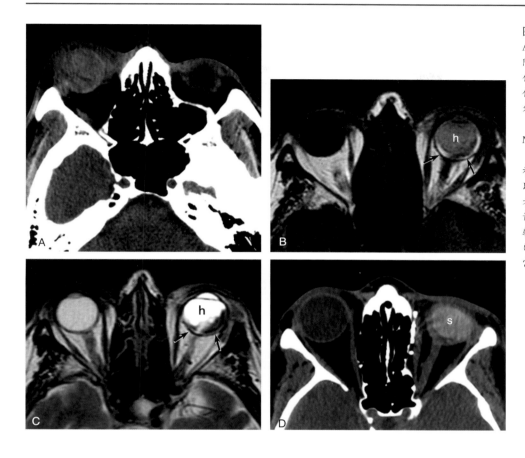

图 11.27　玻璃体血肿。A. 一位精神病患者试图拔除自己的右眼未遂，行轴位 CT 显示右侧眼球破裂，伴玻璃体积血。另一位眼外伤患者行轴位 T1 加权（B）和轴位 T2 加权（C）MRI 显示左侧玻璃体积血（h），玻璃体血肿在 T1 和 T2 加权影像上，信号均比正常玻璃体信号高。患者同时伴有视网膜脱离（黑箭头）。D. 第三位患者行轴位 CT 显示左眼玻璃体已摘除，眼内填充硅油（s），需要与急性出血鉴别

膜脱离，其隆起会逐渐缩小，隆起表面的张力变小，导致隆起表面出现波浪形（图 11.28F）[5-6]。

视网膜脱离

　　外力的剪切作用和撕裂作用会导致眼球视网膜脱离。视网膜脱离在 CT 影像上常表现为"倒三角形"或"鸥翼形"，均以视神经乳头为顶点呈现出 V 字形状（图 11.29A,B）。视网膜在视神经和锯齿缘处附着紧密，不易脱离，因此一旦视网膜在其他部位出现脱离，会表现为 V 字形状（图 11.29C~F）。视网膜脱离在 MRI 影像上的表现与 CT 类似（图 11.29B,C）[6-7]。

神经损伤

　　视神经损伤可以由外力的直接撕裂作用、占位效应或供血动脉阻断缺血导致。导致视神经损伤的最常见因素是骨折。根据文献报道，63% 的视神经损伤患者是由于骨折导致的（图 11.30A~D）。2% 的眶周骨折患者会出现视神经损伤[8]。眶尖骨折最容易损伤视神经导致视力丧失，需要及时的诊断和手术才能挽救患者视力（图 11.30E）。这些导致视神经损伤的骨折也

可能表现为隐匿性，因此医生有必要使用多平面 CT 重建仔细排查。之前描述过，眼眶骨膜下血肿也可以对视神经形成占位效应。外力的剪切作用可以破坏视神经的供血血管，导致视神经缺血。如果患者伤后视力迅速丧失，CT 影像上未发现骨折或占位效应，可以考虑为视神经缺血。在 T2 加权 MRI 影像上，如果视神经表现为高信号影，则提示神经存在水肿[9]。一些研究提倡使用核磁共振弥散张量成像（DTI）评估视神经束的损伤情况。通过观察视放射的部分各向异性，评估视神经纤维的损伤情况[10]。

眼外肌撕裂性损伤

　　眼外肌通过肌腱附着在眼球表面，肌腱贯穿于眼球巩膜，并紧密连接。外力的撕脱作用可以导致眼外肌撕裂，同时常伴有玻璃体脱出导致的后房消失和眼球内陷。通常眼外肌撕裂发生在肌肉腹部，肌腱附着端较牢固，很少出现撕裂性损伤（图 11.31）。

眶周血肿

　　眶膈前血肿很少会引起眼球继发性损伤，

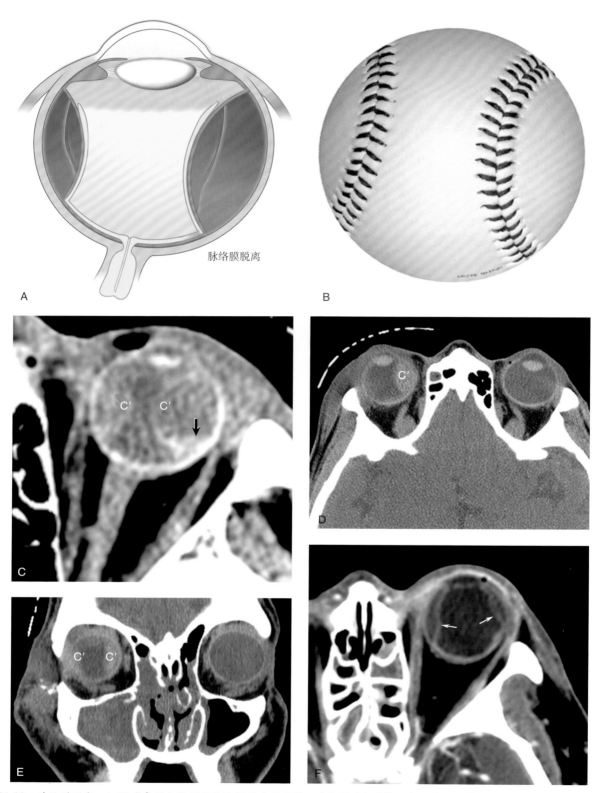

图11.28 脉络膜脱离。A.眼球鼻侧和颞侧的脉络膜脱离示意图。脉络膜脱离后缘不会延伸至视神经乳头。B.脉络膜脱离形态与棒球类似。C.轴位CT影像显示急性眼外伤后脉络膜脱离（C'），玻璃体呈等密度影，出血呈高密度影（黑箭头），脉络膜上腔内积血出现分层。另一患者的轴位（D）和冠状位（E）CT成像显示右侧眼球鼻侧和颞侧脉络膜脱离，脉络膜上腔出血呈均质高密度影。F.长期脉络膜脱离，隆起缩小，隆起表面膜出现波浪形（白箭头）

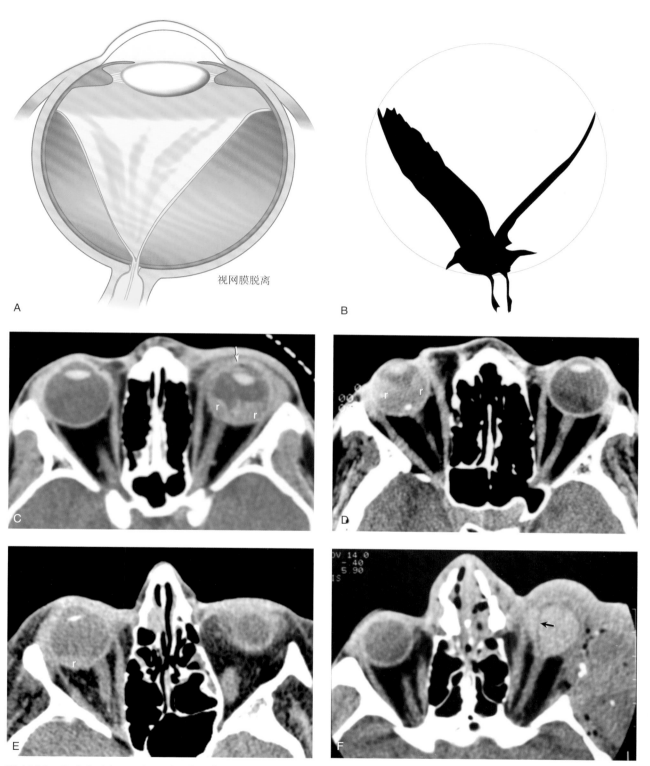

图 11.29 视网膜脱离。A. 视网膜脱离示意图，形成 V 字形状，以视神经乳头为顶点。B. 视网膜脱离形态与鸥翼类似。C. 轴位 CT 成像显示左眼穿刺性损伤后出现视网膜脱离（r），伴前房积血（白箭头）。D. 轴位 CT 成像显示右眼大面积视网膜脱离，脱离的视网膜一直延伸至视神经乳头水平，在视神经乳头处出现钙化的玻璃膜疣。E. 轴位 CT 成像显示右眼视网膜下出血（r），延伸至视神经乳头，该患者右眼植入了人工晶状体。F. 一位高速交通事故导致眼球破裂的患者行轴位 CT 显示明显的左眼球鼻侧视网膜脱离（黑箭头）

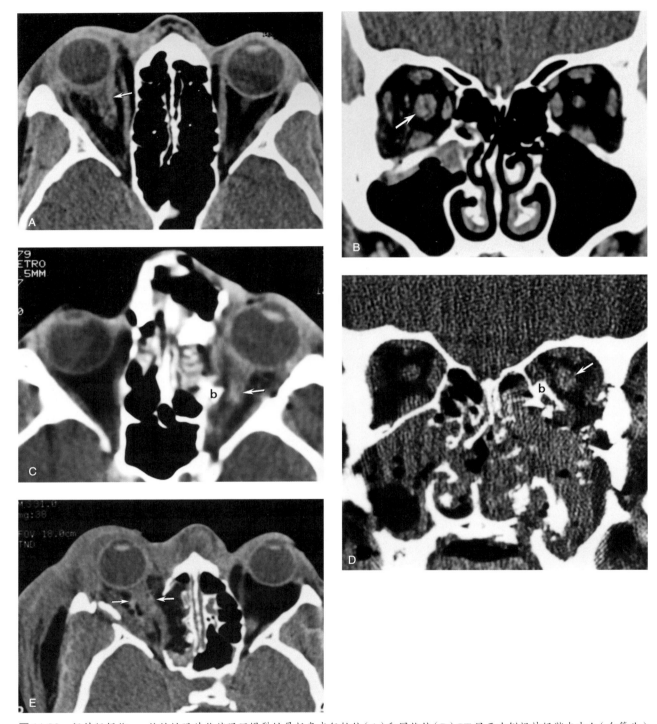

图11.30 视神经损伤。一位钝性眼外伤伴眼眶爆裂性骨折患者行轴位（A）和冠状位（B）CT显示右侧视神经鞘内出血（白箭头）导致视力丧失。另一位Le Fort Ⅲ型骨折患者行轴位（C）和冠状位（D）CT显示左侧视神经附近骨折碎片移位（b），视神经鞘内出血呈高密度影（白箭头），该患者左眼视力完全丧失。另一位右侧颧骨上颌骨骨折患者行轴位CT（E）显示复杂性右侧眼眶骨折，右侧视神经鞘内局灶性出血（白箭头）

眶膈前血肿常常导致眼睑肿胀，影响医生对眼睛的检查。眼眶骨膜下血肿可导致眼外肌移位，眼球前突（图 11.32）。眼外肌内血肿会导致眼外肌肿胀变粗（图 11.4A）。眶尖部的血肿会对视神经造成占位效应，导致视力丧失，需要及时行减压手术。

眶间隔综合征

正常眼眶内压在 3~6mmHg。如果眼眶内压超过神经滋养血管血压，视神经会有缺血的风险。如果视神经持续缺血 60~100min 会造成不可逆性视力丧失。如果眼眶内压超过视网膜中

央动脉血压，会造成视网膜缺血。眼眶内缺乏淋巴管，导致眼眶减压能力弱。眼眶唯一的减压机制为静脉引流，如眼上静脉。导致眶内压升高的因素包括眶内血肿或张力性眶内积气（图 11.33）。长期眶内压增高会导致眼球前后径变长，眼球前突。长期眼球前突会导致瞳孔传入障碍。

颈内动脉海绵窦瘘

外力的撕裂作用会导致颅内海绵窦段的颈内动脉破裂，与海绵窦之间形成异常的动、静脉沟通。当动脉与海绵窦交通时，导致海绵窦内的压力增高，海绵窦和眼上静脉内充满动脉

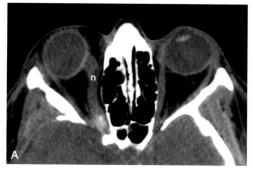
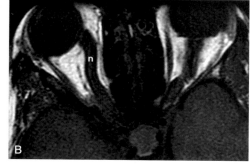
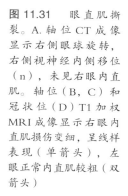
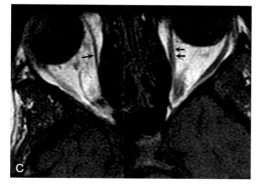
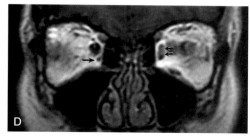

图 11.31 眼直肌撕裂。A. 轴位 CT 成像显示右侧眼球旋转，右侧视神经内侧移位（n），未见右眼内直肌。轴位（B，C）和冠状位（D）T1 加权 MRI 成像显示右眼内直肌损伤变细，呈线样表现（单箭头），左眼正常内直肌较粗（双箭头）

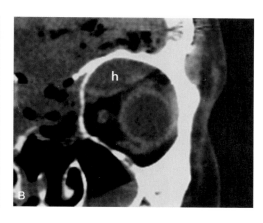

图 11.32 眼眶骨膜下血肿。轴位（A）和冠状位（B）CT 成像显示左侧眼眶上内侧壁骨膜下血肿（h），导致眼外肌移位

血，在大量高压血影响下而扩大，其内的血液向前逆流。由于眶内静脉扩张淤血、眶脂肪水肿膨大可引起眼球前突。在临床上，颈内动脉海绵窦瘘患者因长期眼结膜静脉动脉化，会出现结膜水肿，视敏度降低。颈内动脉海绵窦可经 CTA 或血管造影检查确诊（图 11.34）。治疗方法常采用介入栓塞。其他病变引起的单纯眼上静脉扩张需要与颈内动脉海绵窦相鉴别。前病患者一般不会出现眶内静脉扩张淤血、眶脂肪水肿膨大，因此不会导致眼球前突。单纯的眼上静脉扩张也可以是先天性的，或者由静脉曲张、海绵窦血栓导致。

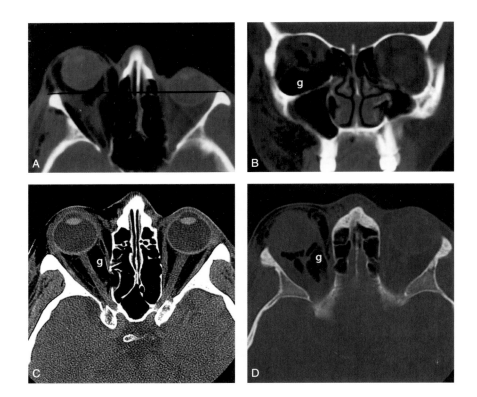

图 11.33 张力性眶内积气。轴位（A）和冠状位（B）CT 骨窗成像显示眼眶爆裂性骨折（未显现）导致明显的右眼前突（采用双侧颞骨连线），眼眶内积气（g）导致眼球移位。C. 另一患者轴位 CT 成像显示右眼前突牵拉视神经，导致视神经变细，伴右侧眼眶内侧壁爆裂性骨折。D. 轴位 CT 骨窗成像显示眼眶内大量积气导致眼球前突

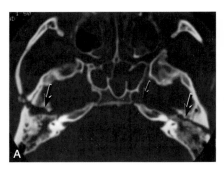
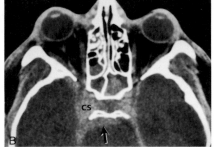
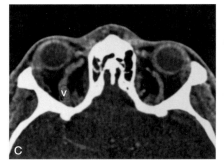
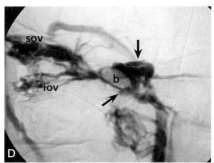

图 11.34 颈内动脉海绵窦瘘。A. 轴位 CT 骨窗成像显示颅底中央区骨折，骨折横跨双侧颞骨和蝶骨体。B. 轴位 CT 增强扫描显示右侧海绵窦非对称性扩张（cs），伴斜坡后静脉丛扩张（箭头）。C. 眼眶轴位 CT 增强扫描显示右侧眼上静脉扩张（v），提示静脉压力增高，血流量增加。D. 右侧颈内动脉造影显示介入手术已将球囊（b）通过瘘口注入海绵窦内口（箭头）。造影可见海绵窦内的动脉血向前逆流至眼上静脉（sov）和眼下静脉（iov）内

伤后眶脂肪萎缩

眶脂肪萎缩是慢性眼眶软组织损伤的罕见并发症。眼球后脂肪萎缩会导致眼球内陷（图11.35A,B）。在CT影像上，常表现为眶脂肪减少，残留的球后脂肪呈浸润性表现（图11.35C,D）。

创伤性神经瘤

脑神经损伤引起伤后神经瘤很罕见（图11.36）。与神经鞘瘤和神经纤维瘤相比，创伤性神经瘤增强效应较弱。

穿刺性眼眶损伤

穿刺性眼眶损伤是指被异物穿过眶周软组织、眼球、球后脂肪或眼眶骨组织所造成的损伤。穿刺致伤异物可以为金属材料，例如子弹、弹片、金属锉屑、金属小球、刀、叉、螺纹刀、钉子等等。常见的非金属性穿刺致伤材料包括玻璃、木棍、铅笔、钢笔和塑料物品。这些致伤材料可以瞬间穿过眼眶致伤，也可以滞留在眼眶内或眼眶附近。容积CT是评估异物导致眼眶软组织或骨质损伤的首选检查。

异物损伤

金　属

CT检查对金属异物非常敏感。在CT影像上，金属异物有非常高的CT值（Hounsfield unit, HU），高于软组织和骨质。在2000~4000HU范围内的骨窗CT成像中，金属异物非常容易被辨认。通常，金属在CT影像上常表现为特征性的星状硬化伪影（图11.37）。在眼球中，金属异物的定位非常重要，需要确定金属异物在眼球的前段、后段，或眼球中央，这决定手术方案的制订（图11.38）。另外，对异物在眼球后段、眶尖或颅内的定位鉴别也非常重要（图11.37B，图11.39）。对于较小的金属异物，CT条纹伪影表现不明显，但薄层CT扫描可以改善条纹伪影表现（图11.40）。对于穿刺性眼眶损伤患者应避免行MRI检查，除非已明确患者眼球和视神经周围没有金属异物。

玻璃或硅酸盐

玻璃异物主要来源于挡风玻璃、窗户和玻璃门。如果患者眼眶意外撞击地面会致使地上

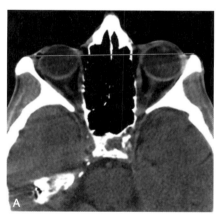
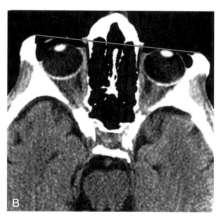
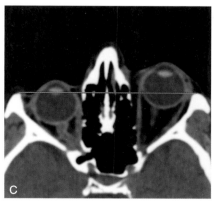
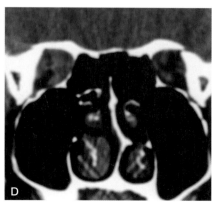

图11.35　伤后眶脂肪萎缩。一位近期有面部软组织创伤病史的患者行轴位CT（A）显示眼球前1/3段位于双侧颧骨连线之前。该患者6个月后出现眼球内陷，行轴位CT（B）显示双侧眼球位于双侧颧骨连线之后，双侧球后脂肪萎缩，脂肪平面影像模糊。另一位眼眶软组织创伤患者（未骨折）行轴位CT（C）显示右眼内陷，右眼球后脂肪萎缩，右眼内陷导致右侧视神经弯曲。该患者行冠状位CT（D）显示双侧眼眶结构正常，右侧眶尖脂肪平面影像模糊

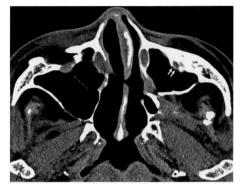

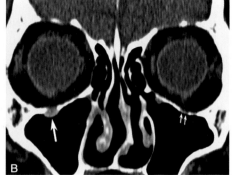

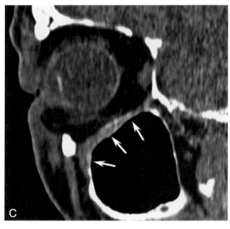

图11.36 外伤性上颌神经瘤。一位有右侧颧上颌骨和眶底复杂性骨折病史的患者行轴位（A）和冠状位（B）CT显示右侧眶下神经（上颌神经分支）呈非对称性增大（单箭头）。左侧眶下神经表现正常（双箭头）。矢状位（C）CT显示从眶下孔到眶下管后段，眶下神经呈膨胀性生长

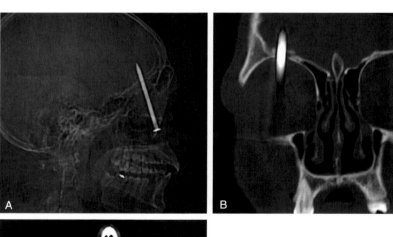

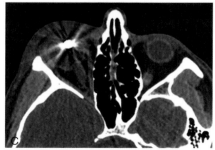

图11.37 射钉枪导致眼眶穿刺性损伤。一位患者意外被射钉枪击中，行侧位CT定位扫描（A）显示跨眶的金属钉。冠状位（B）CT骨窗成像显示金属钉穿过右侧眼眶，进入颅内。轴位CT（C）成像显示右眼球内金属钉的条纹伪影

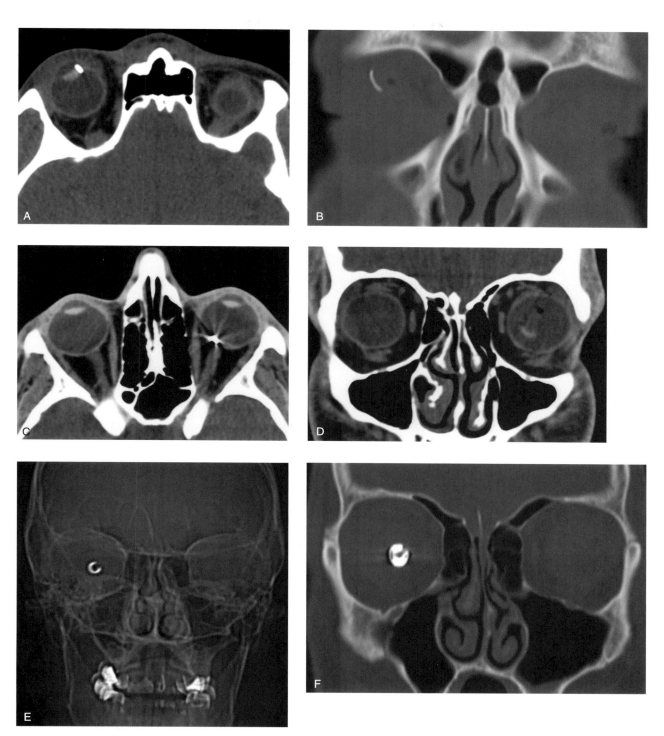

图 11.38　眼内金属异物。一位患者吉他弦断裂击中眼球，行轴位 CT 软组织成像（A）和冠状位 CT 骨窗成像（B）显示右眼前房内有弯曲金属异物。在软组织 CT 成像中，金属条纹伪影较为明显。另一位患者行轴位 CT（C）显示金属异物位于左眼视网膜内，靠近视神经乳头处。该患者行冠状位 CT（D）显示玻璃体内积气，金属异物进入眼球后形成出血带。第三位患者被弓弦夹击中右眼，行前后位 CT 定位扫描（E）显示右眼内有 "C" 字形金属异物。该患者行冠状位 CT 骨窗成像（F）显示金属异物位于右侧眼球中央

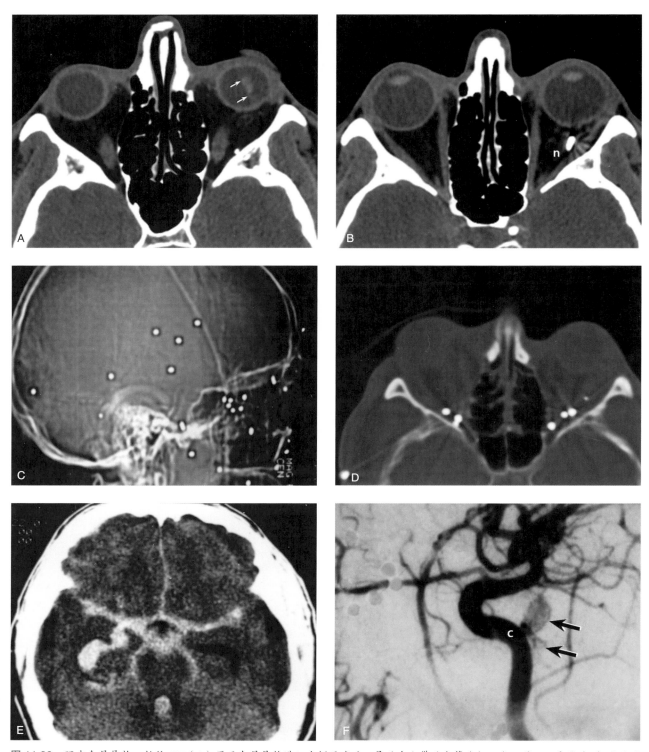

图 11.39　眶内金属异物。轴位 CT（A）显示金属异物进入左侧眼球后，导致出血带（白箭头）。上一层 CT 平面（B）显示眼球后存在金属碎片，离视神经（n）较近。另一位患者被猎枪击中面部行侧位 CT 定位扫描（C）显示颅眶多发性金属异物。该患者行轴位 CT 骨窗成像（D）显示双侧眶尖处多发性金属异物，伴右侧眼球破裂。轴位脑组织 CT（E）成像显示大量蛛网膜下腔出血。侧位右颈内动脉造影（F）显示颈内动脉后缘出现异常造影染色（黑箭头）。金属子弹（未显示）穿过右侧眶上裂，擦伤血管导致蛛网膜下腔出血

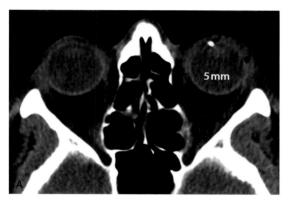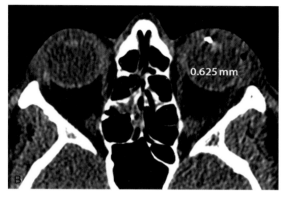

图 11.40 厚层和薄层 CT 扫描影像上的金属条纹伪影。一位前房导管分流术后患者行 5mm 层距的轴位 CT 扫描（A）显示左眼前房内 1mm 厚的金属异物，金属伪影不明显。复查 0.625mm 层距的轴位 CT（B）扫描显示条纹伪影明显，确诊为金属异物

的岩石或硅酸盐撞入眶内，机器或爆炸弹射出来的岩石碎片也可以形成眶内异物。玻璃和硅酸盐在 CT 影像上表现为高密度影（高 CT 值），其 CT 值高于眶内正常软组织，但略低于眼眶骨质。因此针对眼眶内玻璃或硅酸盐异物患者，首选 CT 检查进行鉴别和定位（图 11.41）。

木 头

眼眶木质异物一般来源于木棍、树枝。也可来源于各种木质加工材料，包括铅笔、扫帚、码尺、标尺和刷柄等（图 11.42）。爆炸飞溅出来的木屑也会刺入眼眶。木质异物的 CT 表现取决于木质的干燥程度和含水量。干燥的木材内一般含有气体，因此在 CT 影像上，干燥的木质异物内会呈现出线性或矩形的气体影（图 11.43A,B）。含水量高的木质异物在 CT 影像上会表现为等密度影，有时也表现为稍高密度影，其 CT 值稍高于眶内软组织（图 11.43C,D）。CT 如果发现含水异物，并且表现为线性边缘或成角边缘，应高度怀疑木质异物。

塑料和多种杂质

眼眶内塑料异物不常见，可由塑料器皿或塑料笔刺伤导致。但是最常见的眼内塑料异物为白内障手术患者使用的眼内晶状体移植物。爆炸引起飞溅的碎屑可刺入眼眶形成眶内异物，这些碎屑材料可同时包括纸张、塑料、金属或化学杂质（图 11.44）。塑料在 CT 影像上可表现为低密度、等密度或高密度（相对于眼眶软组织），但比骨折密度低。压气软管或气枪可以将气体打入眼眶内，形成异物，但是比较罕见（图 11.45）。

如果需要确定疑似木质或塑料异物的位置，很少使用 MRI 检查。在急性创伤患者中，应首选 CT 检查排除金属异物的可能性，之后才能行 MRI 检查。如果没有进行 CT 排查，但肯定为木质或塑料异物时，可使用 MRI 检查[11]。

医源性眼球和眼眶异物

了解常见的眼球和眼眶内移植物，有助于与眼外伤相鉴别。眶隔前软组织内常植入的材料包括 Silastic 或 Teflon 整形植入物，面神经瘫患者常在上眼睑内植入金属弹簧丝，白内障患者常植入人工晶状体。此外，还有巩膜带植入（图 11.46），假体眼和间隔物的植入（图 11.47）。

眼球穿刺性损伤和裂伤

钝性损伤和穿刺性损伤都可以导致眼球破裂。有时候可以见到晶状体穿刺性损伤（图 11.25B,C）。眼球破裂在 CT 影像上常表现为眼球体积缩小（由房水和玻璃体液被挤出导致），畸形或泄气的形状（爆胎征），晶状体的缺失或眼球壁的破坏。眼内出血在 CT 影像上表现为高密度影，其 CT 值比正常玻璃体高。眼内出血可以导致脉络膜或视网膜脱离（图 11.48）。在塌陷的眼球内也可出现气体。

穿刺性视神经损伤

视神经裂伤

视神经裂伤并不常见。一般出现在刀或玻璃等锐器导致的穿刺性外伤患者中（图 11.49A）。有时眶壁骨折碎片可出现旋转移位，导致视神经裂伤。视神经裂伤在 CT 影像上可表现为神经或神经鞘内的出血，也可表现为视神

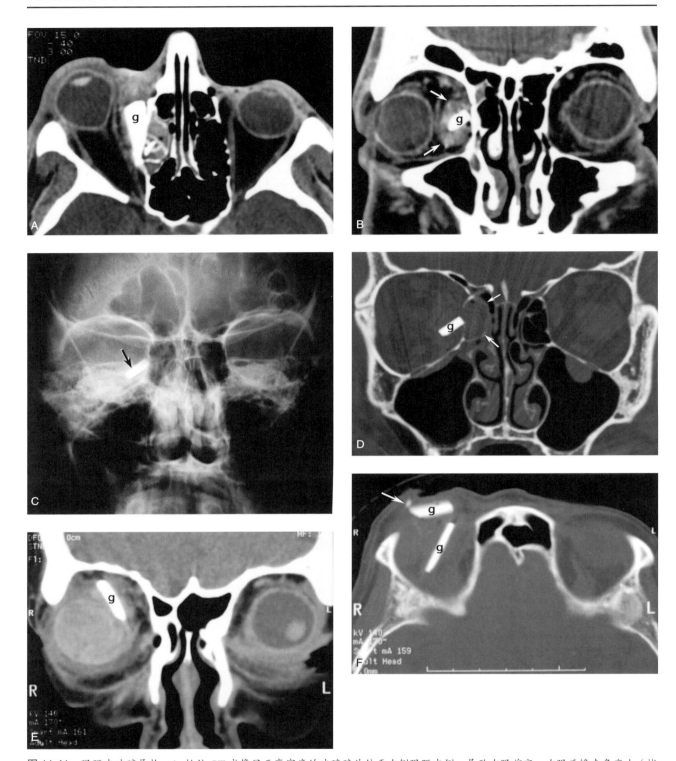

图 11.41　眼眶内玻璃异物。A. 轴位 CT 成像显示高密度的玻璃碎片位于右侧眼眶内侧，导致右眼前突，右眼后缘夹角变小（帐幕征），眼球未损伤。玻璃异物导致右侧眶内壁骨折。在 CT 影像上，玻璃没有金属条纹伪影。B. 冠状位 CT 成像显示玻璃异物的矩形横断面，玻璃异物引起眶内骨膜下血肿（白箭头），导致眼球向外侧移位。C. 前后位的 CT 定位扫描显示玻璃碎片一端向正前方（黑箭头）。D. 冠状位 CT 骨窗成像显示玻璃异物位置和右侧眶内壁骨折部位与 CT 定位扫描结果一致。另一位患者被玻璃水杯砸中，行冠状位软组织 CT 成像（E）和轴位骨窗成像（F）显示玻璃异物刺破眼球，导致玻璃体积血。有 2mm 厚的玻璃碎片留置在眶膈前软组织内（F，白箭头）

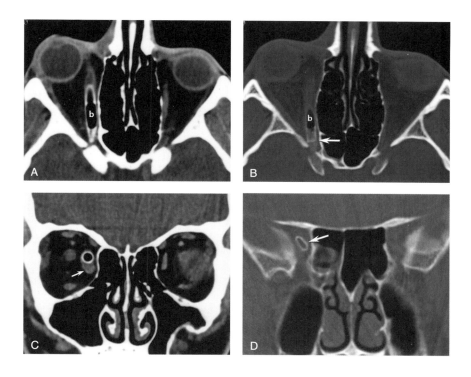

图 11.42　化妆笔刷刺穿右眼内直肌。一位男性患者与女友争吵时，被女友用化妆笔刷刺伤右眼，行轴位软组织 CT 成像（A）和轴位骨窗 CT 成像（B）显示化妆笔刷（b）后段（箭头）穿过右眼内直肌，进入右侧眶尖。C. 冠状位 CT 成像显示右眼内直肌位置（箭头），内直肌出现水肿伴血肿。化妆笔刷把柄为干燥木质材料制作，把柄中空呈气体密度影。D. 冠状位 CT 骨窗成像显示笔尖已刺入眶尖（箭头），压迫视神经

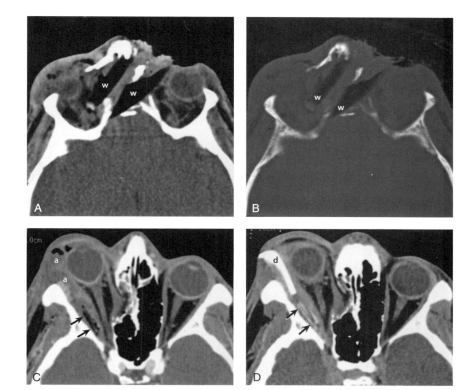

图 11.43　干燥和含水的木质异物。一位患者被干燥木枝击中，导致额骨和眼眶损伤，行轴位 CT（A）显示两条尖状木枝横跨眼眶和筛窦，干燥的木枝（w）在 CT 影像上呈气体密度影。轴位 CT 骨窗成像（B）显示干燥的木枝异物内部存在隐匿的条纹。另一位患者 2d 前眼睛被扫帚柄击中，行轴位 CT（C）显示右侧眶周和右眼眶外侧壁骨膜下脓肿（a），在右侧眶尖附近有线状的气体影（箭头）。右眼前突，右眼后缘夹角变小（帐幕征）。该患者接受骨膜下脓肿引流术 3d 后行轴位 CT（D）显示右侧眼眶留置引流管（d），之前气体密度的线状影，现表现为高密度线状影（箭头）。5d 前的眶内干燥木质吸收体液变为含水木质，因此在 CT 影像上，眼眶内木质异物密度逐渐增高

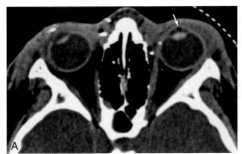
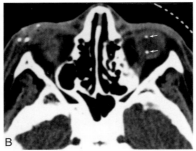

图 11.44 雷管爆炸导致碎屑入眶。A.晶状体水平的轴位CT显示眶周软组织水肿，伴多发性高密度小点，眶膈前软组织内异物可能是金属、塑料或雷管内的矿物成分。左眼前房有小气泡（箭头）。B.下一层平面的轴位CT显示左眼内异物

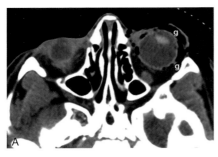
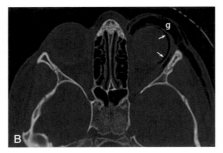
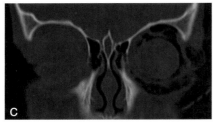

图 11.45 气枪导致的眼眶损伤。轴位（A）CT软组织成像和（B）骨窗成像显示左侧眶膈前皮下积气（g），伴左眼球外侧结膜下积气（箭头）。未出现眼球内积气或出血。冠状位CT骨窗（C）成像显示气体进入左侧眶周软组织内。该患者离气枪口较近，被气枪击中，压缩的气体穿入皮肤和眼眶软组织内

经完全性横断。一旦通过 CT 检查排除金属异物的存在，可行视神经高分辨率 MRI 的 STIR 序列或 T2 加权脂肪抑制成像，通过轴位、冠状位、矢状位平面仔细评估视神经损伤情况（图 11.49B~D）。

视神经压迫

视神经压迫可以是慢性的（如甲状腺眼病），也可见于急性外伤患者。压迫视神经最常见的因素为眼眶软组织损伤（如眼眶骨膜下血肿），眼眶异物，视神经管或眶尖部位的骨折碎片移位压迫（图 11.43B,D）。

眼外肌裂伤

一条或多条的眼外肌裂伤较为罕见，一般出现在穿刺性外伤患者中。眼外肌裂伤患者临床表现为受损眼外肌功能障碍。在轴位和矢状位的 CT 影像上，可表现为 V 字形裂口，或肌肉完全性撕裂（图 11.50）。眼球位置不可作为眼外肌裂伤的诊断依据，因为正常人眼球位置差异性非常大。

穿刺性创伤后眼眶感染

异物刺入眼眶容易将携带的细菌和真菌带进软组织内，因此任何穿刺性眼眶损伤都有感染的潜在风险。木质异物最容易导致感染，因为木质异物不容易被及时发现，并手术清除。眼眶感染可表现为眼内炎，眼眶蜂窝织炎或眼眶脓肿（图 11.43C, D，图 11.51）。

眼眶手术后

眼眶手术后，有些患者在眶缘放置了微型板和螺丝，同时植入 Teflon 和 Porex 薄板，用以加固眶底或眶壁（图 11.9A~C）。术后需复查 CT，排除手术区域并发症的出现。另外，术后需行三维 CT 重建成像，有助于评估术后骨性结构对准情况和修补材料的放置效果（图 11.52）。

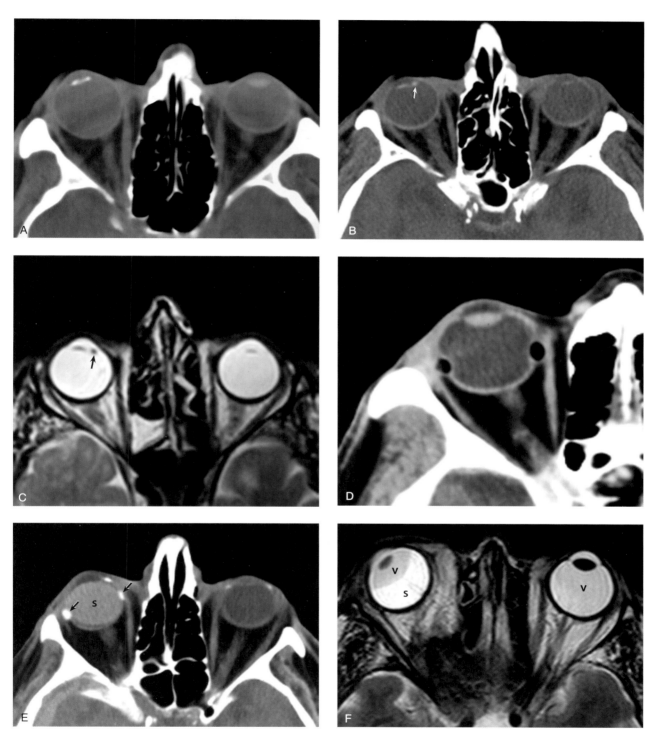

图 11.46　医源性人工晶状体、眼球植入和眼内液体植入。轴位 CT（A）显示少见的右眼金属晶状体植入。轴位 CT（B）和轴位 T2 加权 MRI（C）显示双侧塑料人工晶状体植入。由于右眼球内出现巨细胞病毒感染，因此在右侧人工晶状体鼻侧植入更昔洛韦（箭头）。塑料人工晶状体在 CT 和 MRI 影像上很容易辨认。轴位 CT 成像（D）显示眼球周围植入气充式巩膜带。轴位 CT（E）成像显示右眼周围植入 Silastic 巩膜带（箭头），眼内玻璃体已摘除，填充高密度的硅油（s）。轴位 T2 加权 MRI（F）显示右眼内玻璃体已部分摘除，右眼残留玻璃体和左眼内正常玻璃体呈稍高信号（v），右眼内填充硅油呈高信号（s）

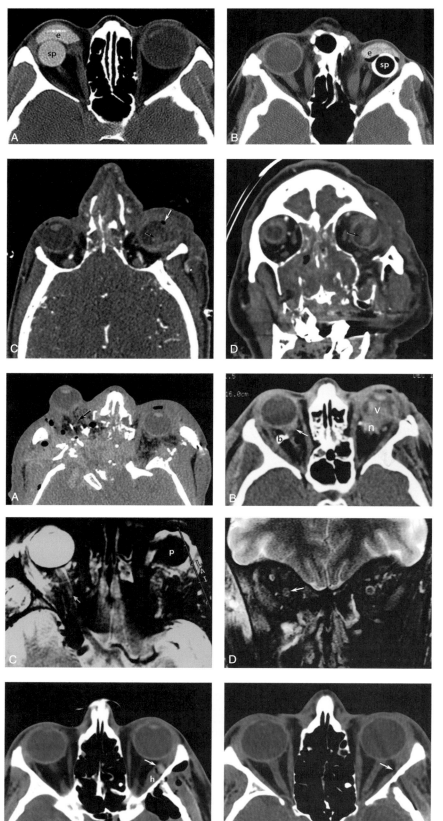

图 11.47　眼球假体。A. 轴位 CT 显示右眼内植入了高密度的瓷制球状间隔物（sp），用以支撑外表玻璃眼假体（e）。B. 另一位患者轴位 CT 显示左眼内植入了中空的瓷制球状间隔物，用以支撑外表玻璃眼假体

图 11.48　穿刺性眼球损伤。一位患者被灰熊袭击面部和左侧眼眶部，行轴位（A）和冠状位（B）CT 显示左侧 Le Fort Ⅲ 型骨折。左眼玻璃体积血（黑箭头），伴视网膜下出血（r），晶状体缺失，左眼轻度缩小，左眼靠近角膜处积气

图 11.49　视神经枪击伤。A. 轴位 CT 成像显示枪击伤的弹道周围组织结构破坏，弹道横跨双侧眶尖，右侧视神经完全性离断。右眼球悬挂在眼睑之外，同时伴有视网膜下出血和前房积血。B. 另一位患者的轴位 CT 成像显示子弹横穿眼眶中部，击中左侧眼球后部。骨折碎片（b）紧邻右侧视神经中段，伴眼球后出血（箭头）。左侧眼球后段破裂，伴玻璃体（v）和视神经乳头（n）出血。该患者左侧眼眶内植入眼球假体（p）后行轴位（C）和冠状位（D）T2 加权脂肪抑制 MRI 成像显示右侧视神经中段呈高信号，示视神经裂伤

图 11.50　急性和慢性的眼直肌裂伤。患者行眼球手术时出现意外事故，术后立即行轴位 CT（A）显示左眼外直肌出血（h），伴局灶性高密度的血凝块（箭头）。左眼外直肌前 1/3 处出现裂伤。该患者 1 个月后复查轴位 CT（B）显示左眼外直肌断裂（箭头），左眼球向内侧旋转

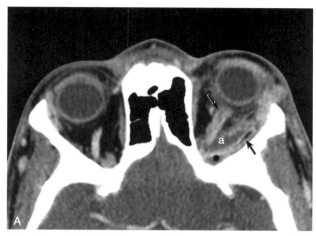 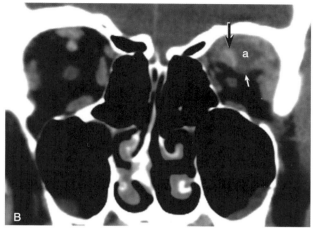

图 11.51　木质异物导致眼眶穿刺性损伤，伤后出现眼眶骨膜下脓肿。A. 轴位增强 CT 成像显示左侧眼眶上部骨膜下脓肿（a），眶内含水的木质异物（黑箭头）被脓肿包围。木质异物呈高密度影，边缘平直。左眼球前突。B. 冠状位 CT 成像显示眶内脓肿（a）有占位效应，脓肿围绕着含水的木质异物（黑箭头），眼上肌复合体向下移位（白箭头）

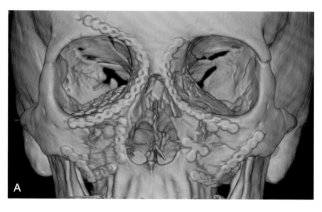
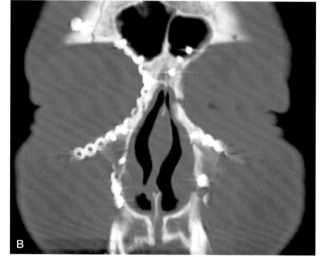
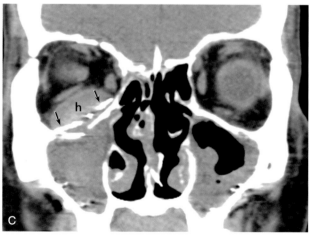
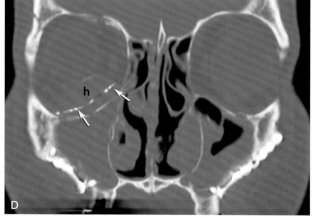

图 11.52　面部骨折内固定。一位患者既往因右侧 Le Fort Ⅰ/Ⅱ型和左侧 Le Fort Ⅰ～Ⅲ骨折，行面部骨折修补术，在右眼眶内放入修补材料，用以修补下陷的眶底骨折。1d 前该患者因右眼前突入急诊科就诊，行三维 CT 面部重建成像（A）显示面部和眼眶植入了微型板和螺丝修补骨折。冠状位 CT（B）显示微型板和螺丝固定于眼眶内侧支撑骨。冠状位 CT 软组织成像（C）和骨窗成像（D）显示右侧眼眶术后骨膜下血肿（h），下直肌被抬高。右侧眼眶底部有植入材料（箭头）位于血肿内，用以修复下陷的眶底骨折

11.6 关键点

- 许多类型的面部骨折都会累及眼眶。因此针对面部骨折患者，医生需要常规排查眼眶骨折、眶内血肿、眶内异物和眼球损伤。
- 急性眶内占位效应会导致眼球前突，眼球后缘夹角变小（帐幕征）。因此，医生需要根据患者眶内压升高的程度，考虑是否行急诊手术减压。
- 如果患者发生眼眶或眼球穿刺性损伤，需行 CT 检查鉴别和定位眶内异物。金属和玻璃异物在 CT 影像上容易被辨认。但是，木质和塑料异物有时候在 CT 影像上很难被发现。
- 如果怀疑患者眶内有金属异物时，需先行 CT 排查，避免使用 MRI 检查。如果 CT 检查未发现有金属异物在视神经周围或颅内，可行 MRI 检查。

参考文献

[1] Dalley RW, Robertson WD, Rootman J. Globe tenting: a sign of increased orbital tension. AJNR Am J Neuroradiol, 1989, 10: 181–186

[2] Bord SR, Linden J. Trauma to the globe and orbit. Emerg Med Clin North Am, 2008, 26: 97–123, vi–vii

[3] Kubal WS. Imaging of orbital trauma. Radiographics, 2008, 28: 1729–1739

[4] Kawashima M, Kawakita T, Shimazaki J. Complete spontaneous crystalline lens dislocation into the anterior chamber with severe corneal endothelial cell loss. Cornea, 2007, 26: 487–489

[5] Dalma-Weiszhausz J, Dalma A. The uvea in ocular trauma. Ophthalmol Clin North Am, 2002, 15: 205–213

[6] Mafee ME, Karimi A, Shah JD, et al. Anatomy and pathology of the eye: role of MR imaging and CT. Magn Reson Imaging Clin N Am, 2006, 14: 249–270

[7] Pieramici DJ. Vitreoretinal trauma. Ophthalmol Clin North Am, 2002, 15: 225–234, vii

[8] Guly CM, Guly HR, Bouamra O, et al. Ocular injuries ill patients with major trauma. Emerg Med J, 2006, 23: 915–917

[9] Go JL, Vu VN, Lee KJ, et al. Orbital trauma. Neuroimaging Clin N Am, 2002, 12: 311–324

[10] Yang QT, Fan YP, Zou Y, et al. Evaluation of traumatic optic neuropathy in patients with optic canal fracture using diffusion tensor magnetic resonance imaging: a preliminary report. ORL J Otorhinolaryngol Relat Spec, 2011, 73: 301–307

[11] Lagalla R, Manfrè L, Caronia A, et al. Plain film, CT and MRI sensibility in the evaluation of intraorbital foreign bodies in an in vitro model of the orbit and in pig eyes. Eur Radiol, 2000, 10: 1338–1341

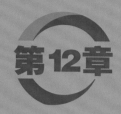

第12章

轻型脑外伤和脑震荡的影像学诊断新进展

Jalal B. Andre

12.1 概　述

　　轻型脑外伤（mTBI），有时也可称之为脑震荡。这种疾病往往根据患者伤后的症状和体征而诊断，缺乏常规影像学的客观证据（CT 和 MRI），因此诊断具有争议性[1-3]。这些常规的影像学技术仅显示脑组织大体形态学的异常，肉眼可见，因此适用于中型和重型脑外伤的患者。但是对于 mTBI 患者，常规的影像学技术常常表现为阴性（图 12.1）。在美国，每年至少有 170 万的患者被诊断为创伤性脑损伤[4]，在幸存者中有 8 万 ~9 万患者会留有永久性的认知和运动障碍[5]。许多创伤性脑损伤的幸存者在伤后几个月或几年，临床症状会逐渐改善。针对这一部分患者，也需要一种可靠的客观检查，评估患者长期神经功能障碍的恢复情况。

　　初步估计 mTBI 患者占所有创伤性脑损伤患者的 75%~85%。这个比例可能比实际数据低，

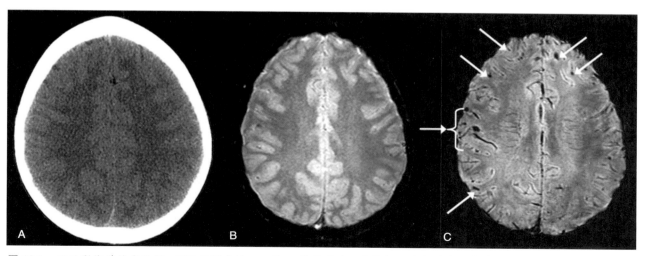

图 12.1　不同影像学技术检测 mTBI 的敏感性。一位 12 岁的男孩，在滑板运动中遭受脑震荡。目击者称患者伤后意识丧失近 7min，但到急诊室时，患者已清醒，未出现记忆缺失。行常规的头颅 CT（A）和头颅 MRI（B）检查，结果仅发现少量的含铁血黄素沉积。但行磁敏感加权成像 SWI（C）检查，结果发现脑内多发性出血灶（箭头）。引自 Jill Hunter, M.D. Neuropsychology and clincal neuroscience of persistent post-concussive syndrome. J Int Neuropsychol Soc, 2008,14:1−22

因为有 14% 的 mTBI 患者去了私人诊所医治，另有 25% 的患者未到医院医治 [6-7]，而这些患者未统计在内。15%~30% 的 mTBI 患者伤后可能会伴有长期的认知和临床症状，这些症状会持续 3 个月以上（脑震荡后遗症）[8-10]。由于缺乏常规影像学的相关表现，这些慢性症状常归因于患者心理作用的结果。另外，伤后患者发生抑郁症和创伤后应激障碍的概率较高，这可能会掩盖引起脑震荡后遗症的真正原因 [11-13]。对于 mTBI 患者的原发性损伤，目前很难对其程度和特性做到量化，因为常规的神经影像学检查无法显示 mTBI 的病理改变 [14-16]。Bazarian 等人回顾性分析了 4 项神经影像学研究，结果发现 30% 的创伤性脑损伤患者 CT 表现阴性，但 MRI 显示存在颅内异常 [1]。另一些研究提出针对 mTBI 患者，MRI 对脑损害的诊断比 CT 更敏感 [17-18]。但是，常规的影像学检查对弥散性轴索损伤的诊断并不敏感。弥散性轴索损伤是一种常见的创伤性脑损伤 [19]。总而言之，常规的 CT 和 MRI 检查无法显示与 mTBI 患者临床症状相对应的脑损害病灶，因此也无法预测该患者的神经功能恢复情况 [2,20]。

随着一些新型影像学技术的发展，这些技术可以帮助医生评估 mTBI 患者的隐匿性脑损害。这些技术不仅能显示患者的病理学改变（弥散性轴索损伤），也能显示生理学改变。尽管这些新型影像学技术目前还处于调查研究阶段，但是许多 MRI 成像新技术可以更准确地鉴别和量化 mTBI 患者的脑损害，这为临床工作带来了很大的希望。此章节重点讨论 mTBI 患者的综合症状，以及新型 MRI 技术、正电子发射成像技术（PET）和单光子发射计算机断层成像（SPECT）在诊断 mTBI 中的应用。

12.2 临床症状

mTBI 可分为两种类型：①复杂性 mTBI，常规影像学表现阳性；②非复杂性 mTBI，常规影像学表现阴性。尽管脑震荡和 mTBI 的定义多种多样，但是大多数学者把 mTBI 定义为头部遭受钝性外力打击后导致的加速性、减速性或旋转性损伤，格拉斯哥昏迷评分为 13~15 分 [21]。另外的诊断标准包括患者伤后昏迷的持续时间在

30min 分钟内，记忆缺失的持续时间在 24h 内 [22]。根据以往脑切片的研究发现，mTBI 最常见的损伤部位为上脑干、额下回、内侧颞叶、下丘脑 – 垂体轴、穹窿和胼胝体（Corpus callosum, CC）（图 12.2 和图 12.3）[23]。许多有 mTBI 病史的患者死亡后进行了尸检研究（患者因其他因素死亡），结果表明 CC 是弥散性轴索损伤最常见的损伤部位 [24]。其他常见的轴索损伤部位包括脑干和脑叶白质 [25]。

大部分的脑震荡或 mTBI 患者伤后的临床症状可在几分钟、几小时或几天内消失。一部分患者伤后临床症状可持续 1 个星期以上，这些症状被称之为脑震荡症候群（Postconcussive syndrome, PCS）[23,26]。头痛和健忘是 mTBI 早期最常见的症状，通常在伤后 3 个月内消失 [27]。但是，也有些患者伤后的临床症状持续 3 个月以上，被称之为脑震荡后遗症（Persistent postconcussive symptoms, PPCS）[28-32]，这些症状包括头痛、恶心、头晕、烦躁、疲劳、抑郁、焦虑、睡眠紊乱、复视和视力模糊、光和噪音敏感、注意力、记忆力、专注力、执行力、思考能力下降。也有研究报道部分 mTBI 患者还会出现情绪调节改变 [27]。估计有 24%~36% 的 mTBI 患者在伤后 3 个月以上依然存在上述的 1 个或多个症状 [27,33]。据研究报道，PPCS 最常见的症状包括记忆力、注意力和情绪调节能力的下降 [27]。

12.3 影像学技术

12.3.1 磁共振弥散张量成像（DTI）

弥散张量成像 (DTI) 是依据水分子布朗运动（随机移动）方向制图，称为各向异性弥散。水分子通常更倾向于沿着神经轴突走行的方向进行弥散，DTI 可以定量地评价脑白质内水分子的各向异性，因此 DTI 在 mTBI 方面的应用前景广阔，尤其是对于 TAI 诊断有巨大的潜在优势。当脑内轴突受到损伤时（如加速性或减速性损伤，常见于交通事故），会表现出水分子弥散的各向异性减弱。这是由于伤后轴浆流受到抑制，轴浆跨轴突膜向外流动增加，导致水分子各向异性减弱，这一点已在动物模型中证实 [34]。根据

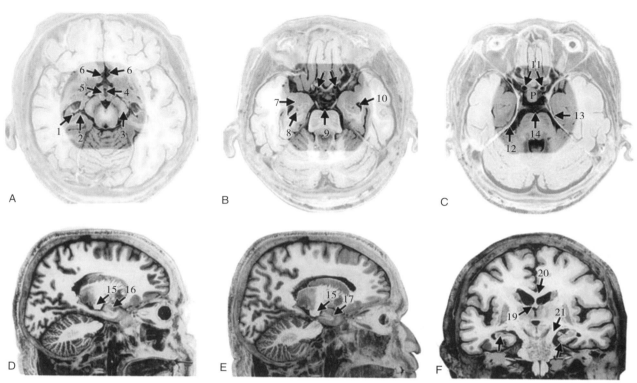

图 12.2　mTBI 容易损害的脑区。所有视图均为尸检的切面图。A~C. 轴位的切面图，Bayly 等人[143]和 Viano 等人[144]通过尸检研究，提出 mTBI 容易损害的脑区。A.1：海马，2：下托，3：大脑脚，4：第三脑室，5：下丘脑，6：大脑前动脉。B.7：杏仁核，8：海马，9：基底动脉，10：侧脑室颞角，11：颈内动脉。C.12：小脑幕缘，13：内嗅区皮质，14：基底动脉，P 位于蝶鞍的垂体。D，E. 矢状位的切面图，15：大脑脚，16：杏仁核，17：颞极。F. 冠状位的切面图，18：海马，19：穹窿，20：胼胝体，21：大脑脚，22：临近小脑幕缘的内嗅区皮质。这些脑区位置较接近，任何一处出现位移或扭转可能会同时伤及其他所有脑区。引自 Mai JK, Assheuer J, Paxinos G. Atlas of the human brain. Amsterdam: Elsevier, 2004

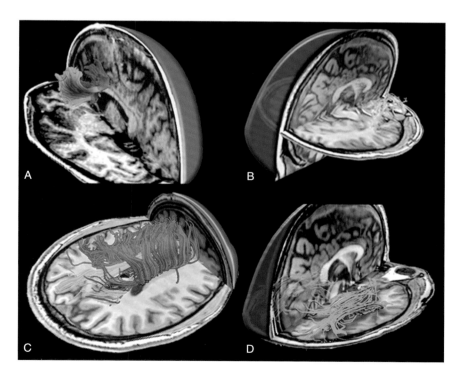

图 12.3　脑白质纤维束示踪成像显示 mTBI 容易损害的神经纤维束：A. 辐射冠前部和胼胝体的膝部。B. 钩形束。C. 扣带回（绿色）和胼胝体的体部。D. 下纵束。引自 Diffsion tensor imaging of mild traumatic brain injury. J Head Trauma Rehabil, 2010, 25(4):241-55

许多临床研究发现，DTI 对诊断脑白质损伤非常敏感，能发现比常规的 MRI 和 CT 检查更多的脑损伤灶[35-38]。另外，mTBI 患者的 TDI 病灶可能也参与了认知功能障碍的病理过程[38]。

DTI 是弥散加权成像（DWI）的发展和深化，是当前唯一的一种能提供生理学信息的影像学技术[39]。DWI 是通过射频脉冲检测活体组织内水分子弥散运动的方法，该技术已被广泛应用。目前脑部 DWI 已成为患者的常规影像学检查[40-41]，为我们提供细胞内和细胞外水分子的运动信息。弥散是指水分子在组织内和组织间的随机不规则运动，其原始动力为分子所具有的热能，又称布朗运动。

在生物组织中，水分子无方向性的弥散会被组织界面、细胞膜和细胞器限制[42-43]。其他影响水分子弥散的因素为细胞膜的通透性，游离水和结合水的相对比例，大分子之间的相互作用和体积，以及组织的黏度和温度。这种生理性弥散过程可以用弥散敏感梯度磁场来测量，通常联合旋平面回波成像（EPI）。这种技术在临床上使用非常方便，因为该技术成像迅速，图像后处理较简易，检测生物系统内水分子的物理特性较容易。另外，DWI 是所用 DTI 运算的基础，是产生 DTI 可靠数据的关键。各种新型的 DTI 成像技术往往需要加更多弥散梯度方向的 DWI 序列成像，因此高质量的 DWI 成像已经越来越重要了。

一些新型技术提高了检测弥散性轴索损伤的微结构异常的敏感性。这些新型技术不仅包括 DTI 序列设计和弥散张量模型系统，还包括 MRI 系统的改进（高磁场强度），MRI 线圈的优化，以及图像采集的改善（并行采集技术和压缩传感技术）。运用这些新技术可以更准确地评估 mTBI 造成的原发性脑损害，以及脑白质损伤后的重组和恢复情况，监测伤后脑组织的预后性改变。

如上文所述，水分子更倾向于沿着神经轴突走行的方向进行弥散，尤其是脑白质内的神经纤维束，因为水分子其他方向上的弥散受到轴突结构的限制。这种向某一方向弥散的水分子特性被称之为各向异性，但弥散性轴索损伤会损伤轴突髓鞘，导致水分子的各向异性改变[44]。DTI 可以定量地评价脑白质的各向异性。在此成像方式中，不只用单一的梯度脉冲，而至少需要施加 6 个非共线方向弥散敏感梯度，并运用了多项数据参数。常用的数据参数包括弥散系数（ADC）、平均弥散率（不依赖于弥散的方向的参数，MD）和各向异性分数（反映水分子各向异性成分占整个弥散张量的比例，FA）。另外，轴向弥散（与神经纤维方向平行的弥散，AD）和径向弥散（与神经纤维方向垂体的弥散，RD）也是需要估计的常用参数。通过这些参数的运用，正常脑组织呈现低 ADC 值，高 FA 值影像（FA 值接近 1 时，提示水分子弥散具有各向异性）。在创伤性脑损伤情况下，损伤的脑组织呈高 ADC 值，低 FA 值影像（FA 值接近 0 时，提示水分子弥散无方向性，弥散不受限制）。表 12.1 总结了 mTBI 急性期和慢性期的 DTI 参数变化。

有一篇综述总结了常用的 4 种 DTI 数据分析方法，用以评估急性期和慢性期 mTBI 患者脑损伤情况。这些方法包括：①全脑直方图；②定义兴趣区（ROI）；③基于体素形态学（VBM）；④纤维跟踪量化分析[115]。也有些学者采用基于图集的方法定义兴趣区（图 12.4）。

需要注意的是，DTI 全脑直方图分析不能提供特定脑区的信息，对分析患者预后的作用有限，一些研究报道对使用全脑直方图留有争议。ROI 分析是研究报道中最常用的数据分析方法，但是该方法很耗时，在单独病例中应用有限，并且可能会存在特定区域病变的诊断误差。另一种方法是 VBM，它具有自动的算法流程可以客观地检测全脑情况。但是，该技术的缺点是在平滑处理的过程中，使得每一个体素都包含了邻近体素信息；操作者无法保证处理之后的某一体素的信息包含的正是对应解剖结构处的信息。该技术最适合用于群组分析，但是不同患者个体差异很难被分析出来，因此诊断 mTBI 的敏感性较低。纤维跟踪量化分析能够鉴别神经纤维束的间断处，对 mTBI 的诊

表 12.1 mTBI 患者在急性期和慢性期脑组织 DTI 参数的变化

	mTBI 急性期	mTBI 慢性期
各向异性分数（FA）	↑	
径向弥散（RD）	↓	←→ 或 ↑
轴向弥散（AD）	←→ 或 ↓	←→ 或 ↑

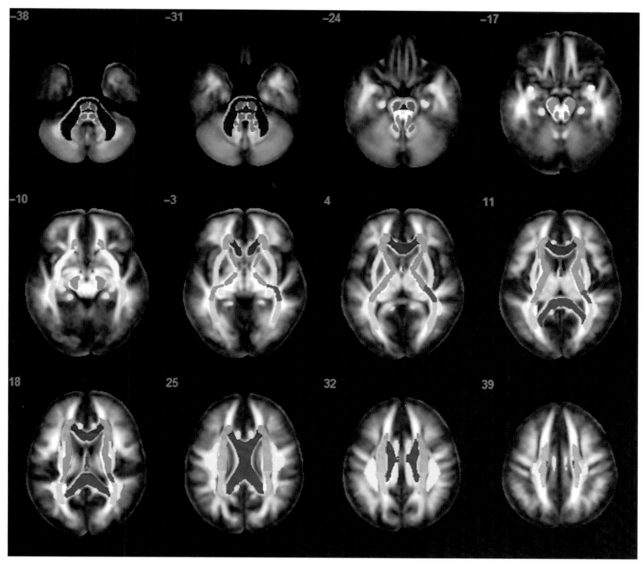

图 12.4 基于图集区域的方法：多区域图集，以彩色表示兴趣区域内主要的神经纤维束。引自 Kou Z, Wu Z, Tong KA, et al. The role of advanced MR imaging findings as biomarkers of traumatic brain injury. J Head Trauma Rehabil, 2010, 25:267−282

断敏感性较高[45-46]。尽管该技术在 mTBI 的应用中尚处于研究阶段，但在神经纤维连接方面的应用前景非常广阔。

以前 DTI 常采用单次激发回波平面成像（EPI）序列进行数据采集，但是单次激发 EPI 的空间分辨率和信噪比均较低，磁敏感性引起的几何变形较明显。但是，近年来 DTI 新型成像技术能更精确地发现 mTBI 脑损害特征，包括一些白质纤维束的隐匿性改变和轴突微结构的损伤[47-48]。平行采集成像的应用增加了矩阵尺寸、运动校正和轮换读出方案，有效地减少了图像变形，提高了 DTI 的保真度。但是在颅底部位，DTI 会产生图像变形，信噪比相对较低，导致纤维跟踪结果失真。因此，有必要进行信噪比水平监测，评估原始 DWI 或 FA 成像上的噪音影响。对于纤维跟踪结果，医生要勇于质疑。目前 DTI 研究中缺乏常模性资料和一致性方法与分析，因此无法对各自结果进行比较[49]。

标准的 DTI 分析方法不能精确地分辨交叉纤维[50]，并且需要预先设定 FA 值符合高斯分布，从而观察其派生值。正如 Shenton 等人提出的，这需要使用更多的复杂张力模型[47]，包括 Q-ball 和 HARDI 技术（图 12.5）[51−52]。HATDI 技术可以提供弥散测量，这可以推断潜在的组

织微结构情况，如交叉纤维的方向。因此，DTI
在 mTBI 的应用中，有必要考虑调查的衡量标准。
例如，FA 是起源于弥散张力模型的衡量，而 f1
和 f2 起源于部分体积模型，对于观察结果有重
要影响（图 12.6）[53-54]。

Morey 等人针对参加过伊朗战争和阿富汗战
争的退伍军人（包括爆炸相关性轻度创伤性脑
损伤军人）进行了一项开创性研究，对其中的
慢性 mTBI 患者进行 DTI 参数评估。该研究将
30 例 mTBI 军人患者与 42 例非 mTBI 原发伤军
人患者和 28 例对照军人进行比较[55]。研究采用
HARDI 弥散模型和部分体积模型，再进行全脑
体素分析。研究发现慢性 mTBI 与脑白质内神经
纤维完整性破坏有关，包括 CC（膝部，体部，
压部），大钳和小钳，放射冠，内囊，上纵束
或其他神经纤维束（图 12.7）。

但是，常规的 3D-FSPGR T1 加权成像未发
现脑内任何异常[55]。研究者提出脑白质内神经
纤维完整性的分散性破坏与研究对象的眩晕、
困惑症状有关，另外在较小的范围内，与患者
的意识丧失有关，但是与患者的创伤后应激障
碍和抑郁症状无关[55]。研究还得出被测变量 f1
对诊断 mTBI 的特异性高于 FA。

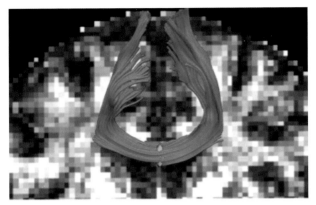
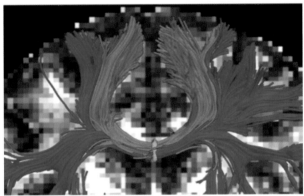

图 12.5　胼胝体纤维的一部分。上图采用单张力模型显示纤
维束，下图采用双张力模型显示纤维束。引自 Shenton ME,
et al. A review of magnetic resonance imaging and diffusion tensor
imaging findings in mild traumatic brain injury. Brain imaging
Behav, 2012, 6:137-192

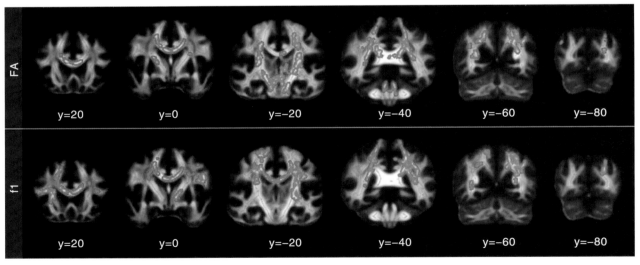

图 12.6　常规 DTI（各向异性分数，FA，上图组）和交叉纤维途径（f1，下图组）显示异常的大体部位一致；但是还有许多不同。
下组图未能显示出脑干的初级纤维，但是常规的 FA 值成像显示出了脑干纤维束（上组图）。骨架体素由绿色表示，组间差异由
红色／黄色表示。引自 Morey RA, et al. Effects of chronic mild traumatic brain injury on white matter integrity in Iraq and Afghanistan
war veterans. Human brain mapping, 2012

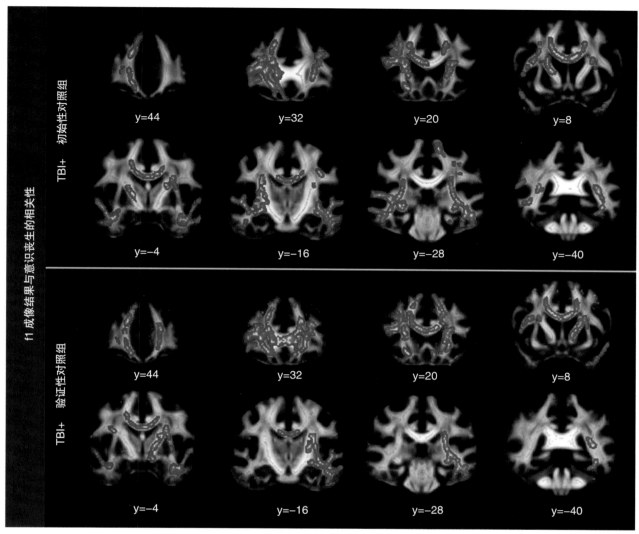

图 12.7 f1 成像结果与意识丧失的相关性。成像显示初级纤维的低部分体积分数（*P*<0.05；TFCE 校正）与意识丧失持续时间存在相关性。分析采用了初始性对照组（上组图）和验证性对照组（下组图），并且成像广泛分布体素。骨架体素为绿色，相关体素为蓝色。引自 Morey RA, et al. Effects of chronic mild traumatic brain injury on white matter integrity in Iraq and Afghanistan war veterans. Human brain mapping, 2012

Wilde 和 McCauley 等人采用 DTI 在非复杂性 mTBI 患者伤后前 8d 连续评估其脑结构变化[56]。影像数据参数采用 FA、ADC、AD 和 RD，并且在 4 个时间点对患者进行神经心理学测试和记忆力测试（采用修改的 Hopkins 言语学习测试方法）。所用的 DTI 序列获得了 70 张切面图和 30 个弥散编码方向，灵敏度编码换算系数为，平均有 2 个联合采集改善信噪比。研究结果证明 mTBI 在伤后 1 周内会影响患者记忆能力，尤其是在伤后 3~4d（伤后 97~144h）影响最为明显，到伤后第 8 天患者记忆力恢复正常。在一些 mTBI 患者中，伤后 FA 值暂时性升高，但是

FA 升高程度和模式与患者记忆力下降表现并不完全匹配[56]。尽管该项研究样本量较小，影像间隔时间较短，但是研究结果证明了研究对象个体的 DTI 参数值存在复杂的易变性。图 12.8 显示 mTBI 患者伤后不同时间段行 DTI 检查，不同个体的影像学参数具有差异性。导致差异性的影响因素有很多，但很多研究支持一种观点：大部分运动相关性 mTBI 患者伤后症状呈短暂性，一般在伤后 2~14d 消失[57-60]。其他机制致伤的患者，伤后症状可能会持续 3 个月[61]。一部分患者会出现脑震荡后遗症。

对于重型 TBI 患者，Betz 等人提出全脑和

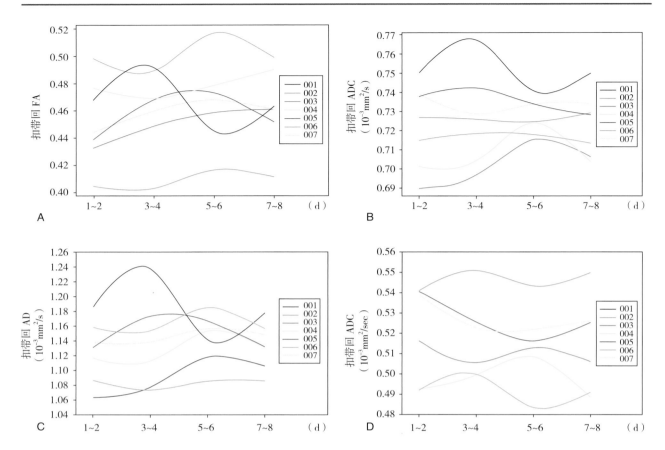

图 12.8　线形分析图。采用四种参数分析：A. 各向异性分数（FA）。B. 弥散系数（ADC）。C. 轴向弥散（AD）。D. 径向弥散（RD）。分析每位患者的左侧扣带回。比较每一位患者的参数线形分析图发现 DTI 成像具有复杂性和易变性。不同数据参数和研究对象造成分析结果的巨大差异。每一位研究对象所采用的数据参数不同，其结果也具有差异性。引自 Wilde EA, et al. Serial measurement of memory and diffusion tensor imaging changes within the first week following uncomplicated mild traumatic brain injury. Brain imaging Behav, 2012, 6: 319−328

脑区 DTI 均具有预测价值[62]。该研究在 TBI 患者康复期和行 MRI 复查时进行 DTI 检测，分别选取目标区域进行分析（全脑白质、内囊、胼胝体压部和体部），采用数据参数为 ADC、FA、AD 和 RD，并与患者当时的神经功能状态相比较。研究结果证明全脑白质的 ADC、AD 和 RD 平均值和变异系数与患者行 MRI 检查时的格拉斯哥评分有对应关系[62]。

　　针对 DTI 应用于 mTBI 患者的评估研究也得出了相似的结果。Aoki 等人针对使用 DTI 的 mTBI 患者进行了一项 meta 分析，纳入了 13 项独立的 DTI 研究，这些研究均调查了 mTBI 患者 CC 脑区 FA 和 MD 参数的变化[63]。研究者们运用了随机效应模式分析，发现在 280 例 mTBI 患者中，CC 脑区 FA 值下降伴随 MD 值升高。采用单变项敏感度分析发现胼胝体压部

（CC 亚区）FA 值明显下降，MD 值明显升高。有趣的是，CC 体部的 FA 值仅轻度下降，而 CC 膝部的 FA 和 MD 均无明显改变。根据研究结果提出线性加速性和成角加速性损伤均可破坏胼胝体纤维，通过评估 FA 和 MD 值发现 CC 后部（胼胝体压部）比 CC 前部在 mTBI 中更容易受到损伤[63]。

　　许多关于 DTI 在 mTBI 中的应用研究已经证明了脑白质各向异性的异常与患者神经功能异常有对应关系[64-67]。由于各项研究的评估方法不同，导致各项研究结果间存在一些差异。但是，通过比较设计和方法相似的研究，其结果也会出现一定程度的变异，这表明通过 VBM 评估 mTBI，其脑内白质损伤分布存在固有的多样性。有一项研究证明了这一点，该研究针对 mTBI 患者检测其 FA 值下降的脑区，发现 FA 值下降的

脑区可涉及皮层下白质，半卵圆中心，CC，内囊和小脑深部白质[36]。采用相似的 VBM 分析，有一项研究证明慢性 mTBI 患者内囊区未发现异常[46]，但是 1/3 的研究提出慢性 mTBI 会累及内囊区[64]。有趣的是，上述 Aoki 等人进行的 meta 分析证明 CC 压部是 mTBI 最容易损伤的脑区，这一点也被 Inglese 等人证实。Inglese 等人采用的是 ROI 分析方法，针对非复杂性 mTBI 伤后的急性和慢性期进行评估[2]。但是，Niogi 等人同样采用 ROI 分析方法评估复杂性和非复杂性的 mTBI 患者，却提出 CC 膝部比压部更容易受到损伤，该结果是基于评估脑区 FA 值的下降程度得出的。这种差异性说明了 mTBI 损伤的多样性，如果研究内容包含了急性和慢性，或者复杂性和非复杂性的评价组，那么这种多样性表现会更加明显。再加上各项研究 DTI 数据采集和量化的方法各异（包括头线圈，梯度方向的数量，b 值，体素大小，扫描仪制造商，软件平台和磁场强度等），会使研究结果差异表现更为复杂。

综上所述，目前采集和处理 DTI 资料的方法常采用 FA 值和其他的 DTI 派生参数，结果提示这些数据对检测 mTBI 的脑损害非常敏感，并且 CC 后部是 mTBI 最容易损伤的部位。DTI 检测 mTBI 相关性脑异常的敏感性已被证明是可靠的（图 12.9），许多纵贯性研究评估了 DTI 对 mTBI 患者的预测价值。在不久的将来，运用更多的复杂张力模型会越来越普遍，这可以改善 DTI 特异性和对 mTBI 患者交叉纤维和纤维束微结构的评估。最后，分析模型既可以用于分析个体 DTI 资料，也可以分析群组资料，这可以为我们提供多元化信息。克服各种困难后，评估 mTBI 最有利的 DTI 参数已被确定。DTI 提供的影像可以与急性 mTBI 患者临床表现相关联。这项技术的广阔前景会吸引更多的相关研究。

12.3.2 单光子发射计算机断层成像（SPECT）

SPECT 是一种功能性神经影像技术，通过静脉注射放射性药物，并根据放射性药物的分布测量脑血流情况。放射性药物会在目标断层处发出光子，被外部的 360° 旋转照相机探头捕捉并分析成像，该成像显示药物在脑内的活动情况。根据层析成像数据可以重建三维影像。SPECT 技术的优点在于应用广泛，大部分医院都可以行 SPECT 检查；放射性核素成本相对于 PET 较低；采用的放射性核素半衰期较长（99mTc HMPAO）；临床运用率较高。

SPECT 检测功能性脑区异常和脑血流情况较为敏感，但是不同于 PET 的是 SPECT 常用于检测静息状态下的大脑。由此而论，SPECT 测量脑血流情况可间接地评估健康脑组织的代谢情况，但不能完全反应 TBI 患者大脑情况[68]。这是因为大部分的 SPECT 成像需要与多个兴趣脑区进行比较，以便发现目标脑区存在血流异常。用于比较的兴趣脑区必须为未受到损伤的脑区，TBI 患者由于脑损伤区域较分散，因此 SPECT 成像较困难。最后，SPECT 检查的特异性被认为相对较差[69]。近期的一项研究比较了美国国家足球队退役人员和对照组的脑 SPECT 检查结果，发现两组存在明显差异[70]。但是，该研究的方法引起许多质疑，导致研究结果无法解释。

尽管如此，与常规的 MRI 相比较，SPECT 在 mTBI 患者中的应用前景依然很广阔，因为 SPECT 技术临床应用较广泛，并且随着技术的发展，SPECT 对 mTBI 异常脑区的检测也越来越敏感（图 12.10）[71]。Jacobs 等人用 1 年时间研究了 136 例格拉斯哥评分大于 13 的 TBI 患者，这些患者头颅 CT 检查均为阴性，结果证明 SPECT 具有纵向预测价值[72]。研究者们报道针对临床预后差的患者，首次 SPECT 检查发现脑部异常的条件概率为 44%（伤后 3 个月）83%（伤后 12 个月）；针对临床预后较好的患者，首次 SPECT 检查没有发现脑部异常的条件概率为 92%（伤后 3 个月）100%（伤后 12 个月）。在 mTBI 患者伤后 3、6 个月时，首次 SPECT 检查假阳性结果较多，因此对于 SPECT 难以解释的异常结果，研究者们对其预测患者预后的准确性常持有谨慎态度[72]。尽管首次 SPECT 检查阳性结果的预测准确性较差，但是如果首次 SPECT 检查结果正常则高度预示患者预后良好，因此美国神经学会在指南上推荐针对 mTBI 患者使用 SPECT 检查[73]。

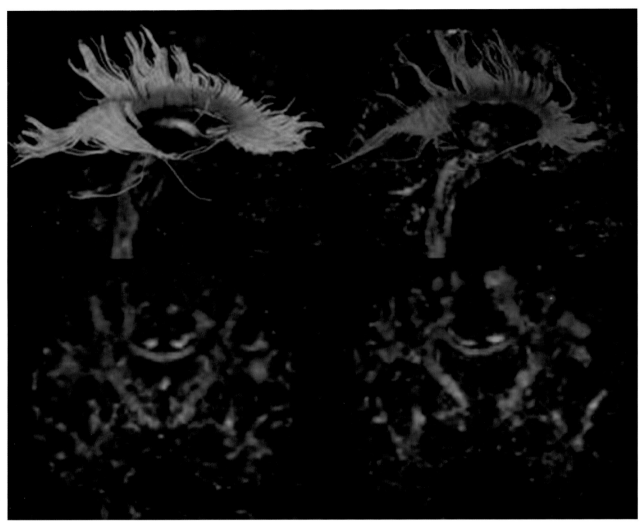

图 12.9 采用 3T 磁场进行 DTI 成像，并运用纤维跟踪技术。左侧为对照组大脑，右侧为前职业拳击手 40 岁时的大脑。上组图为胼胝体纤维束的矢状位成像，需注意的是拳击手的神经纤维束明显较对照组短。下组图为各自的冠状位成像，可见拳击手的胼胝体纤维（脑中央红色结构）明显较对照组薄。引自 Baugh. Brain imaging and Behavior, 2012, 6:244-254

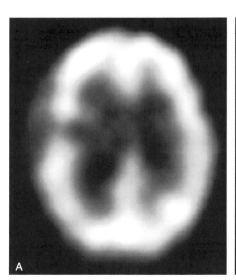 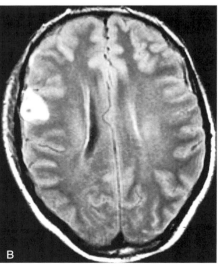

图 12.10 37 岁自行车运动员的影像。A. SPECT 影像显示右侧额叶灌注下降。B. 液体衰减反转恢复序列（FLAIR）显示右侧额叶出血性脑挫伤。引自 Hofman PA, et al. Am J Neuroradiol, 2001, 22:441-449

在大部分的 SPECT 相关研究中，SPECT 检查常在 mTBI 伤后几周内进行，结果发现 mTBI 急性期会出现脑高灌注（主要在额极和颞极）[71,74-75]。但是首次 SPECT 影像异常结果的预测价值和临床价值并没有被学者认可[71,74]。一些针对慢性 mTBI 患者（伤后 6 个月以上）症状表现的研究发现慢性 mTBI 也存在脑高灌注（包括额极和颞极）。但是 SPECT 影像结果与患者的神经心理学检测结果和临床表现并不一致[76-80]。解决这些问题还需要进一步的研究。

12.3.3 正电子发射型计算机断层成像（PET）

PET 影像采用的是正电子放射性药物（氟代脱氧葡萄糖，FDG），该药物在衰变过程中释放出正电子，一个正电子在行进几毫米后会发生湮灭，从而产生方向相反（180°）的一对伽马光子。这对光子被同步的辐射探测器捕捉。同步检测可以提供比 SPECT 影像更高的空间分辨率影像（通常近似 1cm）。FDG-PET 常用于评估脑区葡萄糖代谢的情况，因为 FDG 配体在体内的生物特性与葡萄糖类似，可以通过血脑屏障，并且被脑细胞摄取。被摄取的 FDG（非代谢分子）可以通过图像反映脑区葡萄糖代谢情况，从而评估局灶性脑损伤。这种技术所能提供的信息与 99mTc HMPAO SPECT 提供的无明显不同。但是，PET 同位素的半衰期相比 SPECT 较短，要求放射性药物更容易被探测，因此检查成本较高。

因此，很少有关于 mTBI 患者使用 FDG PET 检查的研究。目前为止，关于急性 mTBI 患者应用 FDG PET 检查的队列分析研究，还没有相关文献发表。而关于慢性 mTBI 患者应用 FDG PET 检查的研究，均是在患者伤后几个月或几年进行的。早期的相关研究进行过许多神经心理学的测试，如 mTBI 患者的注意力和记忆力较差。但是这些研究缺乏 PET 结果与神经心理学测试结果相关联的有力证据[81-82]。另一项研究评估了 20 例慢性 mTBI 患者，对照了 82 处兴趣脑区，结果发现有 3 例患者在颞叶中部出现低代谢区，有 12 例患者在颞叶中部出现高代谢区[83]。在其他脑区也存在类似的矛盾结果。这 20 例慢性 mTBI 患者的 FDG-PET 结果均存在异常。但是，分析患者不同的 PET 结果，却发现 PET

异常与患者神经心理学测试表现有关联[83]。一些联合使用 PET 和 SPECT 的研究也存在矛盾结果，一项研究发现 mTBI 患者双侧颞叶存在异常[80]，而另一项研究却未发现异常[84]。

最近，Peskind 等人在参加伊拉克战争的军人中，针对爆炸相关性的慢性 mTBI 患者进行研究，这些军人患者存在脑震荡后遗症，且症状反复发作。该研究采用了全脑 FDG-PET 检查，联合神经心理学评估，以及完整的脑震荡后遗症和精神症状的等级量表[85]。研究者们发现，无论有没有合并创伤后应激障碍，这些军人患者均存在代谢率降低的脑区，包括小脑蚓部，脑桥和内侧颞叶（图 12.11）。并且患者在语言流畅性、认知加工速度、注意力和工作记忆力方面存在轻度受损，这些症状与文献报道的小脑损伤症状类似。这些联合 FDG-PET 和神经心理学评估的研究结果为我们提供了新的视角去理解爆炸相关性的 mTBI。但是如果要使 FDG-PET 成为评估 mTBI 有用的指标，还需在该领域进行进一步的调查研究。

目前，PET 常用于评估大体的脑功能和阿尔兹海默病，但还没有用于评估 mTBI。尽管关于 FDG-PET 应用于 mTBI 患者的研究结果不一致，但是 mTBI 患者的神经心理学表现与 PET 结果的相关性值得进一步的研究调查，尤其是 PET 放射化学的发展使合成 mTBI 高特异性和高敏感性的正电子核素标记分子成为可能。目前，FDG-PET 还没有用于诊断 mTBI，或许在不久的将来会得到改变。

12.3.4 动脉自旋标记（ASL）

ASL 是一种新型的 MRI 技术，但是该技术在很早以前已被提出，试验验证阶段已达 20 年以上。ASL 技术是采用射频脉冲标记患者颈部动脉血内的水分子，被标记的水分子会随血液入脑。血液内被标记的水分子不会被血脑屏障限制，可作为扩散性示踪物，用以评估脑血流情况。当标记进入目标区后，与非标记影像对照后，即可形成标记像。因为 ASL 技术仅依靠射频脉冲标记水分子，因此可以很好地替代其他灌注成像技术，例如使用钆基础造影剂的灌注加权成像（动态磁效应对比 T2 成像）和核素成像（PET 和 SPECT）。这些灌注成像技术都

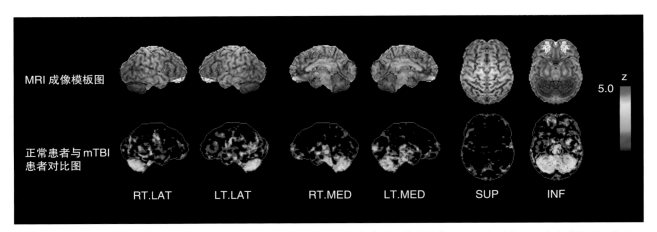

图 12.11　上组图为脑 MRI 成像的模板图；下组图为 mTBI（N=12）患者与正常志愿者（N=12）对比，脑代谢差异图，基于 Z 分值（红色差异最大，蓝色差异最小）。RT. LAT，右脑外侧；LT. LAT，左脑外侧；RT. MED，右脑内侧；LT. MED，左脑内侧；SUP，脑上端；INF，脑下端。引自 Peskind ER, Petrie EC, Cross DJ, et al. Cerebrocerebellar hypometabolism associated with repetitive blast exposure mild traumatic brain injury in 12 Iraq war Veterans with persistent post-concussive symptoms. Neuroimage, 2011, 54(Suppl 1): S76−82

需要静脉注射外源物质，作为示踪物。文献中提到的影响 ASL 成像的因素包括标记的衰减率和血液相对于磁场强度的 T1 加权像[86]。目前有许多种 ASL 序列技术，但都可归类于三类，包括脉冲式动脉自旋标记（PASL），连续性动脉自旋标记（CASL）和伪连续性动脉自旋标记（pCASL）。最近又出现了新型的 ASL 技术，如速度选择性脉自旋标记（ASL），但是临床上最常用的还是 PASL 技术。

以前有研究在动物模型上和人体上采用 ASL 技术评估 TBI[87−89]，但是很少有研究采用 ASL 技术评估 mTBI。Rafols 实验室的研究证明脑外伤后内皮素 −1（强效的血管收缩剂）会上调，这与 TBI 患者在伤后 48h 脑低灌注有关[90]。因此，他们在闭合性脑加速性损伤的大鼠模型基础上，采用 ASL 技术检测 TBI 大鼠的海马和感觉运动皮层的血流，评估该区域的低灌注和细胞损伤情况[87]。并在大鼠 TBI 前 24h，分别阻断内皮素 −1 受体 A 和 B，发现只有阻断内皮素 −1 受体 A 才能阻止 TBI 导致的脑低灌注。同时研究者们还强调了 ASL 技术应用于检测 TBI 相关性脑血流变化的重要性[87]。

最近的几项研究也采用了 ASL 技术（3T 磁共振成像）评估慢性 mTBI 患者的脑血流区域性差异。研究结果发现慢性 mTBI 患者双侧丘脑的脑血流出现明显下降（图 12.12）[91]。

另一项研究采用 ASL 技术对 21 例有 mTBI 病史的患者（伤后时间的中位数为 24.6 个月）进行脑血流检测（与之对比的对照组为 18 岁健康人群），发现血流下降的脑区包括尾状核头和双侧额极灰质，可这些脑区的血流下降数据经 Bonferroni 校正后，无统计学意义。但是该研究表明双侧丘脑血流的相对下降与患者神经心理学测试结果相关，包括患者的认知加工和反应速度，记忆力和学习能力，语言的流畅性和执行能力[91]。这些研究结果提示 mTBI 可能会导致慢性的区域性脑低灌注，这可能与患者的临床症状和神经认知功能异常有关，而 mTBI 患者的脑低灌注区域可以被 ASL 技术探测到。还有一项研究也证明这一点，该研究采用 ASL 技术评估了一组中型和重型慢性 TBI 患者，也发现了患者丘脑、后扣带回和双侧额叶皮层区域的脑血流下降[89]。

ASL 技术可以使脑灌注特性化，可在同一成像区段进行连续的检测，复制性较高，在药物研究中可作为生物指标，因此 ASL 技术在 mTBI 的应用前景非常广阔。脑灰质的血流灌注较白质高，而 ASL 技术比其他技术更适合于评估灰质的脑血流改变和 mTBI 后疑似低灌注脑区情况。此外，ASL 技术检测的区域性脑血流变化结果与患者认知障碍关联性较强，使得这项技术更有发展前景。除了检测脑血流，ASL 技术还可以探测组织氧摄取率，在不久的将来可以用以测量脑部血容积。因此，采用 ASL 技术评估

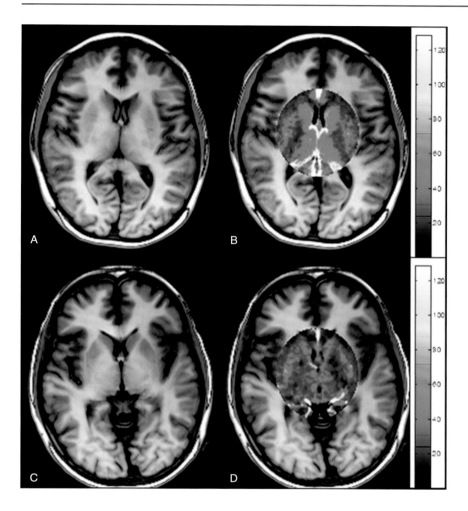

图 12.12　ASL 稳态旋进的快速成像和脑区血流图。A，B. 为年龄匹配的对照组脑区血流图。C，D. 为 mTBI 患者的脑区血流图。与对照组（B）相比，mTBI 患者丘脑区域的脑血流（D）明显下降。引自 Ge Y, Patel MB, Chen Q, et al. Assessment of thalamic perfusion in patients with mild traumatic brain injury by true FISP arterial spin labelling MR imaging at 3T. Brain inj, 2009, 23:666-674

急性、亚急性和慢性 mTBI 具有良好前景，将来 ASL 技术会在 mTBI 的诊治中扮演重要角色。

12.3.5　磁敏感加权成像（SWI）

　　SWI 在显示 mTBI 患者脑内微小出血灶方面的敏感性非常高（图 12.1）[92-94]。SWI 技术采用高分辨率、三维完全流动补偿的梯度回波序列进行扫描，在图像后处理过程中对含铁物质和血液的顺磁性进行强调，因此形成了独特的图像对比图 [95-96]。

　　SWI 能够比常规影像更敏感地显示脑白质内的微小出血，在诊断 mTBI 方面具有较高的价值及应用前景 [3]。这些脑白质内的微小出血是弥散性轴索损伤的病理特点，常规影像很难探测到。尽管 SWI 在检测弥散性轴索损伤的微小出血灶方面非常敏感，但是该技术对非出血脑区域的探测并不敏感，因此对 mTBI 患者预后的预

测价值并不清楚 [97]。另外弥散性轴索损伤患者的脑内微出血灶与患者症状并没有直接对应关系，因此导致 SWI 对患者预后的预测难以准确 [98]。许多 mTBI 研究都证明了这一点，这些研究均采用 SWI 检测患者伤后难以检测的微小出血灶或明显的脑实质变化 [99]。SWI 技术不仅对弥散性轴索损伤的微小出血灶非常敏感，另外还对中型和重型 TBI 患者的诊断有很高的应用价值（图 12.13）。但是 SWI 技术对 mTBI 患者预后的预测价值还需要进一步的探索和研究。

12.3.6　功能磁共振成像（fMRI）

　　fMRI 是采用核磁共振仪来测量组织血氧含量（BOLD）变化的技术，通常血氧含量升高说明流入某一组织或大脑功能区域的血流增加，则表现出该功能区活动处于激活状态。血流量增加，即氧合血红蛋白增加，脱氧血红蛋白含

量相对降低。脱氧血红蛋白具有比氧合血红蛋白 T2* 短的特性，可以降低局部磁共振信号强度[100]。因此，神经活动的增加会提升该区域氧合血红蛋白的浓度，脱氧血红蛋白的浓度相对下降，导致局部主磁场的不均匀性下降，使该区域磁共振信号强度增加。fMRI 可以检测神经元放电的继发效应，间接的评估患者对刺激模式的反应（认知和感觉的任务刺激）[101]。fMRI 的实验设计主要通过外在有规律的、任务与静止状态的交互刺激，得到激活条件与控制条件下同一区域的综合信号，产生统计参数图。得到的 T2* 参数图会叠加在高空间分辨率的 T1 加权解剖影像上。

fMRI 能够检测到患者大脑隐匿性的，早期的和慢性的 BOLD 信号改变，因此在 mTBI 领域的应用前景值得期待。对于脑神经病变的 fMRI研究，已有大量的论文报道，涉及路易氏小体、阿尔茨海默病（AD）、额颞叶性痴呆等方面[102]。已有研究通过 fMRI 检查证明了 mTBI 患者存在大脑的功能性连接改变[103]，以及丘脑静息态的破坏[104]。针对运动相关性 mTBI 患者，最近的研究证明同一运动员在赛季前和赛季后的大脑 fMRI 结果有明显差异。被观察的 8 个运动员中有 4 名运动员没有相关临床症状，但赛季前和赛季后的大脑 fMRI 结果依然存在差异（图12.14）[105]。

fMRI 也可以用于检测静息态的功能性联系（rs-fMRI），rs-fMRI 可以检查几组神经网络的互联性和功能，包括大脑默认模式网络（DMN）[106]。这些神经网络表现为有序的聚集性区域，该区域具有高度的局部连通性，并伴随有限数量的中继站区和枢纽区。DMN 被认为是一种脑静息

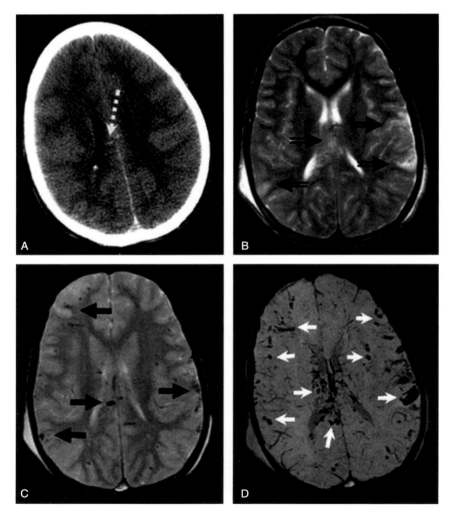

图 12.13　A.CT 成像仅显示脑胼胝体少量的小出血灶，呈高密度影（虚线箭头）。B.轴位 T2 加权成像显示在胼胝体和半球外部区域，存在边界不清的高信号水肿（双线箭头）。但 T2 加权成像对出血检测并不敏感。C.常规的梯度回波序列成像（GRE）常用于检测脑出血灶，结果显示了脑表面存在多处低信号的微小出血性脑挫伤，以及胼胝体剪切性损伤出血（黑粗箭头）。D.SWI 对出血灶的检测比上述检查更加敏感，结果显示了更多的出血灶（白粗箭头）。引自 Hunter JV, Wilde EA, Tong KA, et al. Emerging imaging tools for use with traumatic brain injury research. J Neurotrauma, 2012, 29:654-671

态的神经网络，包括许多结构，例如楔前叶或扣带回后部，内侧前额叶皮质，以及顶叶皮质的内外侧和下部。在大脑静息状态下 DMN 比较活跃，但是在大脑执行任务时 DMN 活动度降低，DMN 与人反省、自我参照思考、心不在焉行为有关。

最近，Mayer 等人采用 rs-fMRI 评估了 27 名非复杂的亚急性 mTBI 患者的脑功能连通性，将 rs-fMRI 结果与患者的主观情绪、认知和躯体主诉相联系[103]。他们在 mTBI 患者伤后 3 周内和 3~5 个月与相应的对照组比较。有 15 名 mTBI 患者进行了随访检查，研究者们发现 mTBI 患者 DMN 功能连通性下降，但 DMN 和前额叶皮层之间的连通性提高[103]。同时研究还发现 mTBI 患者在伤后 3 周内脑功能连通性与预测的认知症状存在关联，但在伤后 4 个月时脑功能连通性未见改变。因此，作者认为脑功能连通性的测量可以准确鉴别 mTBI 患者和健康人群，并且

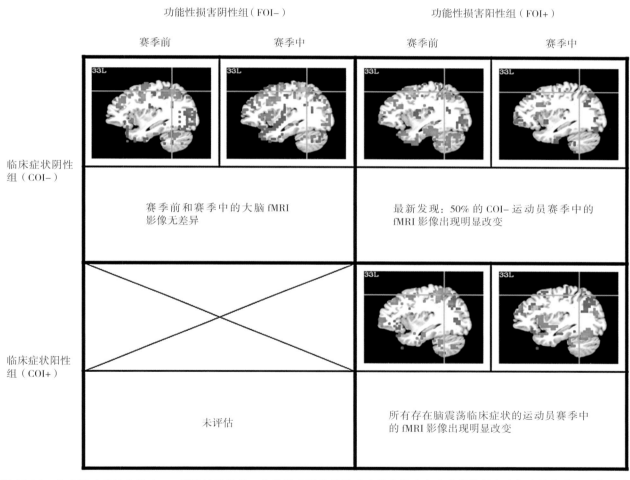

图 12.14 足球运动员的大脑 fMRI 影像结果总结。内科医生团队根据运动员受伤后有无脑震荡损害的相关临床症状，将足球运动员分为两组（临床症状阴性组，COI−；临床症状阳性组，COI+）。另外根据运动员受伤后有无认知神经损伤表现（通过 ImPACT 评分评估），也将足球运动员分为两组（功能性损害阴性组，FOI−；功能性损害阳性组，FOI+）。所有的运动员均进行 fMRI 检查，采用矢状位图像，图像穿过左脑顶下叶（L IPL）。对于 FOI+ 阳性的运动员，赛季前正常的大脑和赛季中受伤后的大脑 fMRI 影像存在很多差异。右下角图：该组 3 名运动员受伤后均被内科医生团队诊断为存在脑震荡临床症状（COI+），并且 ImPACT 评分降低（FOI+），被归类于 COI+/FOI+ 组。有 8 名运动员均没有发现任何脑震荡临床症状（COI−），其中有 4 名运动员的认知神经功能评分与赛季前一致（FOI−），被归类于 COI−/FOI− 组（左上角图）；另 4 名运动员 ImPACT 评分明显降低（FOI+），被归类于 COI−/FOI+ 组（右上角图）。COI−/FOI+ 组是评估神经损伤的新型分类。左下角图：没有运动员脑震荡临床表现阳性（COI+），但 ImPACT 评分和赛季前一致（FOI−）。引自 Talavage TM, Nauman E, Breedlove EL, et al. Functionally−Detected Cognitive Impairment in High School Football Players Without Clinically-Diagnosed Concussion. J Neurotrauma, 2014, 31(4): 327−338

可以预测患者的认知症状[103]。

在随后的研究中，上述的研究者们针对mTBI患者和健康对照组，分别给予多模式的选择性注意任务，采用fMRI评估两组潜在的差异性[107]。这些任务是针对mTBI患者伤后的一种持久性行为后遗症而制订[108]。研究者们发现，尽管这些mTBI患者行为表现接近正常，但是fMRI结果证明了mTBI患者亚急性期DMN调节存在异常，视觉注意自上而下的分配也存在异常[107]。特别是，mTBI患者不能在任务刺激中，对DMN活动产生抑制；另外mTBI患者自上而下的视觉注意不能跟注意力联系，并做出调整。

在一项开创性的研究中，Stevens等人评估了非复杂性mTBI患者脑功能连通性异常的范围，该研究观察了中型到重型mTBI患者各脑区协同活化的异常，并进行了独立分量分析[109]。研究者们让患者处于静息状态，并根据fMRI检查结果，分析了12个独立的神经网络（30例mTBI患者，30例健康人；图12.15）。这些mTBI患者被评估的神经网络均存在功能连通异常，这些神经网络包括与视觉加工、运动和边缘系统相关的神经网络，以及与执行功能相关的脑回路。研究还发现mTBI患者的一些神经网络存在强化，推断这些网络是神经加工的代偿网络。这些评估的脑神经网络和异常连通脑区，均与患者脑震荡症候群的严重程度有关[109]。

由于fMRI探测异常BOLD信号比较敏感，因此在评估和诊断mTBI方面起着非常重要的作用，同时也是神经功能活动改变的间接指标。rs-fMRI技术有望在不久的将来运用于临床中。

12.3.7 脑磁图描记术（MEG）

人的颅脑周围也存在着磁场，这是由大脑神经元的突触间、轴突或树突内的生物电流产生的，MEG可以探测到颅脑这种极微弱的脑磁波。与脑电图和诱发电位记录一样，MEG可以探测到脑内自发的异常活动。另外，MEG可以用于脑功能定位、脑功能损害程度判定。MEG检测过程只是对脑内发出的极其微弱的生物磁场信号加以测定和描记，形成脑磁场活动的图形，这种图形被称之为脑磁图。

目前，采用MEG技术评估mTBI的研究较少[37,110]。但是有研究证明MEG可以发现mTBI患者的脑内异常，并且效果优于常规MRI和SPECT[111]。另外，通过MEG发现的额叶、颞叶和顶叶异常与患者认知功能损害具有相关性[111]。在另一项研究中，研究者们针对DTI检测阴性的mTBI患者使用MEG检查，发现存在脑内异常，提示MEG在诊断mTBI方面更加敏感[37]。但是，据文献报道MEG检测皮层下结构（脑深部灰质核团）的敏感性欠佳，限制了该技术的广泛应用[111]。目前，MEG常用于主要的研究机构，在临床上应用较少。

12.3.8 磁共振波谱分析（MRS）

磁共振波谱分析(MRS)是一种可以对大脑能量代谢变化做连续动态观察的无创伤检查，是目前临床上常用的检查之一。MRS可以检测到神经元损伤后化学成分的变化，因此对评估mTBI敏感性较高，尤其是弥散性轴索损伤[112-115]。其他传统的神经影像技术仅提供大脑的结构图像，但是MRS可以评估活体大脑中神经化学成分的变化，因此能够确定mTBI后大脑细胞代谢的异常。在mTBI的研究中，信号的采集常来源于H谱（1H）或射频脉冲，MRS可以用于重复检测和疗效监测。目前常用于1H MRS检测的代谢物包括以下几种：

• N-乙酰天门冬氨酸（NAA）：NAA是活体神经元、轴突、树突的定量指标。在原发性脑肿瘤、多发性硬化的脱髓鞘区域和脑损伤中，NAA含量会减少[116-117]。

• 胆碱(Cho)：Cho是细胞膜破坏、合成和修复的标志物。也可以作为炎症的标志物。细胞繁殖和细胞膜的合成或分解加速都会造成Cho升高。因此可以作为弥散性轴索损伤的标志物[118-119]。

• 肌醇（mI）：mI是神经胶质细胞标志物，常参与代谢。TBI导致细胞膜破坏时，mI会升高[120]。

• 肌酸（Cr）和磷酸肌酸：Cr和磷酸肌酸是能量代谢的标志物，含量成比例。Cr常作为其他MRS测量峰值的内部参照[121]。

• 乳酸：乳酸是脑缺血和低氧的间接性标

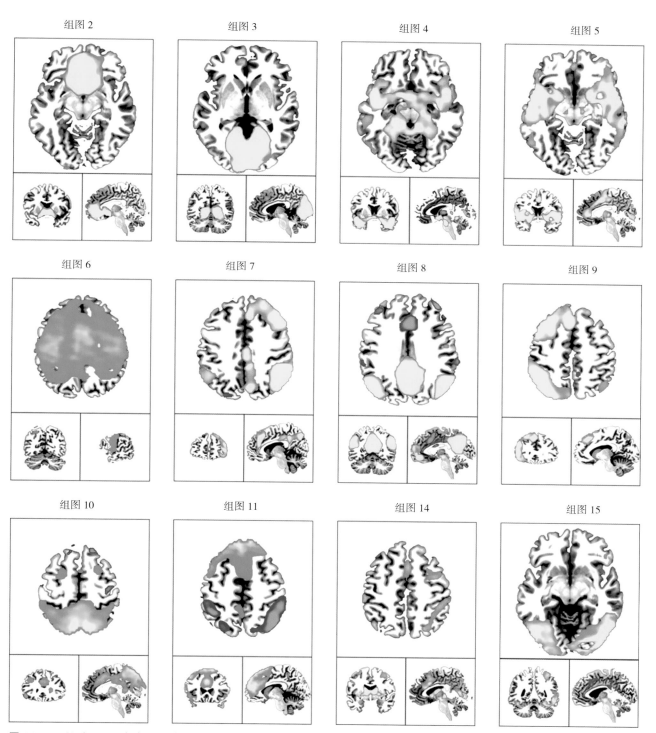

图 12.15　针对 mTBI 患者与健康志愿者进行独立成分分析，显示 12 个静息态神经网络。所有影像 P 设定为 <0.05。引自 Stevens MC, Lovejoy D, Kim J, et al. Multiple resting state network functional connectivity abnormalities in mild traumatic brain injury. Brain Imaging Behav, 2012, 6:293−318

志。脑组织氧供下降时，乳酸会升高。脑外伤患者 MRS 如果出现乳酸，则提示预后不良[122]。

●谷氨酸/谷氨酸盐（Glx）：Glx 是星形胶质细胞偶联的代谢物。在重型 TBI 患者中，Glx 会升高，预示患者预后不良[123]。

通常 MRS 会将上述的代谢物含量以比值的形式呈现，例如 NAA:Cho，NAA:Cr。这种比值代表的是与细胞密度有关的浓度差，而不是代谢异常。

目前，临床上应用的在体 MRS 定位技术有许多种，最常用的是单体素 (SVS) 序列（图 12.16）。SVS 序列可激励兴趣区 3 个互相垂直的层面，产生一个 MR 回波，最后获取三者交叉部分的信号而完成定位。SVS 可以提供最佳的信噪比，操作相对简单。但是 SVS 需要与其他脑区比对，必须布置额外的体素，每个体素根据扫描参数需要 2~5min 成像时间，因此 SVS 序列比较耗时。化学位移成像（CSI）是一种常用的多体素序列。CSI 序列采用相位编码可定义更大的兴趣区，对 MR 检查定义的更小的兴趣亚区检测拥有更为明显的优势。CSI 序列一次扫描可同时获得多个感兴趣区，便于评估多个区域的代谢改变。CSI 序列的缺点包括每个体素的信噪比下降，例如，与 SVS 技术相比，CSI 序列代谢检测的可变性较高。2D CSI MRS 只能在一个层面进行代谢分析。3D CSI MRS 的应用越来越多，但是缺乏严谨的检验，并且上述技术运用并不纯熟。2D 和 3D CSI MRS 会同时采集到灰质和白质的代谢信号，这些信号会在相同的体素内，可能混杂脑脊液取样信号。

对于中型和重型 TBI 患者，有文献报道患者伤后大脑灰质和白质的 NAA 值下降，Cho 值上升（图 12.17）[124-128]。一般认为如果 NAA 的下降出现在大脑可见的损伤区域，则提示该区域为原发性损伤区域；如果 NAA 的下降出现在大脑影像正常的区域，则提示该区域存在 Wallerian

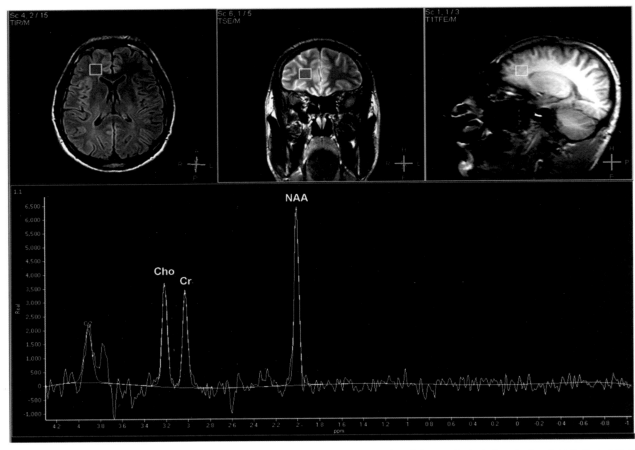

图 12.16 健康志愿者的轴位核磁共振成像显示了右侧额叶的单个兴趣区（单体素），伴相应的质子波谱。右侧最高的峰值代表 NAA，中间峰值代表含 Cr 化合物，左侧峰值含 Cho 化合物

变形（弥散性轴索损伤）[128]。大脑白质出现 Cho 值升高则提示存在髓鞘剪切性损伤[129]。

一些纵向性研究评估了 mTBI 患者，结果发现在 mTBI 急性期 NAA 值出现下降，同时伴白质 Cr 值升高，随后这两项指标恢复正常水平[115,130-133]。Vagnozzi 等人采用单体素 MRS（1.5T 和 3T）和多体素 MRS（3T）进行了一项前瞻性研究，该研究针对 40 例脑震荡运动员（30 例健康志愿者作对照），在其伤后第 3,15,22 和 30 天进行评估[115]。运动员组和对照组在 3 个不同的医疗机构分别进行不同磁场强度的 MRS 检查，分析 NAA、CR 和 Cho 的含量。对照组的 MRS 光谱数据结果提示组内人员的大脑代谢物比值无明显差异。与对照组相比，脑震荡运动员的大脑代谢物比值会在伤后第 3 天出现明显异常（NAA：Cr=17.6%，NAA：Cho=21.4%）。研究者们发现运动员脑震荡后第 15d，大脑代谢物紊乱开始缓慢恢复，随后恢复速度加快；所有的运动员在脑震荡后第 30 天，大脑代谢物比值恢复到正常水平[115]。

有趣的是，如果急性 mTBI 患者在恢复期受到第二次创伤打击，有研究证明该类患者伤后 NAA 值下降期会延长，直到伤后第 45 天才能接近正常水平，但不能达到正常水平[130]。这项研究提出了一个 mTBI 蓄积效应的假说。与此同时，Maugans 等人针对儿童也进行了一项相似的 mTBI 纵向性研究，结果并没有发现儿童在 mTBI 急性期存在 NAA 值异常。该研究结果提示神经保护作用可能与年龄相关[133]。但是，这项研究假设还需要进一步的调查去证实。

许多研究结果都证明了 mTBI 患者的脑白质结构会出现 NAA 值下降，这些结果包括胼胝体压部、半卵圆中心和额叶白质[125,130,134]。一些针对 mTBI 的 CSI 相关研究也证明了这些结果[135-136]，还有一些探测全脑 NAA 值的体积光谱学研究[137]。一项 DTI 研究提出的 mTBI 患者脑白质和灰质的损伤区域分布也与上述结果一致[138]。

在 TBI 患者的慢性期，许多研究结果证明 Cho 值会升高，这被认为与大脑弥散性的神经胶质增生有关。另外也会伴随 mI 值升高，并且会在伤后持续几个月[139-140]。但是，还需要进一步的研究去证实这些结果。还有一些评估 mTBI 的 MRS 研究得出了相矛盾的结果。例如，Son 等人证明 mTBI 患者急性期乳酸值会升高[141]；但是 Garnett 等人却未发现乳酸值升高[142]。

采用 MRS 评估 mTBI 有许多优势，MRS 操作容易，不使用电离辐射，可重复进行检查，是一项比较安全的技术，可以用于纵向性研究。关于 MRS 评估 mTBI 的敏感性和特异性还需要进一步的研究证实，并且还需要了解 MRS 的预测价值。MRS 是一项相对非特异的检查方法，但是 MRS 的 NAA 评估可以无创地检测 mTBI 患

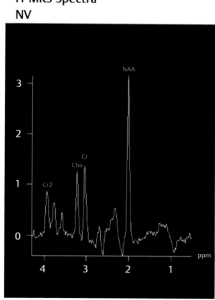

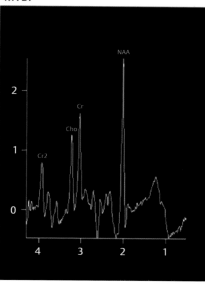

图 12.17　mTBI 组（MTBI）和对照组（NV）的单体素 ¹H-MRS 检查结果。与对照组比较，mTBI 患者大脑 Cho 峰值升高，NAA 峰值下降。引自 Brian Johnson, Kai Zhang, Micheal Gay, et al. Metabolic alterations in corpus callosum may compromise brain functional connectivity in MTBI patients: An 1H－MRS study, Neuroscience Letter, 2012, 509(1):5－8

者大脑能量代谢的短暂异常。mTBI 患者恢复期二次创伤的影响还需要进一步的研究调查，另外还需要明确成人和儿童 mTBI 后 MRS 的差异。

12.4 结　论

近年来的 mTBI 相关研究采用了许多先进的 MRI 技术，提出的机械学和结构学的结果与患者临床表现和神经心理测试结果具有相关性。DTI、MRS 和 fMRI 技术检测 mTBI 的敏感性和特异性相对较高，并且具有潜在的预测价值，影像结果与患者临床症状的相关性也较高，因此这些技术能更准确地评估 mTBI。采用这些新技术的研究发现了哪些 mTBI 患者可能会伴随长期的临床症状，并且证明了脑震荡会引起患者行为和认知指标的下降。这些新技术能检测到 mTBI 患者大脑的异常，而这些异常在常规 MRI 影像中无法显示，为我们评估 mTBI 提供了新的基准。这些新技术的广泛使用可以为我们提供全新的视角，更准确地识别隐匿性脑损伤，并且制订更合适的分类方法和早期的治疗方案。另外，运动相关性脑震荡的研究提出了脑震荡打击的蓄积效应，并且证明了多次脑震荡会增加患者出现慢性创伤性脑病、心理疾病（抑郁症）和长期轻度认知损害的风险。尽管目前还存在许多尚未解答的问题，但是随着这些新型 MRI 技术的发展，会使我们更好地理解 mTBI 的病理生理学机制。在不久的将来，这些新技术在临床上的应用会越来越普遍。

参考文献

[1] Bazarian JJ, Zhong J, Blyth B, et al. Diffusion tensor imaging detects clinically important axonal damage after mild traumatic brain injury: a pilot study. J Neurotrauma, 2007, 24: 1447–1459

[2] Inglese M, Makani S, Johnson G, et al. Diffuse axonal injury in mild traumatic brain injury: a diffusion tensor imaging study. J Neurosurg, 2005, 103: 298–303

[3] Scheid R, Preul C, Gruber O, et al. Diffuse axonal injury associated with chronic traumatic brain injury: evidence from T2*-weighted gradient-echo imaging at 3T. AJNR Am J Neuroradiol, 2003, 24: 1049–1056

[4] Faul MXL, Wald MM, Coronado VG. Traumatic Brain Injury in the United States: Emergency Department Visits, Hospitalizations and Deaths 2002-2006. Atlanta, GA: Centers for Disease Control

and Prevention, National Center for Injury Prevention and Control, 2010

[5] Thurman DJ, Alverson C, Dunn KA, et al. Traumatic brain injury in the United States: A public health perspective, J Head Trauma Rehabil, 1999, 14: 602–615

[6] Bazarian JJ, Blyth B, Cimpello L. Bench to bedside: evidence for brain injury after concussion-looking beyond the computed tomography scan. Acad Emerg Med, 2006, 13: 199–214

[7] Sosin DM, Sniezek JE, Thurman DJ. Incidence of mild and moderate brain injury in the United States, 1991. Brain Inj, 1996, 10: 47–54

[8] Ruff RM, Camenzuli L, Mueller J. Miserable minority: emotional risk factors that influence the outcome of a mild traumatic brain injury. Brain Inj, 1996, 10: 551–565

[9] Bazarian JJ, Wong T, Harris M, et al. Epidemiology and predictors of post-concussive syndrome after minor head injury in an emergency population. Brain Inj, 1999, 13: 173–189

[10] Vanderploeg RD, Curtiss G, Luis CA, et al. Long-term morbidities following self-reported mild traumatic brain injury. J Clin Exp Neuropsychol, 2007, 29: 585–598

[11] Belanger HG, Kretzmer T, Vanderploeg RD, et al. Symptom complaints following combat-related traumatic brain injury: relationship to traumatic brain injury severity and posttraumatic stress disorder. J Int Neuropsychol Soc, 2010, 16: 194–199

[12] Hoge CW, McGurk D, Thomas JL, et al. Mild traumatic brain injury in U.S. Soldiers returning from Iraq. N Engl J Med, 2008, 358: 453–463

[13] Hoge CW, Goldberg HM, Castro CA. Care of war veterans with mild traumatic brain injury-flawed perspectives. N Engl J Med, 2009, 360: 1588–1591

[14] FitzGerald DB, Crosson BA. Diffusion weighted imaging and neuropsychological correlates in adults with mild traumatic brain injury. Int J Psychophysiol, 2011, 82: 79–85

[15] Niogi SN, Mukherjee P. Diffusion tensor imaging of mild traumatic brain injury. J Head Trauma Rehabil, 2010, 25: 241–255

[16] Green R, Koshimori Y, Turner G. Research digest: understanding the organic basis of persistent complaints in mTBI: findings from functional and structural neuroimaging. Neuropsychol Rehabil, 2010, 20: 471–478

[17] Mittl RL, Grossman RI, Hiehle JF, et al. Prevalence of MR evidence of diffuse axonal injury in patients with mild head injury and normal head CT findings. AJNR Am J Neuroradiol, 1994, 15: 1583–1589

[18] Gentry LR, Godersky JC, Thompson B, et al. Prospective comparative study of intermediate-field MR and CT in the evaluation of closed head trauma. AJR Am J Roentgenol, 1988, 150: 673–682

[19] Benson RR, Meda SA, Vasudevan S, et al. Global white matter analysis of diffusion tensor images is predictive of injury severity in traumatic brain injury. J Neurotrauma, 2007, 24: 446–459

[20] Hammoud DA, Wasserman BA. Diffuse axonal injuries: pathophysiology and imaging. Neuroimaging Clin N Am, 2002, 12: 205–216

[21] Vos PE, Battistin L, Birbamer G, et al. European Federation of Neurological Societies. EFNS guideline on mild traumatic brain injury: report of an EFNS task force. Eur J Neurol, 2002, 9:

207–219

[22] Belanger HG, Vanderploeg RD, Curtiss G, et al. Recent neuroimaging techniques in mild traumatic brain injury. J Neuropsychiatry Clin Neurosci, 2007, 19: 5–20

[23] Bigler ED. Neuropsychology and clinical neuroscience of persistent post concussive syndrome. J Int Neuropsychol Soc, 2008, 14: 1–22

[24] Blumbergs PC, Scott G, Manavis J, et al. Topography of axonal injury as defined by amyloid precursor protein and the sector scoring method in mild and severe closed head injury. J Neurotrauma, 1995, 12: 565–572

[25] Adams JH, Doyle D, Ford I, et al. Diffuse axonal injury in head injury: definition, diagnosis and grading. Histopathology, 1989, 15: 49–59

[26] Sheedy J, Geffen G, Donnelly J, et al. Emergency department assessment of mild traumatic brain injury and prediction of post-concussion symptoms at one month post injury. J Clin Exp Neuropsychol, 2006, 28: 755–772

[27] Lundin A, de Boussard C, Edman G, et al. Symptoms and disability until 3 months after mild TBI. Brain Inj, 2006, 20: 799–806

[28] Iverson GL. Misdiagnosis of the persistent postconcussion syndrome in patients with depression. Arch Clin Neuropsychol, 2006, 21: 303–310

[29] Begaz T, Kyriacou DN, Segal J, et al. Serum biochemical markers for post-concussion syndrome in patients with mild traumatic brain injury. J Neurotrauma, 2006, 23: 1201–1210

[30] McCauley SR, Boake C, Pedroza C, et al. Correlates of persistent postconcussional disorder: DSM-IV criteria versus ICD-10. J Clin Exp Neuropsychol, 2008, 30: 360–379

[31] Lannsjö M, af Geijerstam JL, Johansson U, et al. Prevalence and structure of symptoms at 3 months after mild traumatic brain injury in a national cohort. Brain Inj, 2009, 23: 213–219

[32] King NS, Kirwilliam S. Permanent post-concussion symptoms after mild head injury. Brain Inj, 2011, 25: 462–470

[33] Ponsford J, Willmott C, Rothwell A, et al. Factors influencing outcome following mild traumatic brain injury in adults. J Int Neuropsychol Soc, 20006: 568–579

[34] Kou Z, Wu Z, Tong KA, et al. The role of advanced MR imaging findings as biomarkers of traumatic brain injury. J Head Trauma Rehabil, 2010, 25: 267–282

[35] Arfanakis K, Haughton VM, Carew JD, et al. Diffusion tensor MR imaging in diffuse axonal injury. AJNR Am J Neuroradiol, 2002, 23: 794–802

[36] Lipton ML, Gellella E, Lo C , et al. Multifocal white matter ultrastructural abnormalities in mild traumatic brain injury with cognitive disability: a voxelwise analysis of diffusion tensor imaging. J Neurotrauma, 2008, 25: 1335–1342

[37] Huang MX, Theilmann RJ, Robb A, et al. Integrated imaging approach with MEG and DTI to detect mild traumatic brain injury in military and civilian patients. J Neurotrauma, 2009, 26: 1213–1226

[38] Niogi SN, Mukherjee P, Ghajar J, et al. Extent of microstructural white matter injury in postconcussive syndrome correlates with impaired cognitive reaction time: a 3T diffusion tensor imaging study of mild traumatic brain injury. AJNR Am J Neuroradiol, 2008, 29: 967–973

[39] Moseley ME, Wendland ME, Kucharczyk J. Magnetic resonance imaging of diffusion and perfusion. Top Magn Resort Imaging, 1991, 3: 50–67

[40] Lutsep HL, Albers GW, DeCrespigny A, et al. Clinical utility of diffusion-weighted magnetic resonance imaging in the assessment of ischemic stroke. Ann Neurol, 1997, 41: 574–580

[41] van Doorn ABP, Bovendeerd PH, Nicolay K, et al. Determination of muscle fibre orientation using diffusion-weighted MRI. Eur J Morphol, 1996, 34: 5–10

[42] Le Bihan D. Molecular diffusion nuclear magnetic resonance imaging. Magn Reson Q, 1991, 7: 1–30

[43] Bammer R. Basic principles of diffusion-weighted imaging. Eur J Radiol, 2003, 45: 169–184

[44] Povlishock JT, Katz DI. Update of neuropathology and neurological recovery after traumatic brain injury. J Head Trauma Rehabil, 2005, 20: 76–94

[45] Rutgers DR, Fillard P, Paradot G, et al. Diffusion tensor imaging characteristics of the corpus callosum in mild, moderate, and severe traumatic brain injury. AJNR Am J Neuroradiol, 2008, 29: 1730–1735

[46] Rutgers DR, Toulgoat F, Cazejust J, et al. White matter abnormalities in mild traumatic brain injury: a diffusion tensor imaging study. AJNR Am J Neuroradiol, 2008, 29: 514–519

[47] Shenton ME, Hamoda HM, Schneiderman JS, et al. A review of magnetic resonance imaging and diffusion tensor imaging findings in mild traumatic brain injury. Brain Imaging Behav 2012; 6: 137–192

[48] Pierpaoli C, Basset PJ. Toward a quantitative assessment of diffusion anisotropy. Magn Reson Med, 1996, 36: 893–906

[49] Hunter JV, Wilde EA, Tong KA, et al. Emerging imaging tools for use with traumatic brain injury research. J Neurotrauma, 2012, 29: 654–671

[50] Watts R, Liston C, Niogi S, et al. Fiber tracking using magnetic resonance diffusion tensor imaging and its applications to human brain development. Merit Retard Dev Disabil Res Rev, 2003, 9: 168–177

[51] Tuch DS. Q-ball imaging. Magn Reson Med, 2004, 52: 1358 -1372

[52] Frank LR. Characterization of anisotropy in high angular resolution diffusion weighted MRI. Magn Reson Med, 2002, 47: 1083–1099

[53] Behrens TE, Woolrich MW, jenkinson M, et al. Characterization and propaga-tion of uncertainty in diffusion-weighted MR imaging. Magn Reson Med, 2003, 50: 1077–1088

[54] Behretns TE, Johansen-Berg H, Woolrich MW, et al. Non-invasive mapping of connections between human thalamus and cortex using diffusion imaging. Nat Neurosci, 2003, 6: 750–757

[55] Morey RA, Haswell CC, Selgrade ES, et al. Effects of chronic mild traumatic brain injury on white matter integrity in Iraq and Afghanistan war veterans. Hum Brain Mapp, 2013, 34(11): 2986–2999

[56] Wilde EA, McCauley SR, Barnes A, et al. Serial measurement of memory and diffusion tensor imaging changes within the first week following uncomplicated mild traumatic brain injury. Brain Imaging Behav, 2012, 6: 319–328

[57] Covassin T, Elbin RJ, Nakayama Y. Tracking neurocognitive performance following concussion in high school athletes. Phys Sportsmed, 2010, 38: 87–93

[58] Iverson GL. Complicated vs uncomplicated mild traumatic brain injury: acute neuropsychological outcome. Brain Inj, 2006, 20: 1335–1344

[59] Sim A, Terryberry-Spohr L, Wilson KR. Prolonged recovery of memory functioning after mild traumatic brain injury in adolescent athletes. J Neurosurg, 2008, 108: 511–516

[60] Thomas D. A structured approach to brain injury rehabilitation. J Neurosci Rural Pract, 2011, 2: 112–114

[61] Kwok FY, Lee TM, Leung CH, et al. Changes of cognitive functioning following mild traumatic brain injury over a 3-month period. Brain lnj, 2008, 22: 740–751

[62] Betz J, Zhuo j, Roy A, et al.Prognostic value of diffusion tensor imaging parameters in severe traumatic brain injury.J Neurotrauma 2012; 29: 1292–1305

[63] Aoki Y, lnokuchi R, Gunshin M, et al. Diffusion tensor imaging studies of mild traumatic brain injury: a meta-analysis. J Neurol Neurosurg Psychiatry, 2012, 83: 870–876

[64] Salmond CH, Menon DK, Chatfield DA, et al. Diffusion tensor imaging in chronic head injury survivors: correlations with learning and memory indices. Neumimage, 2006, 29: 117–124

[65] Caeyenberghs K, Leemans A, Geurts M, et al. Brain behavior relationships in young traumatic brain injury patients: fractional anisotropy measures are highly correlated with dynamic visuomotor tracking performance. NeuropsyChologia, 2010, 48: 1472–1482

[66] Caeyenberghs K, Leemans A, Geurts M, et al. Brain-behavior relationships in young traumatic brain injury patients: DTI metrics are highly correlated with postural control. Hum Brain Mapp, 2010, 31: 992–1002

[67] Wozniak jR, Krach L, Ward E, et al. Neurocognitive and neuroimaging correlates of pediatric traumatic brain injury: a diffusion tensor imaging (DTI) study. Arch Olin Neuropsychol, 2007, 22: 555–568

[68] Bergsneider M, Hovda DA, McArthur DL, et al. Metabolic recovery following human traumatic brain injury based on FDG-PET: time course and relationship to neurological disability. J Head Trauma Rehabil, 2001, 16: 135–148

I69] Masterman DL, Mendez ME, Fairbanks LA, et al. Sensitivity, specificity, and positive predictive value of technetium 99-HMPAO SFECT in discriminating Alzheimer's disease from other dementias. J Geriatr Psychiatry Neurol, 1997, 10: 15–21

[70] Amen DG, Newberg A, Thatcher R, et al. Impact of playing American professional football on long-term brain function. J Neuropsychiatry Clin Neurosci, 2011, 23: 98–106

[71] Hofman PA, Stapert SZ, van Kroonenburgh MJ, et al. MR imaging, single-photon emission CT, and neurocognitive performance after mild traumatic brain injury. AJNR Am J Neuroradiol, 2001, 22: 441–449

[72] Jacobs A, Put E, Ingels M, et al. One-year follow-up of technetium-99m-HMPAO SPECT in mild head injury. J Nucl Med, 1996, 37: 1605–1609

[73] Report of the Therapeutics and Technology Assessment Subcommittee of the American Academy of Neurology. Assessment of brain SPECT. Neurology, 1996, 46: 278–285

[74] Audenaert K, Jansen HM, Otte A, et al. Imaging of mild traumatic brain injury using 57Co and 99mTc HMPAO SPECT as compared to other diagnostic procedures. Med Sci Monit,

2003, 9: MT112–MT117

[75] Nedd K, Sfakianakis G, Ganz W, et al. 99mTc-HMPAO SPECT of the brain in mild to moderate traumatic brain injury patients: compared with CT-a prospective study. Brain Inj, 1993, 7: 469–479

[76] Umile EM, Plotkin RC, Sandel ME. Functional assessment of mild traumatic brain injury using SPECT and neuropsychological testing. Brain Inj, 1998, 12: 577–594

[77] Bonne O, Gilboa A, Lonzoun Y, et al. Cerebral blood flow in chronic symptomatic mild traumatic brain injury. Psychiatry Res, 2003, 124: 141–152

[78] Ichise M, Chung DG, Wang P, et al. Technetium-99m-HMPAO SPECT, CT and MRI in the evaluation of patients with chronic traumatic brain injury: a correlation with neuropsychological performance. J Nucl Med, 1994, 35: 217–226

[79] Kant R, Smith-Seemiller L, Isaac G, et al. Tc-HMPAO SPECT in persistent post-concussion syndrome after mild head injury: comparison with MRI/CT. Brain Inj, 1997, 11: 115–124

[80] Umile EM, Sandel ME, Alavi A, et al. Dynamic imaging in mild traumatic brain injury: support for the theory of medial temporal vulnerability. Arch Phys Med Rehabil, 2002, 83: 1506–1513

[81] Ruff RM, Crouch JA, Tröster Al, et al. Selected cases of poor outcome following a minor brain trauma: comparing neuropsychological and positron enlission tomography assessment, Brain Inj, 1994, 8: 297–308

[82] Roberts MA, Manshadi FF, Bushnell DL, et al. Neurobehaviourai dysfunction following mild traumatic brain injury in childhood: a case report with positive findings on positron emission tomography (PET). Brain Inj, 1995, 9: 427–436

[83] Gross H, Kling A, Henry G, et al. Local cerebral glucose metabolism in patients with long-term behavioral and cognitive deficits following mild traumatic brain injury. J Neuropsychiatry Clin Neurosci, 1996, 8: 324–334

[84] Chen SH, Kareken DA, Fastenau PS, et al. A study of persistent post-concussion symptoms in mild head trauma using positron emission tomography. J Neurol Neurosurg Psychiatry, 2003, 74: 326–332

[85] Peskind ER, Petrie EC, Cross DJ, et al. Cerebrocerebellar hypometabolism associated with repetitive blast exposure mild traumatic brain injury in 12 Iraq war Veterans with persistent post-concussive symptoms. Neuroimage, 2011, 54(Suppl 1): S76–S82

[86] Buxton RB. Quantifying CBF with arterial spin labeling. J Magn Reson Imaging, 2005, 22: 723–726

[87] Kreipke CW, Schuler PC, Rossi NF, et al. Differential effects of endotbelin receptor A and B antagonism on cerebral hypoperfusion following traumatic brain injury. Neurol Res, 2010, 32: 209–214

[88] Kochanek PM, Hendrich KS, Dixon CE, et al. Cerebral blood flow at one year after controlled cortical impact in rats: assessment by magnetic resonance imaging.J Neurotrauma, 2002, 19: 1029–1037

[89] Kim J, Whyte J, Patel S, et al. Resting cerebral blood flow alterations in chronic traumatic brain injury: an arterial spin labeling perfusion FMRI study. J Neurotrauma, 2010, 27: 1399–1411

[90] Rafols JA. Editorial: microvascular and neuronal responses in

a model of diffuse brain injury: therapeutic implications.Neurol Res, 2007, 29: 337–338

[91] Ge Y, Patel MB, Chen Q, et al. Assessment of thalamic perfusion in patients with mild traumatic brain injury by true FISP arterial spin labelling MR imaging at 3T. Brain Inj, 2009, 23: 666–674

[92] Babikian T, Freier MC, Tong KA, et al. Susceptibility weighted imaging: neuropsychologic outcome and pediatric head injury. Pediatr Neurol, 2005, 33: 184–194

[93] Scheid R, Ott DV, Roth H, et al. Comparative magnetic resonance imaging at 1.5 and 3 Tesla for the evaluation of traumatic microbleeds. J Neurotrauma, 2007, 24: 1811–1816

[94] Park JH, Park SW, Kang SH, et al. Detection of traumatic cerebral microbleeds by susceptibility-weighted image of MRI. J Korean Neurosurg Soc, 2009, 46: 365–369

[95] Haacke EM, Xu Y, Cheng YC, et al. Susceptibility weighted imaging (SWI). Magn Reson Med, 2004, 52: 612–618

[96] Haacke EM, Mittal S, Wu Z, et al. Susceptibility-weighted imaging: technical aspects and clinical applications, part 1. AJNR Am J Neuroradiol, 2009, 30: 19–30

[97] Chastain CA, Oyoyo UE, Zipperman M, et al. Predicting outcomes of traumatic brain injury by imaging modality and injury distribution. J Neurotrauma, 2009, 26: 1183–1196

[98] Kinnunen KM, Greenwood R, Powell JH, et al. White matter damage and cognitive impairment after traumatic brain injury. Brain, 2011, 134: 449–463

[99] Toth A, Kovacs N, Perlaki G, et al. Multi-modal magnetic resonance imaging in the acute and sub-acute phase of mild traumatic brain injury: Can we see the difference? J Neurotrauma, 2013

[100] Ogawa S, Menon RS, Tank DW, et al. Functional brain mapping by blood oxygenation level-dependent contrast magnetic resonance imaging: a comparison of signal characteristics with a biophysical model. Biophys J, 1993, 64: 803–812

[101] Jueptner M, Weiller C. Review: does measurement of regional cerebral blood flow reflect synaptic activity? Implications for PET and fMRI. Neuroimage, 1995, 2: 148–156

[102] Galvin JE, PriceJL, Yah Z, et al. Resting bold fMRI differentiates dementia with Lewy bodies vs Alzheimer disease. Neurology, 2011, 76: 1797–1803

[103] Mayer AR, Mannell MV, Ling J, et al. Functional connectivity in mild traumatic brain injury. Hum Brain Mapp, 2011, 32: 1825–1835

[104] Tang L, Ge Y, Sodickson DK, et al. Thalamic resting-state functional networks: disruption ill patients with mild traumatic brain injury. Radiology, 2011, 260: 831–840

[105] Talavage TM, Nauman E, Breedlove EL, et al. Functionally-detected cognitive impairment in high school football players without clinically-diagnosed concussion (abstract). J Neurotrauma, 2013; E-pub ahead of print

[106] Greicius MD, Krasnow B, Reiss AL. Menon V. Functional connectivity in the resting brain: a network analysis of the default mode hypothesis. Proc Natl Aced Sci U S A. 2003; 100: 253–258

[107] Mayer AR, Yang Z, Yen RA, et al. A functional MRI study of multinrodal selective attention following mild traumatic brain injury. Brain Imaging Behav, 2012, 6: 343–354

[108] Halterman CI, Langan J, Drew A, et al. Tracking the recovery of visuospatial attention deficits in mild traumatic brain injury. Brain, 2006, 129: 747–753

[109] Stevens MC, Lovejoy D, Kim J, et al. Multiple resting state network functional connectivity abnormalities in mild traumatic brain injury. Brain Imaging Behav, 2012, 6: 293–318

[110] Huang MX, Nichols S, Robb P, et al. An automatic MEG low-frequency source imaging approach for detecting injuries in mild and moderate TBI patients with blast and non-blast causes. Neuroimage, 2012, 61: 1067–1082

[111] Lewine JD, Davis JT, Bigler ED, et al. Objective documentation of traumatic brain injury subsequent to mild head trauma: multimodal brain imaging with MEG, SPECT, and MRI. J Head Trauma Rehabil, 2007, 22: 141–155

[112] Babikian T, Freier MC, Ashwal S, et al. MR spectroscopy: predicting long-term neuropsychological outcome following pediatric TBI. J Magn Resort Imaging, 2006, 24: 801–811

[113] Ross BD, Bluml S, Cowan R, et al. In vivo MR spectroscopy of human dementia. Neuroimaging Clin N Am, 1998, 8: 809–822

[114] Lin A, Ross BD, Harris K, et al. Efficacy of proton magnetic resonance spectroscopy in neurological diagnosis and neurotherapeutic decision making. NeuroRx, 2005, 2: 197–214

[115] Vagnozzi R, Signoretti S, Cristofori L, et al. Assessment of metabolic brain damage and recovery following mild traumatic brain injury: a multicentre, proton magnetic resonance spectroscopic study in concussed patients. Brain, 2010, 133: 3232–3242

[116] Barker PB, Gillard JH, van Zijl PC, et al. Acute stroke: evaluation with serial proton MR spectroscopic imaging. Radiology, 1994, 192: 723–732

[117] Signoretti S, Marmarou A, Tavazzi B, et al. N-Acetylaspartate reduction as a measure of injury severity and mitochondrial dysfunction following diffuse traumatic brain injury. J Neurotrauma, 2001, 18: 977–991

[118] Brenner RE, Munro PM, Williams SC, et al. The proton NMR spectrum in acute EP, E: the significance of the change in the Cho: Cr ratio. Magn Resort Med, 1993, 29: 737–745

[119] Holshouser BA, Tong KP, Ashwal S. Proton MR spectroscopic imaging depicts diffuse axonal injury in children with traumatic brain injury. A JNR Am J Neu-roradiol. 2005; 26: 1276–1285

[120] Bitsch A, Bruhn H, Vougioukas V, et al. Inflammatory CNS demyelination: histopathologic correlation with in vivo quantitative proton MR spectroscopy. AJNR Am J Neuroradiol, 1999, 20: 1619–1627

[121] Anderson ML, Smith DS, Nioka S, et al. Experimental brain ischaemia: assessment of injury by magnetic resonance spectroscopy and histology. Neural Res, 1990, 12: 195–204

[122] Go KG, Kamman RL, Mooyaart EL, et al. Localised proton spectroscopy and spectroscopic imaging in cerebral gliomas, with comparison to positron emission tomography. Neuroradiology, 1995, 37: 198–206

[123] Shutter L, Tong KA, Holshouser BA. Proton MRS in acute traumatic brain injury: role for glutamate/glutamine and choline for outcome prediction. J Neu-Rotrauma, 2004, 21: 1693–1705

[124] Garnett MR, Corkill RG, Blamire PM, et al. Altered cellular metabolism following traumatic brain injury: a magnetic resonance spectroscopy study. J Neurotrauma, 2001, 18: 231–248

[125] Garnett MR, Blamire AM, Corkill RG, et al. Early proton magnetic resonance spectroscopy in normal-appearing brain correlates with outcome in patients following traumatic brain injury. Brain, 2000, 123: 2046–2054

[126] Signoretti S, Marmarou A, Falouros P, et al. Application of chemical shift imaging for measurement of NAA in head injured patients. Acta Neurochir Suppl (Wien), 2002, 81: 373–375

[127] Brooks WM, Stidley CA, Petropoulos H, et al. Metabolic and cognitive response to human traumatic brain injury: a quantitative proton magnetic resonance study. J Neurotrauma, 2000, 17: 629–540

[128] Friedman SD, Breaks WM, Jung RE, et al. Quantitative proton MRS predicts outcome after traumatic brain injury. Neurology, 1999, 52: 1384–1391

[129] Ross BD, Ernst T, Kreis R, et al. 1 H MRS in acute traumatic brain injury. J Magn Reson Imaging, 1988, 8: 829–840

[130] Vagnozzi R, Signoretti S. Tavazzi B, et al. Temporal window of metabolic brain vulnerability to concussion: a pilot 1H-magnetic resonance spectroscopic study in concussed athletes-part iii. Neurosurgery, 2008, 62: 1286–1296

[131] Yea RA, Gasparovic C, Merideth F, et al.A longitudinal proton magnetic resonance spectroscopy study of mild traumatic brain injury. J Neurotrauma, 2011, 28: 1–11

[132] Henry LC, Tremblay S, Leclerc S, el al, Metabolic changes in concussed American football players daring the acute and chronic post-injury phases. BMC Neural, 2011, 11: 105

[133] Maugans TA, Farley C, Altaye M, et al. Pediatric sports-related concussion produces cerebral blood flow alterations. Pediatrics, 2012, 129: 28–37

[134] Cecil KM, Hills EC, Sondel ME , et al. Proton magnetic resonance spectroscopy for detection of axonal injury in the splenium of the corpus callosum of brain-injured patients. J Neurasurg, 1998, 88: 795–801

[135] Cimatti M. Assessment of metabolic cerebral damage using proton magnetic resonance spectroscopy in mild traumatic brain injury. J Neurosnrg Sci, 2006, 50: 83–88

[136] Kirov I, Fleysher L, Babb JS, et al. Characterizing 'mild' in traumatic brain injury with proton MR spectroscopy in the thalamus: Initial findings. Brain inj, 2007, 121: 1147–1154

[137] Cohen BA, Inglese M, Rusinek H, et al. Proton MR spectroscopy and MRI-volumetry in mild traumatic brain injury. AJNR Am J Neuroradiol, 2007, 28: 907–913

[138] Kraus MF, Susmaras T, Caughlin BP, et al. White matter integrity and cognition in chronic traumatic brain injury: a diffusion tensor imaging study. Brain, 2007, 130: 2508–2519

[139] Ashwal S, Holshouser B, Tong K, et al. Proton spectroscopy detected myoinositol in children with traumatic brain injury. Pediatr Res, 2004, 56: 630–638

[140] Govindaraju V, Gauger GE, Manley GT, et al. Volumetric proton spectroscopic imaging of mild traumatic brain injury. AJNR Am J Neuroradiol, 2004, 25: 730–737

[141] Son BC, Park CK, Choi BG, et al. Metabolic changes in pericontusional oedematous areas in mild head injury evaluated by 1 H MRS. Acta Neurochir Suppl (Wien), 2000, 76: 13–16

[142] Garnett MR, Blamire AM, Rajagopalan B, et al. Evidence for cellular damage in normal appearing white matter correlates with injury severity in patients following traumatic brain injury: a magnetic resonance spectroscopy study. Brain, 2000, 123: 1403–1409

[143] Bayly PV, Cohen TS, Leister EP, et al. Deformation of the human brain induced by mild acceleration. J Neurotrauma, 2005, 22: 845–856

[144] Viano DC, Casson IR, Pallman EJ, et al. Concussion in professional football: brain responses by finite element analysis: part 9. Neurosurgery, 2005, 57: 891–916